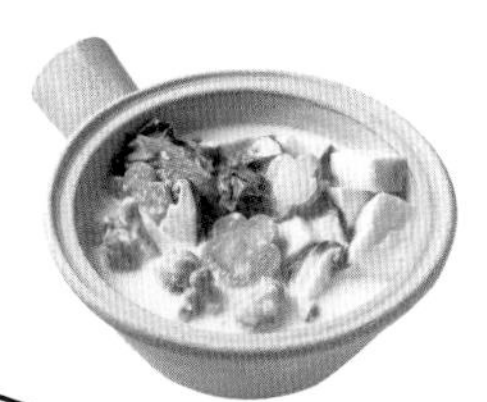

もっとおいしく！
もっと食べやすく！

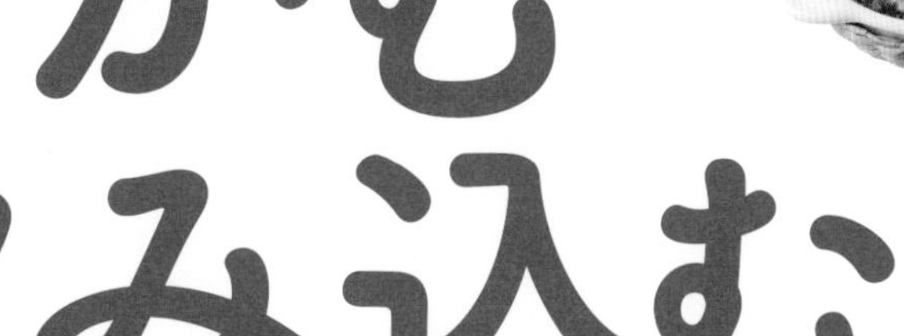

かむ 飲み込むが困難な人の食事

第3版

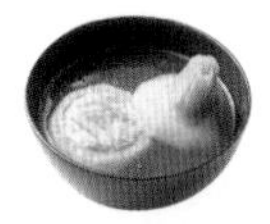

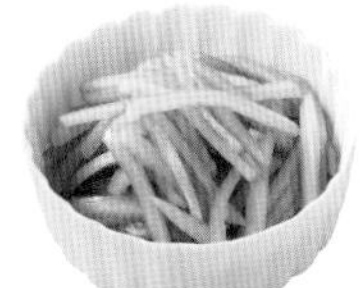

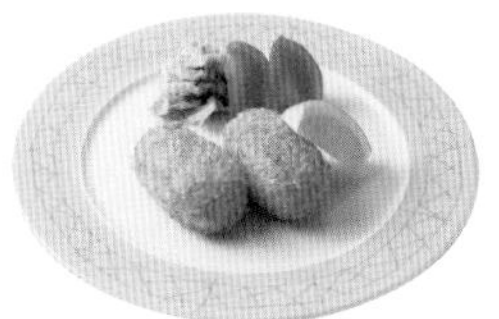

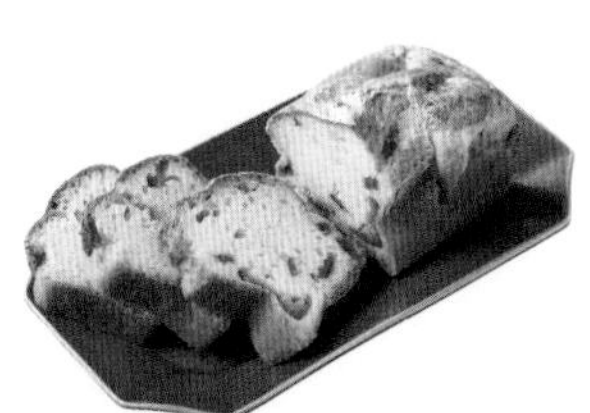

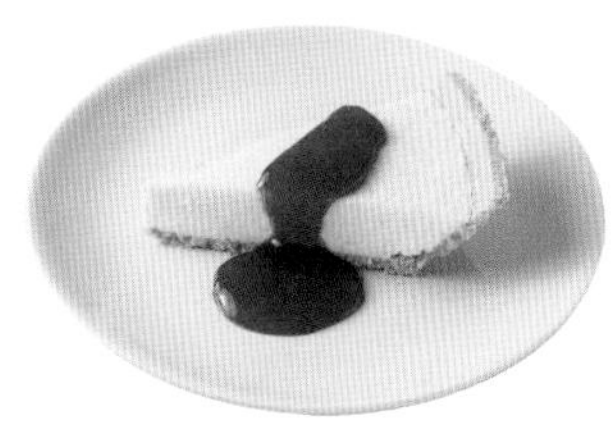

食事監修　山田 晴子　元日本歯科大学附属病院臨床講師
料　理　赤堀 博美　赤堀料理学園校長
歯科監修　菊谷 武　日本歯科大学教授
口腔リハビリテーション多摩クリニック院長

女子栄養大学出版部

はじめに

『かむ・飲み込むが困難な人の食事』を出版して24年が経ちました。この間、高齢者の食を取り巻く環境がずいぶんよくなってきたように思います。かつては食事に少しでも時間がかかる人にはすぐ軟飯とか流動食にしてしまうことが多かったのですが、今は安全でおいしい料理を一番に考えて作られているようです。ホテルのシェフが高齢者の食事を作っているところもあります。一方で見た目にも美しく作られている料理の「テクスチャー*はみんな同じなのよねえ」という言葉を聞かされたこともあります。食べ物のそれぞれのテクスチャーを残しつつ食べやすい料理作りの模索は続けていかなくてはなりません。

ひとり暮らしの人が増えてきており、自分で料理を作ったり、冷凍食品を購入したり、ミールセット（下ごしらえ済みの食材とレシピのセット商品）で仕上げ部分の料理をしたり、お弁当を買ってきたりと、いろいろな食事のスタイルが増えてきました。高齢者にとってありがたい便利な世の中になってきました。本書では、市販の食品なども利用して「かみやすく」「飲み込みやすい」料理を考えてみました。もちろん手作りしてもよいのですが、手抜きをしたいときに、市販の食材を少しアレンジするだけで「かみやすく」「飲み込みやすく」できる方法を紹介いたします。また、食べやすい食材だけでなく、すぐれものの調理器具があります。手間をかけずに料理ができるのでぜひ試してください。

老後はいつまで続くかわかりませんし、介護も同じです。長い年月を食事作りに疲れてしまうよりは、手抜きできるところは手を抜いて、でもおいしい料理を食べることへの情熱を持ち続けていてほし

＊食べ物を口に入れたときの口当たり、舌ざわり、歯ごたえなどの食感のこと。

いなと思うのです。私の母は、「何か食べたいものがありますか」と聞くと、「おなかが一杯になりさえすれば、食べるものはなんでもいい」と返事をする、作り手をがっかりさせる人でした。手間をかけさせまいという母の思いやりだとはわかっていても、「何でもいい」という言葉は料理作りを担当する私には出鼻をくじかれるものでした。何かおいしいものを食べようという気持ちは元気を維持するのにも大切です。

本書を見ながら、「次はこれを作ってみよう」と思っていただけるとうれしいです。そして作ってみると「面倒そうに見えたけれど案外簡単なんだ」とおわかりいただけると思います。

本書で紹介している食品の切り方や隠し包丁は、誰にでもそうすべきものではありません。食べられなくなったら、参考にやってみてください。工夫をしなくても食べられる人は「まだ大丈夫でよかったね」と思ってください。同じ病気でも、「私は好物だった〝いなりずしの油揚げ〟が食べられないけれど、あの人は〝油揚げは食べられるけれど、しいたけはダメ〟なんだって」ということがあります。また、昨日は食べられたのに今日はうまく飲み込めないということもあります。食べられない食べ物でも別の日にトライしてください。チャレンジ精神を持つことが、元気に長生きするために大切です。本書でおいしいもの探しを続けていただけるとうれしいです。

山田晴子

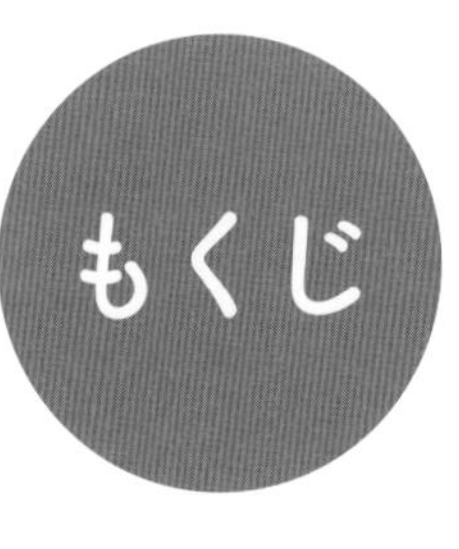
もくじ

主菜

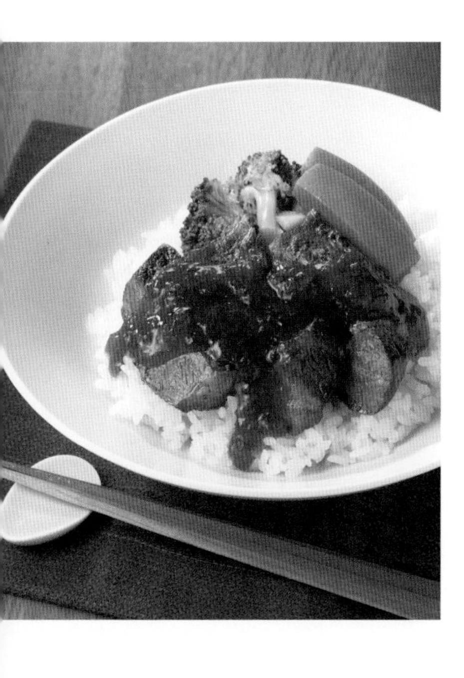

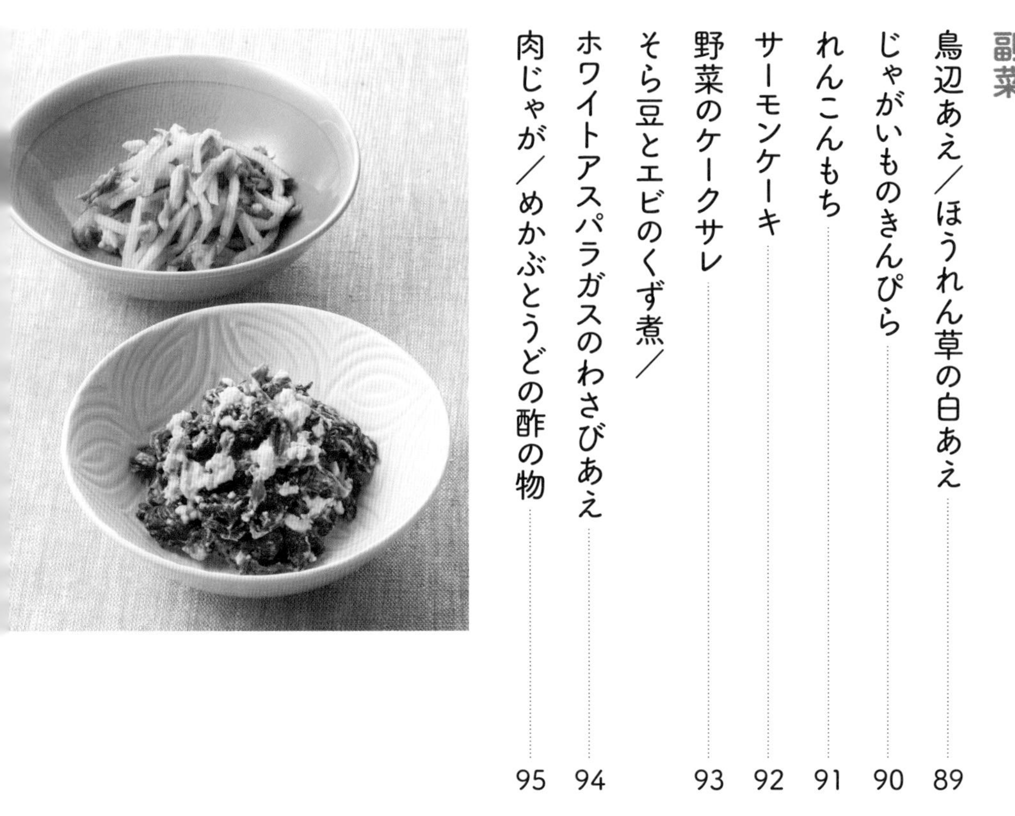

デザート・飲み物のポイント

デザート

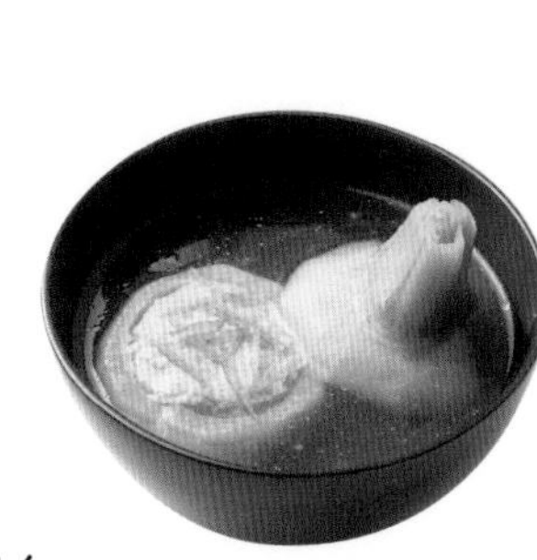

飲み物

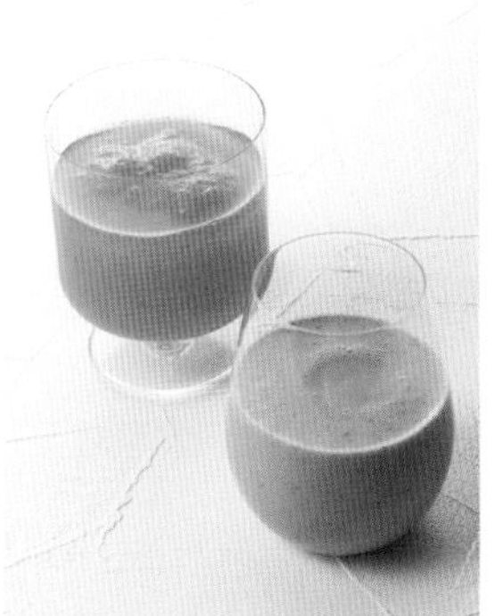

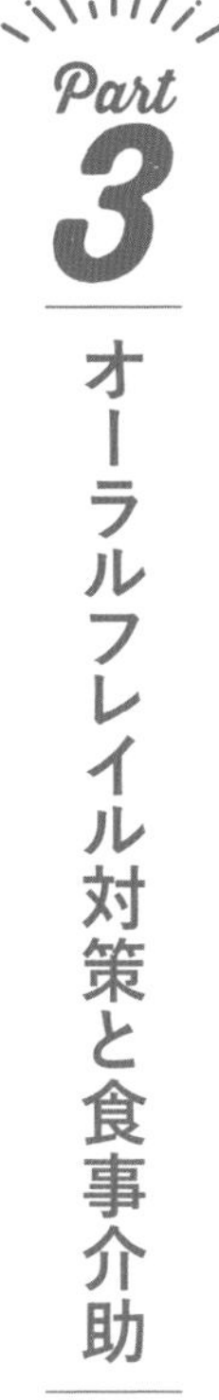

Part 3 オーラルフレイル対策と食事介助

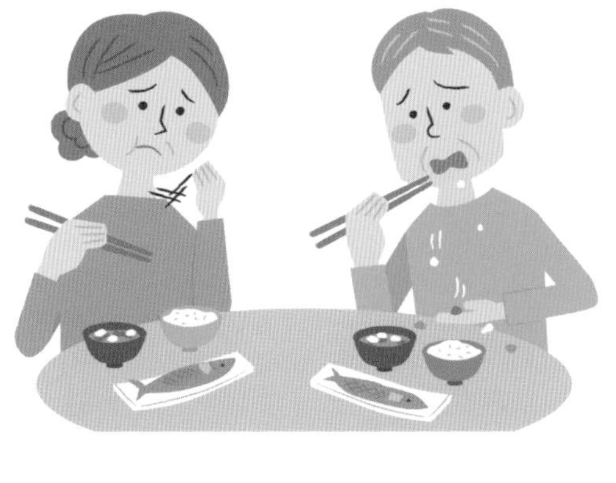

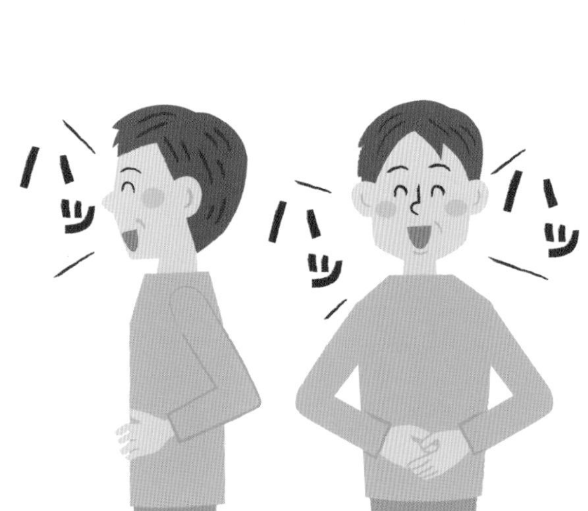

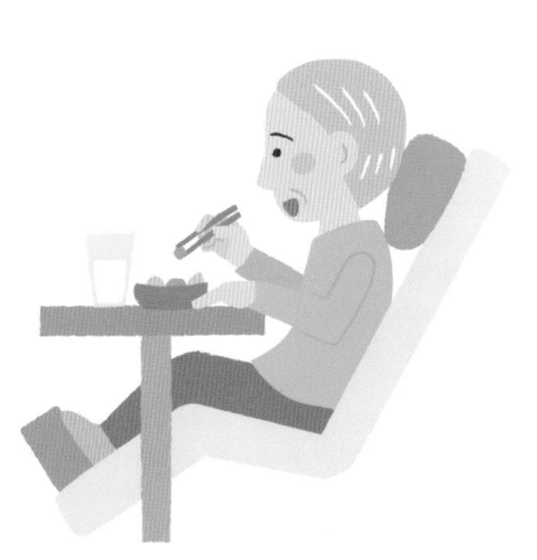

Part 1
おいしく食べやすくする工夫

かむ・飲み込む力の衰えを「仕方ない」とそのままにしておくと
低栄養から要介護リスクが高まります。
食材選びや調理の工夫をして「食べる力」を維持しましょう。

かむ力は口周りの筋肉も関係する

自分の歯が多く残っていても何でも食べられるわけではない

むし歯や歯周病などで歯が失われると、食べ物をよくかむことができなくなるため、消化吸収が悪くなるばかりか、食べられるものも限られてしまいます。そうすると、体に必要な栄養をとることができません。だからこそ、自分の健康な歯を1本でも多く残すことは重要です。

厚生労働省では、80歳になっても自分の歯を20本以上保つことを目標とする「８０２０運動」を奨励してきましたが、現在、その達成者は50%を超えています。*

その一方で、歯はあるのに「しっかりかめない」「かめても飲み込みにくい」と訴える人は少なくありません。

実は、かむ力（咀嚼力）、飲み込む力（嚥下力）には、唇、ほお、舌など、口周りの筋肉も関係しています。そのため、加齢などで口周りの筋肉が衰えてくると、食べる機能（摂食嚥下機能）の低下につながり、自分の歯があってもうまくかんだり、飲み込んだりすることが困難になったりするのです。

舌の筋力の衰えは「食べる」「話す」に影響

食べ物をかんで飲み込むまでの過程（13ページ参照）で、特に重要な働きをしているのが舌です。

舌はそのほとんどが筋肉でできていて、巧みにその形を変えながら、上あごやほお、唇と連動して咀嚼と嚥下、さらには言葉の発音にも関係しています。

そのため、舌の筋力と柔軟性が衰えて動きが悪くなると、食べ物を飲み込むまでに時間がかかったり、うまく発音ができなくなって言葉が不明瞭になったりするなど、「食べる」「話す」の両方の機能に影響を及ぼします。

口周りや舌の筋肉は、動かさないとますます衰えてしまいます。かんだり、飲み込みやすいように食事を工夫して咀嚼する力をつけたり、口周りや舌の筋肉を鍛える口腔体操（１４６～１５１ページ参照）を行うことが大切です。

＊2022年「歯科疾患実態調査」（厚生労働省）

「食べる」ときに働くさまざまな器官

口は食べ物を消化するための入り口。脳からの指令を受けて、さまざまな器官、筋肉などが連動して働き、第一段階として食べ物を口から食道へと送っています。

脳

- 食べ物を見る、においを嗅(か)ぐなど、五感から刺激を受け、食べ物の温度やかたさ、ひと口の量の見当をつけ、口へ運ぶ指令を出す。

唇

- 飲食物をはさんで受け取る。
- 汁物などをすする。
- 飲食物が口から出ないように閉じる。
- 息を吹いて食べ物を冷ます。

ほお

- 食べ物の形状に合わせて、柔軟に伸び縮みして、咀嚼を手助けする。

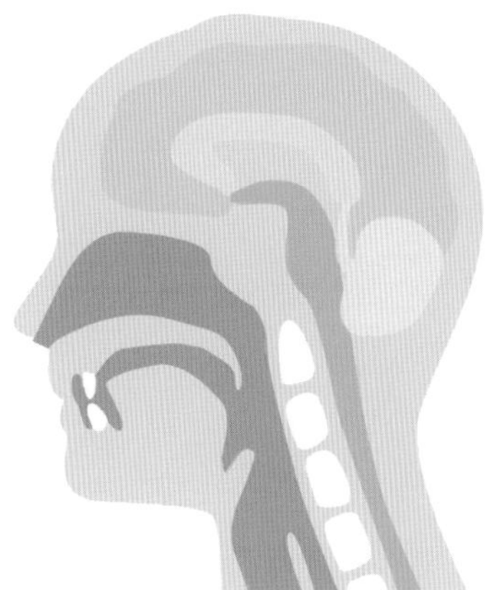

歯

- 食べ物をかみ切る。
- 食べ物をかみ砕いたり、すりつぶしたりする。

唾液腺

- 耳下腺(じかせん)や、顎下腺(がっかせん)・舌下腺(ぜっかせん)から口全体に唾液が分泌される。

舌

- 食べ物の味や温度、形状のセンサー役。
- 唾液分泌を促す。
- 食べ物をかみやすい位置に移動する。
- 食べ物を飲み込みやすくまとめ(食塊(しょっかい))、のどに送り込む。
- 上あごに圧着して、咀嚼や嚥下を助ける。

あご

- 口の開閉には、こめかみの側頭筋、咬筋(こうきん)、下あごの舌骨筋群(ぜっこつきんぐん)が協同して働く。

のど(咽頭(いんとう))

- 咀嚼された食べ物を食道へ送り込む。
- のどの筋肉が気管のふた(喉頭蓋(こうとうがい))を引き上げ、食べ物が空気の通り道(気道)に入るのを防ぐ。

「むせ」は飲み込む力が衰えたサイン

のどの筋力が衰えると「むせ」が起こる

食事中にむせるのは、飲み込む力（嚥下力）が衰えてきたサインです。

空気の通り道である気管に誤って飲食物が入り込むことを「誤嚥」といいますが、「むせ」は食べ物が気管に入りそうになったときに起こる、食べ物が気管に入ることを防ごうとする反応です。

通常、空気の通り道である気管は、いつも開いていますが、食べ物がのどに通るときは自然と息を止めて気管の入り口をふた（喉頭蓋）で塞ぎ、食べ物が入らないようになっています（嚥下運動）。しかし、加齢でのどの筋力が衰えると、飲み込むときにふたを閉じるタイミングが合わなくなり、むせや誤嚥が起こります。

安全で飲み込みやすい食事で誤嚥を防ぐ

口周りやのどの筋力低下、病気などによって、口の中の食べ物をうまく飲み込めなくなる状態を「嚥下障害」といいます。飲み込みにくさの程度には個人差がありますが、そのままにしていると誤嚥を起こしやすく、誤嚥性肺炎*（158ページ参照）を引き起こす可能性もあります。下記の項目にひとつでも思い当たる人は、飲み込みやすいように調理を工夫するなどしましょう。

●飲み込む力の低下を知らせるサイン●

食事中

- □むせやすくなった
- □頻繁にせきばらいをする
- □飲み込むまでに時間がかかる
- □食後、のどがゴロゴロする
- □舌やほおの内側をよくかむ

食事中以外

- □口が乾く
- □声がかすれる
- □痰が多い
- □上を向いてうがいができない
- □のどぼとけの位置が下がった

＊本来は入ってはいけない飲食物が気管に入ることで、口の中の細菌が肺に入り込んで起こる肺炎。

食べ物を飲み込むまでの流れ

1

先行期（認知期）

目で確認して、食べ物の形状やかたさ、ひと口量の見当をつけ、口へ運ぶ。

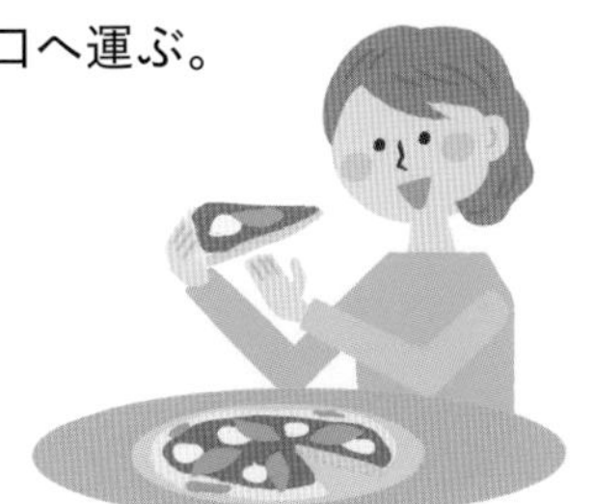

2

準備期

かんで唾液と混ぜて、飲み込みやすい形状（食塊）にする。

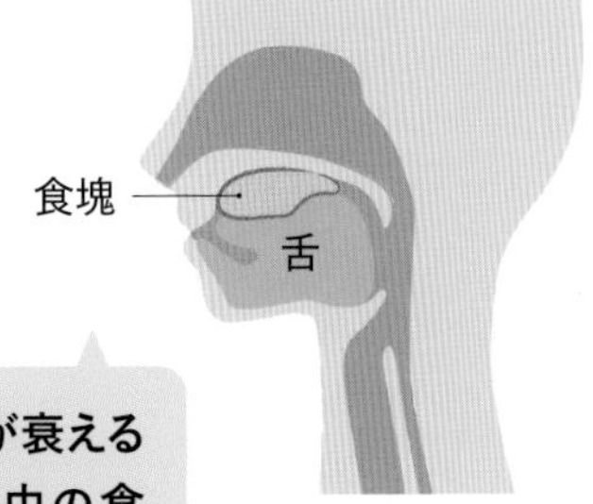

かむ力が衰えると、口の中の食べ物がまとまらず、スムーズにのどへ送れない

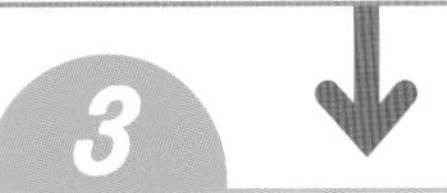

3

口腔期

食塊を口（口腔）からのどの奥へ送る。
食塊が鼻腔へ入らないよう軟口蓋が上がる。

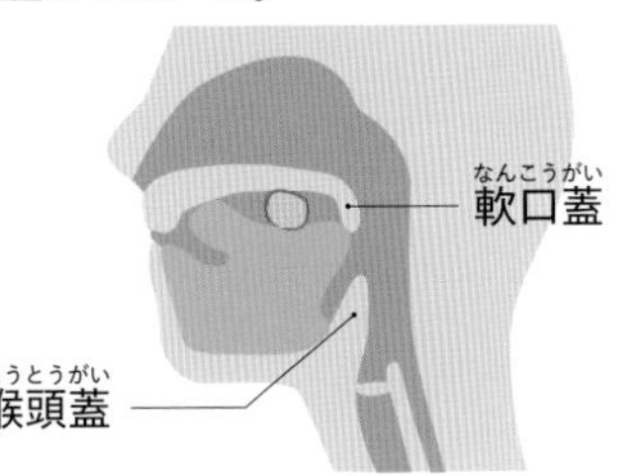

4

咽頭期（飲み込む瞬間）

食塊がのどへ降りると反射的に、気管にふた（喉頭蓋）がされ、食塊が食道へ送り込まれる。

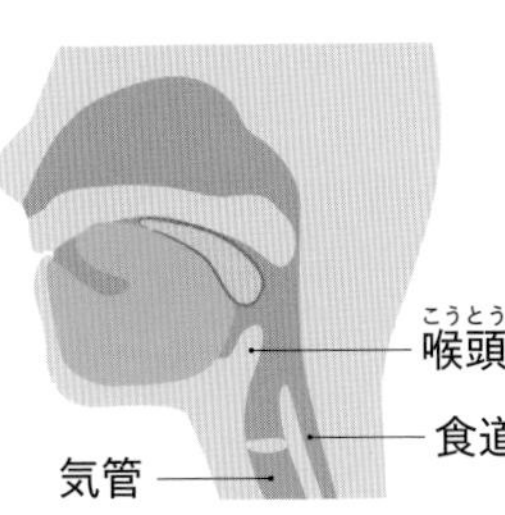

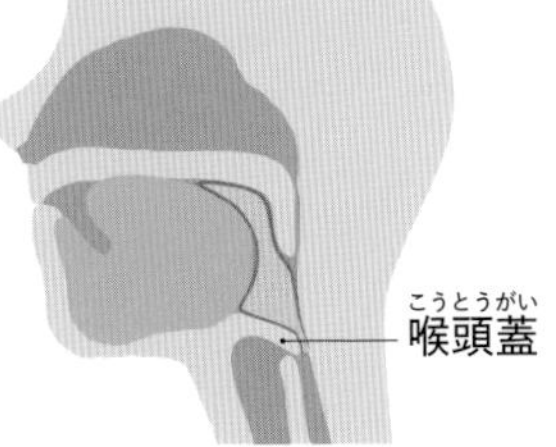

飲食物が気管に入りそうになると「むせ」が起こる。

5

食道期

食道の壁の筋肉が収縮を繰り返す（蠕動運動）ことで、食べ物が胃へ送られる。

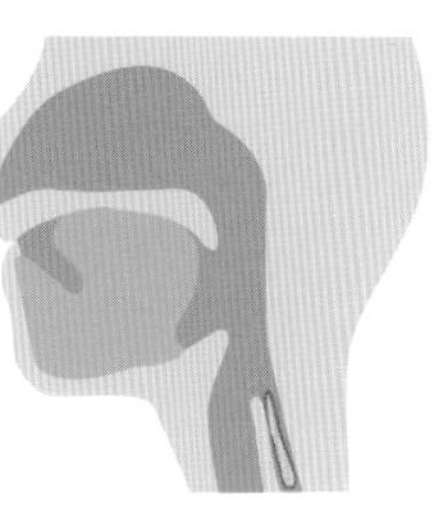

かむ・飲み込む力が衰えると低栄養に

低栄養だと誤嚥性肺炎や要介護状態のリスクが高くなる

かむ力や飲み込む力が低下すると、つい食べやすい料理や食べ物ばかりを食べてしまいがちです。また、スムーズに食べることができないことから、食事自体が面倒になることがあります。

そうした食生活を送っていると、エネルギー不足、栄養不足に陥ります。すると体の機能がうまく働かなくなり、体力や免疫力が低下して病気を引き起こしやすくなります。それればかりか、重症化すると、命に関わることもある、誤嚥性肺炎（飲食物が気管から肺に入り込むことで起こる肺炎）を起こす可能性が高まります。さらに、低栄養状態が続くと、フレイルから要介護状態になるリスクが高くなります。フレイル（虚弱）とは、加齢によって身体機能や認知機能が低下した状態のことで、進行すれば日常生活に支障をきたすようになり、介護が必要な状態となります。

かむ・飲み込むが困難でも食事を工夫して食べることが大切

低栄養になるのを防ぐには、まずは食べられる料理や食品を増やしてしっかりと食べることが大切です。

「肉はかみ切れない」「いもは口の中でパサパサする」「ふきやれんこんは口の中に残る」などと、食べたいけれど避ける傾向にあるものも、食材の切り方や調理のしかたを工夫すれば、かんだり飲み込んだりしやすくなります。

かむ力や飲み込む力には個人差があるので、工夫をすれば誰もが何でも食べられるようになるわけではありませんが、これまでより食べられるものが増えれば、それだけいろいろな食材から栄養をとることができます。

かむ・飲み込む力が弱ってきたからといって、偏食したり食べるのをあきらめるのではなく、自分の状態に合った食材を選んで、かみやすく飲み込みやすい食事をすることが大切です。

嚥下障害を放置せず早めの対策を

嚥下障害

- よくかめない
- うまく飲み込めない

- 食べられるものが限られる（食事が偏る）
- 食べるのが億劫になる

低栄養

エネルギー不足・栄養不足

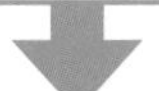

- 体力・免疫力の低下
- 筋力の低下
- 身体機能の低下

誤嚥性肺炎を起こしやすい

フレイル

要介護状態

対策

かみやすい、飲み込みやすい食事を工夫して食べる

しっかり食べることでかむ回数が増える

- 口周りの筋肉が使われる
- 唾液の分泌が増える

飲み込みやすくなる

口腔機能の維持ができる

さまざまな食品が食べられることで体に必要な栄養がとれる

●体重減少は低栄養のサイン●

自分では食べているつもりでも、年とともに体重が減ってきた、ここ半年ほどで2～3kg減少したという人は、気づかないうちに低栄養になっている可能性があるので注意が必要です。

食べられる工夫をすることが大切

今までと同じおかずも工夫次第で食べやすくなる

かむ力・飲み込む力が衰えてくると、「食べられるものがあまりない」「家族と同じおかずを食べるのは無理」などと思うかもしれません。しかし、食材選びや調理法をちょっと工夫をするだけで、これまでの食事とほとんど変わらないものを、食べることができます

たとえば、かむ力が低下した人は、食材を煮込んでやわらかくしたり、隠し包丁を入れたり、ひと口サイズに切り分けたりすることで、かみ切りやすくなります（26～31ページ参照）。

飲み込む力が低下した人は、口の中で食べ物を飲み込みやすい大きさにまとめることができれば、スムーズに飲み込めます。

そのためには、〝とろみ〟をつけるのが効果的です。水溶き片栗粉でとろみをつけたり、食品特有の粘りけや脂肪分を利用したり、市販のとろみ剤を活用したりすることで、食べ物が口の中でばらけず、安全に飲み込むことができます（32～37ページ参照）。

誤嚥を防ぐ食べ方のポイント

食べ物が誤って空気の通り道である気管に入る「誤嚥（ごえん）」を防ぐためには、食べ方にも注意が必要です。

たとえば、口の中に食べ物が入っているときは、話をしたり、笑ったりするのは避けましょう。食事の途中の息継ぎと一緒に、食べ物が気管に入りやすくなるからです。

また、飲み込む瞬間は、頭を軽く〝おじぎ〟させると、飲み込みやすくなります。食べ方のコツを身に付ければ、誤嚥のリスクを減らすことができます。

なお、水はのどを通るスピードが速いため、飲み込む瞬間に空気の通り道である気管のふた（喉頭蓋（こうとうがい））を閉じるタイミングが合わせにくく、むせやすくなります。むせは、誤嚥を引き起こすので要注意。食事中にむせたからといって、水を飲むのは逆効果です。

こんな食感・食品には注意！

飲み込みにくさに通じる「食感」や、誤嚥しやすい「食品」を知っておき、食べるときには気をつけるほか、食べやすくする工夫をしましょう（18〜37ページ参照）。

サラサラ
➡むせやすい
液体（水、お茶、コーヒー、ジュース、みそ汁など）

ペラペラ
➡はりつきやすい
薄いもの（わかめ、焼き海苔、もなかの皮など）

ポロポロ
➡ばらけやすい
粒状のもの（そぼろ、チャーハン、ごはん粒など）

モチモチ
➡詰まりやすい
粘弾性のあるもの（もち、大福、団子など）

パサパサ
➡飲み込みにくい
水分が少ないもの（パン、いも類、ゆで卵の黄身など）

〈誤嚥を防ぐ食べ方のコツ〉

1	上を向いて飲み込まない	あごが上がると、飲み込むとき口の中に圧力をかけにくくなり、口腔と気管が直線的になるので、気管に入りやすくなる。
2	早食い・大食いをしない	急いで飲み込んだり、口いっぱいの食べ物を一気に飲み込んだりすると、のどを詰まらせて窒息の危険がある。
3	食べながらしゃべらない	会話の途中で呼吸すると、食べ物が気管に入る危険がある。
4	飲み込んでから次のひと口を入れる	咀嚼したものを飲み込む前に、さらに口に入れてしまうと、嚥下のタイミングを逸して、気管に入りやすくなる。
5	みそ汁は具と汁を別々に口に入れる	液体と固形物はのどを通るスピードが異なるので、同時に口に入れると、かむ・飲み込むタイミングにズレが生じて、誤嚥しやすくなる。
6	飲み込むことに集中する	テレビやスマホなどに気をとられながらの食事だと、意識して飲み込まないので誤嚥の危険性が増す。

食材の選び方と食べやすくする工夫

食べられるものを増やして食事をおいしく楽しく

かむ力や飲み込む力が低下してくると、ついやわらかくて食べやすいものばかりを口にしがちです。すると、ますますかむ力が衰えます。かむことは、食べ物を湿らせ、飲み込める大きさにまでまとめる役割を持つ唾液の分泌を促すのに重要です。また、口の中の汚れを洗い流したりする作用もあります。

お口の健康を維持し、しっかり栄養をとるには、かむ力や飲み込む力に応じた食べやすい食材を選ぶほか、少し食べにくいものでもかみやすく、飲み込みやすくする工夫をすることが大切です。

肉や魚は食べやすい食材を選び食べやすくする工夫を

食材選びで特に注意したいのが、肉と魚です。肉は加熱するとかたくなるひき肉よりも、ほどよく脂があるバラ肉のほうが飲み込みやすいのでおすすめです。

魚介なら加熱しても身がしまらないカレイ、イワシ、カキなどがおすすめです。サバ缶やツナ缶など、やわらかく加工されている缶詰も食べやすいでしょう。

また、食材によっては焼くよりも蒸す・煮る調理法のほうが食べやすくなるものもあります。

〈おいしく食べるポイント〉

かみやすい食材を選ぶ
加熱してもやわらかい食材、または加熱するとやわらかくなる食材を選ぶ。

避けたい食品を知っておく
誤嚥を起こしやすい食品をあらかじめ把握しておき、注意して食べるか避ける(22 ～ 25ページ参照)。

調理の工夫で食べやすくする
切り方を工夫したり、とろみをつけたり、煮たりなど調理法を工夫する。

食材の選び方&食べやすくする工夫

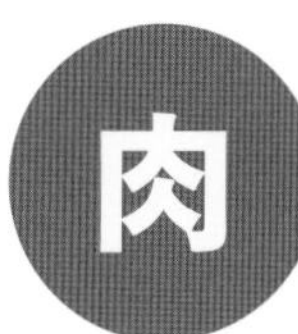

選び方

適度に脂身がある部位

脂身がない赤身肉よりもロース肉やバラ肉のほうが、加熱すると脂が溶け出て飲み込みやすい。

食べやすい肉類

○豚ロース肉　○牛ヒレ肉
○豚もも肉　○鶏むね肉
○牛サーロイン　○鶏ささみ(筋を取る)

調理の工夫

薄切り肉は巻く、重ねる

肉は弾力があるので、ある程度厚みがあるほうが食べやすい。薄い肉だとかみ切れないので、バラ肉などの薄切り肉はクルクル巻いたり、数枚重ねたりして厚みを出す。

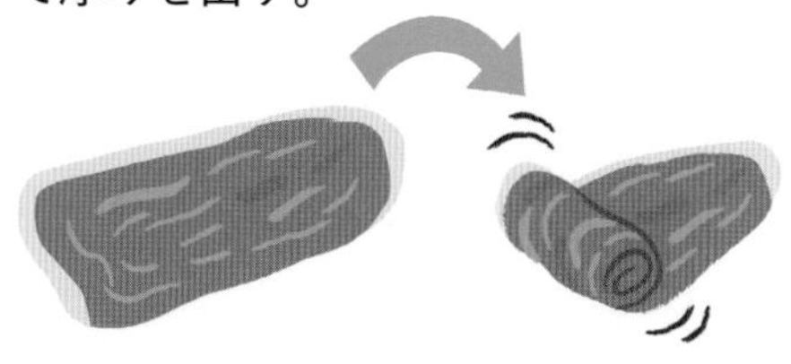

薄切り肉は片栗粉をつけてゆでる

バラ肉などに片栗粉をつけてゆでると、肉の水分やうま味が逃げないばかりか、ゼリーに覆われたようになって飲み込みやすくなる。

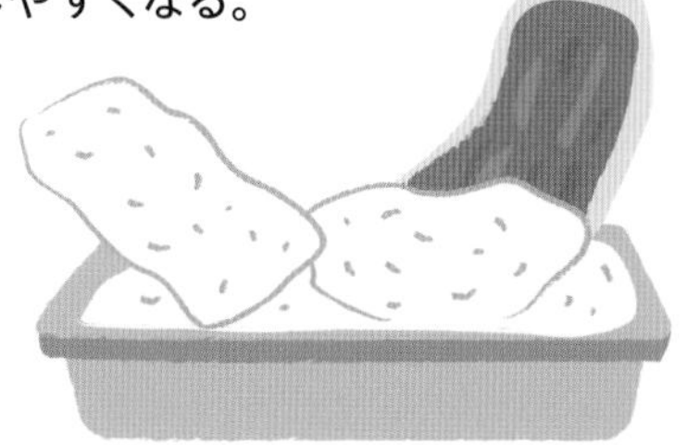

ひき肉は二度びきする

団子やハンバーグを作るときは、精肉店でやわらかい部位を指定して、二度びきしてもらうとよい。または包丁で細かくしたり、フードプロセッサーにかけたりする。二度びきした肉に、おからや豆腐を加えて粘りけが出るまで混ぜると、よりやわらかくなる。

ひき肉はつなぎを入れてよく練る

そのまま加熱すると、かたくなってポロポロして食べにくいので、つなぎ（片栗粉、小麦粉、卵、牛乳など）を入れてよく練り込んだり、市販のとろみ剤を加えると、口の中でばらけず飲み込みやすくなる。

すりおろした野菜や果物に漬け込む

肉をやわらかくする酵素を持つしょうが、にんにく、玉ねぎ、りんご、キウイフルーツ、パイナップルなどのいずれかをすりおろした汁に漬け込む。しょうがやにんにくをすりおろすのが面倒な場合は、市販のチューブを使ってもよい。

食材の選び方&食べやすくする工夫

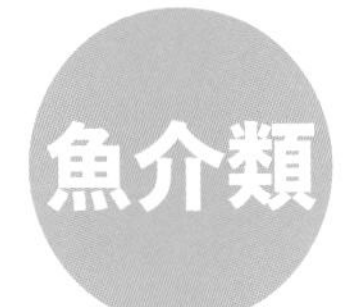

選び方

加熱しても身がしまらないもの

煮たり焼いたりしても、やわらかく食べやすい魚介類を選ぶ。

食べやすい魚介類

○カレイ
○イワシ
○サンマ
○タイ
○ハマチ
○ブリ
○ムツ
○メカジキ
○メバル
○タチウオ
○キンメダイ
○タラ
○サヨリ
○キス
○アユ
○ニジマス
○ウナギ（皮を除く）
○カニ
○カキ（ひだと貝柱を除く。28ページ参照）
○魚の加工品

釜揚げしらす

やわらかい釜揚げしらすは、そのままでも食べられるほか、ごはん、卵焼きに加えるなど、いろいろな料理に使いやすい。

魚の缶詰

サバ、サケ、ツナ、カニなどの缶詰は、やわらかく加工されているため食べやすい。

生でもやわらかい魚介類

刺身で食べやすいものを選ぶ。

○マグロ（筋のないもの）
○カツオ（筋のないもの）
○ハマチ
○ブリ
○ホタテ貝柱
○甘エビ
○ウニ
○イクラ

調理の工夫

焼く直前に塩をふって焼きすぎない

焼き魚をするときは、焼く直前に塩をふると、ふっくらやわらかく焼きあがる。焼き過ぎたり、塩をふって長時間おいたり、調味液に漬けておいたりすると、身がしまってかたくなるので注意する。

加熱すると身がかたくなる魚はホイル焼きやとろみをつける

焼くと身がしまって、かたくなる魚は、野菜と一緒にホイル焼きにするとしっとりやわらかく仕上がる。また、ほぐしてマヨネーズとあえたり、クリーミーなソースなどでとろみをつけても。

隠し包丁を入れる

かみ切るのが難しいイカやホタテは、隠し包丁を入れて、ひと口大に切ると食べやすい。

たたきにする

マグロやアジは細かく刻んで、ネギトロやアジのたたきにする。

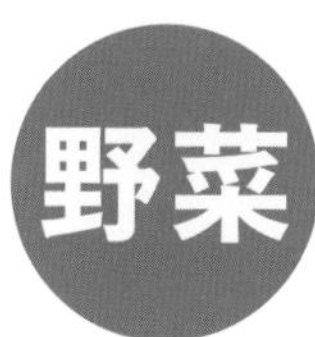

選び方
新鮮なものを選ぶ

古くなると、繊維がかたくなるので新鮮なものを選ぶ。ただし、野菜全般は調理を工夫すれば食べやすくなる。

調理の工夫

大根
輪切りにして皮を厚めにむき、十字に深さ1cmほど切り込みを入れる。または、格子状に切り目を入れる。かみやすくなるほか、火の通りがよくなり、味が染み込みやすくなる。

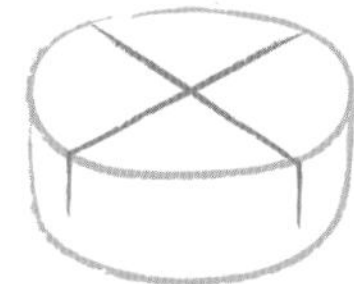
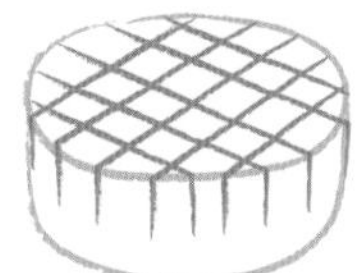

白菜、キャベツなどの葉もの野菜
葉脈に切り込みを入れる。軸の部分は繊維に直角に切ると、食べられる人も多い。

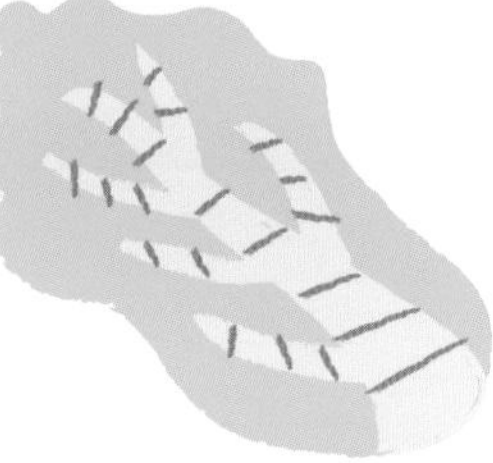

なす
半分に切って皮目または切り口側に格子状に切り込みを入れる。へたは料理によって残しても。皮があるとかみにくい場合は、皮をむいて切り込みを入れる。煮物は皮も食べられることが多い。

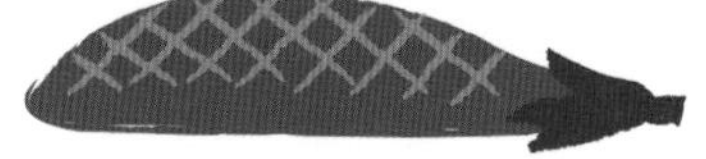

気をつけて

食べにくい魚介類
食べるのを避けるか、食べるときは工夫して食べる。

加熱すると身がしまってかたくなる魚介類

○カジキ	○サワラ	○イカ
○アジ	○カツオ	○サザエ
○サバ	○エビ	○ハマグリ
○カマス	○タコ	○アサリ

刺身で食べにくい魚介類

○タイ	○フグ	○生貝類
○カレイ	○イカ	○白身魚
○ヒラメ	○タコ	○筋のあるマグロなど

焼き魚はあんやソースをかける
焼き魚はパサパサして食べにくいため、あんかけにしたり、とろみのあるソースをかけたりすると、口の中でまとまりやすく食べやすい。

煮魚は煮汁にとろみをつける
煮汁に水溶き片栗粉や市販のとろみ剤を加えることで、飲み込みやすくなる。

できれば避けたい食べ物

かむ力や飲み込む力が低下すると、食品の形状や性質によって誤嚥しやすくなります。

ツルリとした食品

●もずく　●めかぶ
●じゅんさい
●ひと口サイズのゼリー　など

［理由］
飲み込む意識を持つ前に、のどに送り込まれてしまうため、誤嚥しやすい。

酸味の強い食品

●レモン汁
●飲む酢（りんご酢、黒酢など）
●酢じょうゆ（ところてん、酢の物など）　など

［理由］
酸味が強いと、刺激がのどの奥に伝わってむせる。

弾力性の強い食品

●ひと口サイズのこんにゃくゼリー
●玉こんにゃく　など

［理由］
かみ切れず、ツルリと飲み込んでしまい、気道をふさぐ危険性がある。

付着性の高い食品

●焼き海苔
●おぼろこんぶ
●ウエハース
●もなかの皮　など

［理由］
上あごにはりついてしまう。

粘りけの強い食品

●もち　●団子
●もち菓子（ゆべし、大福など）　など

［理由］
かみ切れないで、そのまま飲み込んで窒息してしまう危険がある。

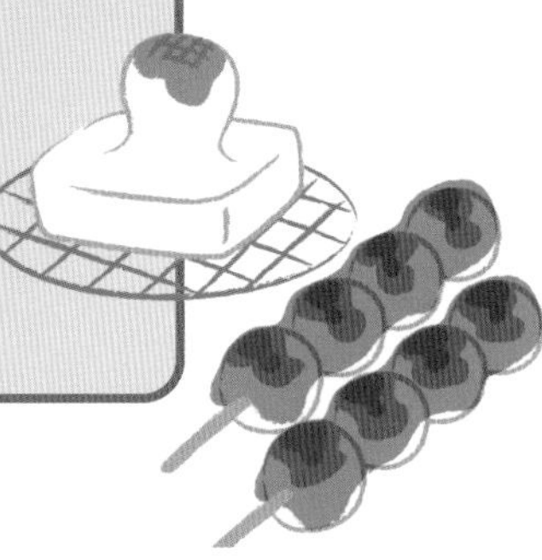

水分の少ない食品

- 乾パン　●クラッカー
- イングリッシュマフィン

など

［理由］
食塊（食べ物のかたまり）が作れず、飲み込めない。

粉っぽい食品

- きな粉をまぶした菓子（安倍川もち、わらびもちなど）
- 粉砂糖をまぶした菓子

など

［理由］
粉を吸い込んでむせる。

形がくずれやすい食品

- 豆腐（冷ややっこ、湯豆腐など）

［理由］
かんだときのかけらでむせる。

カリッとした食品

- トースト
- ピザ生地
- サブレ
- せんべい
- かりんとう
- ラスク

など

［理由］
パサパサして食べにくいうえ、食べたときのかけらでむせやすい。

水分の中に固形物のある食品

- みそ汁
- 固形の具の入った汁物
- ごはん粒が混ざった汁けの多いおかゆ
- 田舎じるこ
- 粒入りコーンスープ　など

［理由］
固形物をかんでいると、気づかずに汁がのどに入って、誤嚥する危険性がある。

ホクホクした食品

- 焼きいも
- じゃがバター

など

［理由］
熱くて、ハフハフして食べるとむせる。

- 栗まんじゅう
- らくがん
- かたゆで卵

など

［理由］
水分が少なく、パサパサしてむせる。

食べるときに注意が必要な食べ物

かみ切りにくい、飲み込みにくい、むせやすい食べ物は、
下ごしらえや調理のしかたを工夫して、十分に注意しながら食べましょう。

煮込んでも形のくずれない食品

●しいたけ　●エリンギ　など

［理由］
かみ切れないため。

［対処法］
○しいたけは笠の表面に切り目を入れて試してみる。
○エリンギは軸を輪切りにする。

ホクホクした食品

●じゃがいも　●さつまいも
●かぼちゃ　など

［理由］
水分が少なく、食塊を形成しにくい。熱いとむせる。

［対処法］
つぶしてなめらかにするか、煮汁の多い煮物にする。

ツルリとした食品

●なめこ　など

［理由］
誤嚥しやすいため。

［対処法］
刻んで、大根おろしに水溶き片栗粉でとろみをつけたものであえる。

☆えのきたけやエリンギなどのきのこ類は、危険ではないが食べにくいので、できれば避ける。

すすり上げて食べる食品

●そば　●うどん
●ラーメンなどのめん類

［理由］
むせやすいため。

［対処法］
ゆでる前か、ゆでた後に、3～5cmくらいの長さに切る。

弾力のある食品

●こんにゃく
●たくあん、漬物　など

［理由］
かみ切れないため。

［対処法］
隠し包丁（切り目）を入れる。

繊維質の多い食品

●ごぼう　●セロリ　●イカ
●タコ　など

［理由］
かみ切れないため。

［対処法］
○たたいて繊維をこわし、食べやすくする。
○繊維と直角に隠し包丁（切り目）を入れる。

薄い食品

●薄切り肉　●葉物野菜　など

［理由］
かみ切れないため。

［対処法］
○薄切り肉は、端からクルクル巻いて厚みを出すか、数枚重ねて厚くする。
○葉物野菜は、葉先だけゆでてからクルクル巻いて厚みを出す。

サラサラした液体

●水やお茶
●コーヒーや紅茶　●ジュース
●みそ汁、すまし汁などの汁物

［理由］
飲み込む意識を持つ前に、のどの奥に入ってしまう。

［対処法］
○市販のとろみ剤でうすくとろみをつけ、飲みやすいとろみ加減にする。
○ゼラチンでゆるく固める。

筋や皮や薄皮のある食品

●筋のあるマグロ
●グリーンアスパラガス　●トマト
●かぼちゃ　●なす　●豆類　など

［理由］
筋や皮や薄皮が口の中に残ったり、かみ切れないため。

［対処法］
○アスパラガスは穂先だけを使う。
○トマトは湯むきして皮をむく。
○豆類はやわらかくゆでてザルに入れ、お玉の底でかき混ぜながら薄皮をむく。

小さい粒の食品

●ひき肉　●野菜のみじん切り　など

［理由］
口の中でばらけて散らばってしまう（食塊を作りにくい）。

［対処法］
○ひき肉は、二度びきしてなめらかにする。
○野菜のみじん切りは、かんで食べやすい厚さ（5～8mmくらい）に切る。

粒状の食品

●冷やごはん　●パラパラのごはん（チャーハンなど）など

［理由］
口の中でパラパラに散らばってしまう（食塊を作りにくい）。

［対処法］
○米に十分に水分を含ませ、やわらかく炊けたものにする。
○冷やごはんは雑炊にして、卵でとじる。
○チャーハンは、あんかけをかけてごはん粒をまとめる。

食材は切り方ひとつで食べやすくなる

食材ごとに食べやすい大きさや切り方をする

食べにくいと敬遠しているような食材でも、切り方を工夫すれば食べやすくなります。食材ごとに、それぞれ食べやすくする切り方をして、調理しましょう。

牛肉や豚肉のステーキ肉は、筋や繊維を断つように切るのがポイントです。刺身では食べにくいイカやタコなどの魚介類も、繊維を断つように切ります。

野菜も、繊維を切ることでかみやすくなるので、野菜ごとの繊維の方向を知っておきましょう。また、かみやすい大きさに切ることも大切です。

●食べやすくする方法●

やわらかくなるよう加熱する

- 肉などは、箸で切れるほどやわらかく煮ると、飲み込みやすくなります。
- 魚は煮すぎると、かえってかたくなります。サッと煮る程度にしましょう。
- 根菜類は食べやすい大きさに切ってから長めにゆでて、食べやすいやわらかさにします。電子レンジを活用してもよいでしょう。

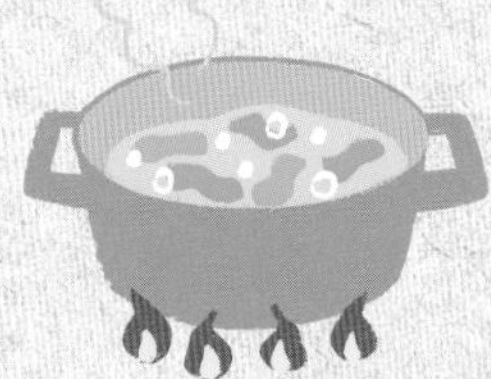

葉野菜は巻いて厚みをもたせる

- キャベツ、レタスなどの野菜は、生でも加熱しても薄くてかみにくいので、ゆでたあとに端から巻いて厚みを持たせると、かみやすくなる。

- ほうれん草はゆでたら水けをきって棒状にし、のりで巻き、厚みをもたせ、食べやすい大きさに切る。
- 鍋に入れる春菊や白菜は、かたい茎を除いて一緒にゆでる。春菊は水けをきって白菜の上にのせ、芯にして白菜で巻いて厚みをもたせ、2cm幅に切る。

食べやすくする切り方

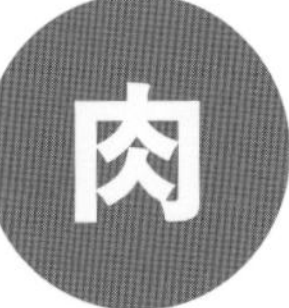

●牛肉、豚肉

筋を切る

肉にある筋は赤身と脂身の間にある。加熱すると縮んでかたくなり、かみ切りにくくなるので、調理前に包丁で筋を数か所、断ち切るように切り目を入れる。できれば、店でしっかり筋切りしてもらうとラク。

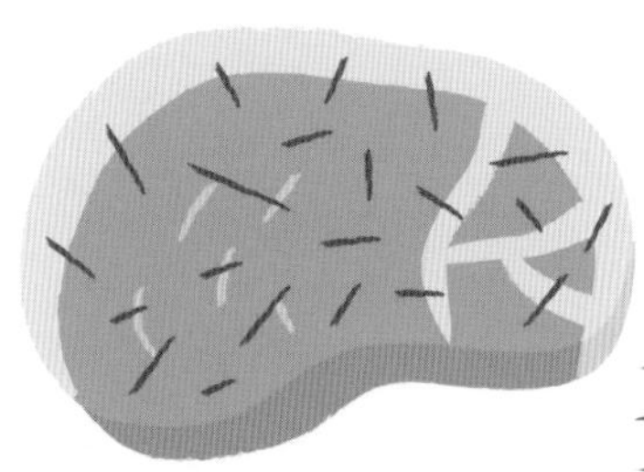

筋を切ったあと、さらに縦と横に切り目を入れると食べやすくなる。

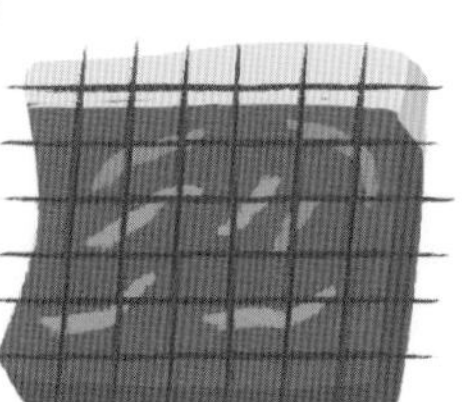

肉の切り方

繊維を断ち切るように斜め切りにする。薄く切ると、かえってかみにくくなるので、かみ切りやすい3～5cm厚さに切る。

●鶏肉

皮と筋を取ってから切る

皮や筋を取ったあと、食べやすい大きさに切る。さらに縦と横に切り目を入れる。

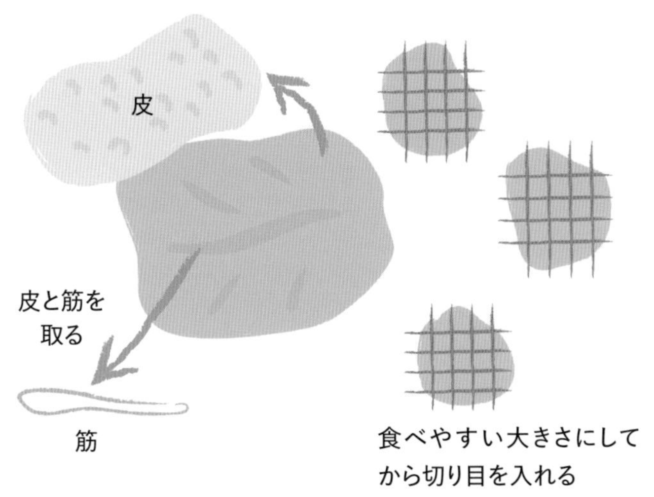

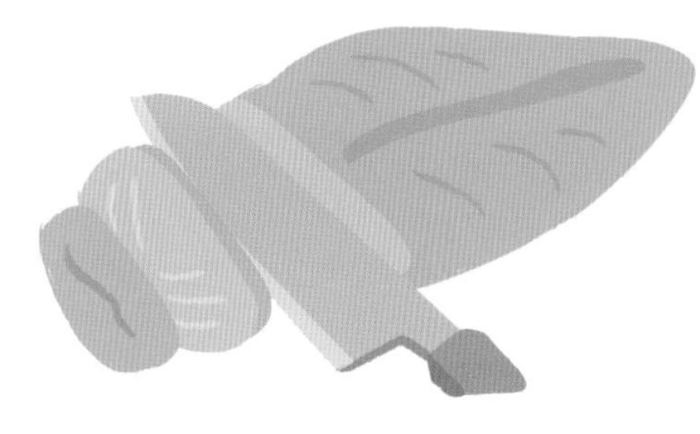

そぎ切りにする

むね肉やもも肉は、繊維を断ち切るように斜めに切る。

食べやすくする切り方

魚介類

白身魚

生の刺身だとかみ切りにくいので、
できるだけ薄くそぎ切りにする。

エビ

殻を取って横に切り目を入れる。

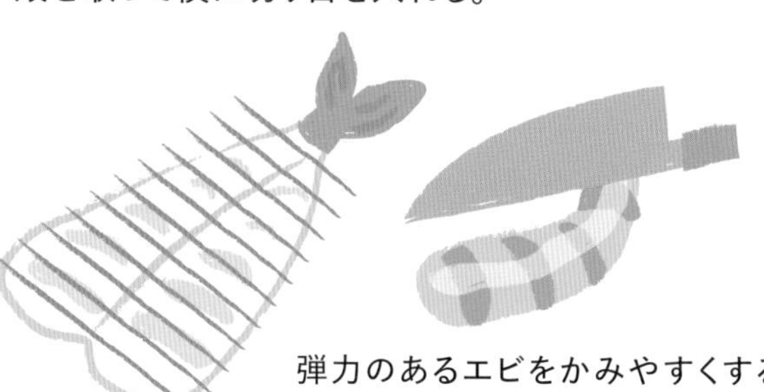

弾力のあるエビをかみやすくする
ため、包丁の腹で身を押しつぶす。

イカ

イカの繊維は横に走っているので、まず繊維に沿って皮側に切り目を入れる。

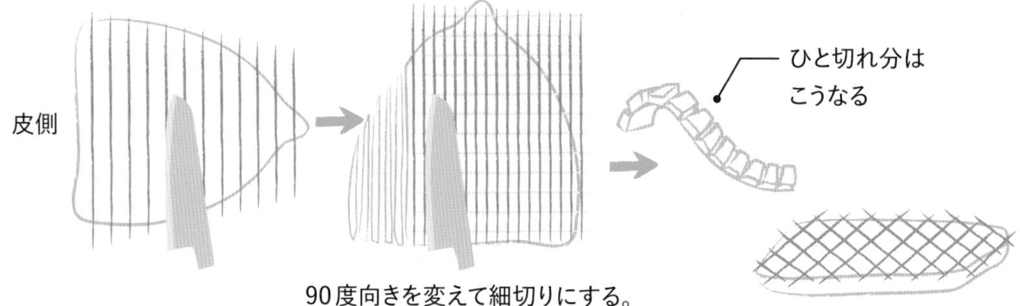

90度向きを変えて細切りにする。

刺身用のイカは、皮側に格子状に
切り目を入れる。

ゆでダコ

そぎ切りにしてから、縁に切
り込みを入れる。

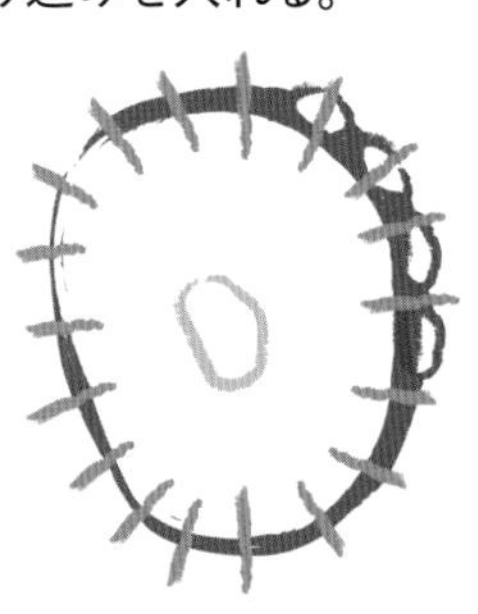

ホタテ貝柱

厚みを半分に切る。大きい
ときは、さらに半分に切る。

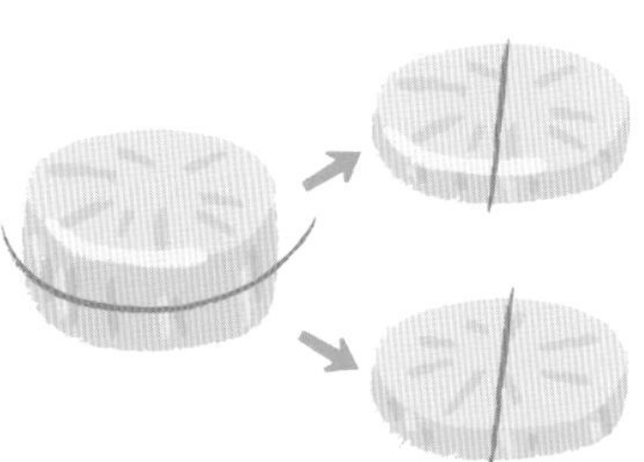

カキ

ひだと貝柱を切って除く。

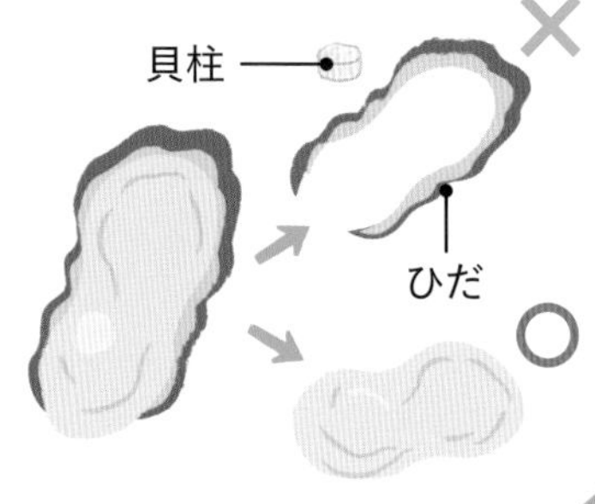

野菜　繊維を断ち切るように切る

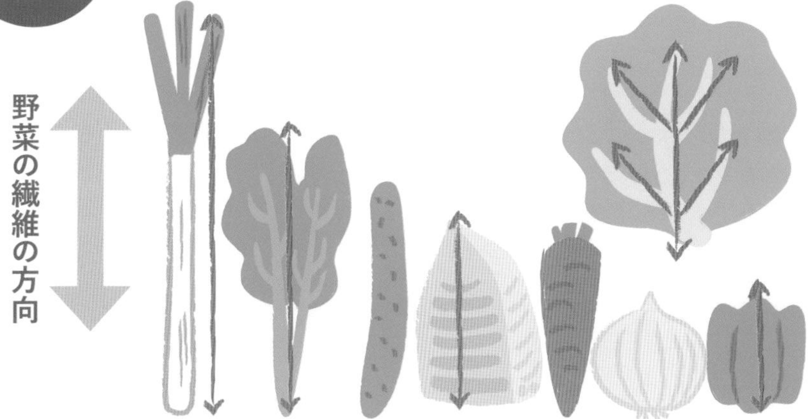

キャベツ、レタス、白菜などの繊維は、葉脈に沿ってある。

●野菜を食べやすくするポイント●

かみ砕きやすい大きさに切る

奥歯の上にのるほどの5～8mm角、または5～8mm厚さを基本に、自分が食べやすい大きさに切る。

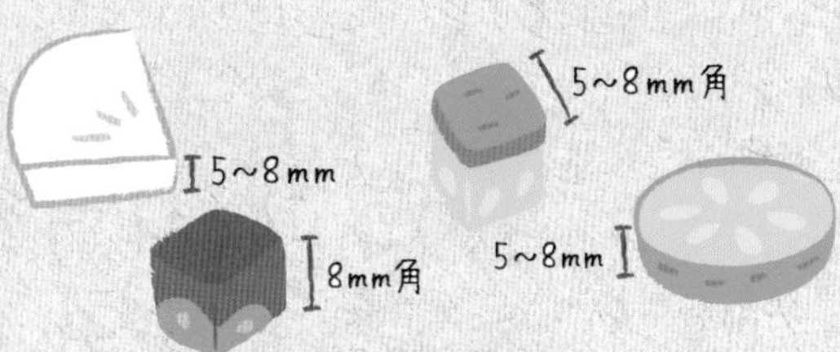

皮は取る

トマトは、へたを取って十字に浅く包丁を入れ、熱湯にくぐらせたあと、ボウルにためた冷水につけ、切り込み部分から皮をむく。または、耐熱皿にのせてラップをかけずに電子レンジ（600W）で30～40秒ほど加熱後、冷水にとって同様に皮をむいても。

かみ切りにくいかぼちゃの皮は、あらかじめ取り除いて調理する。

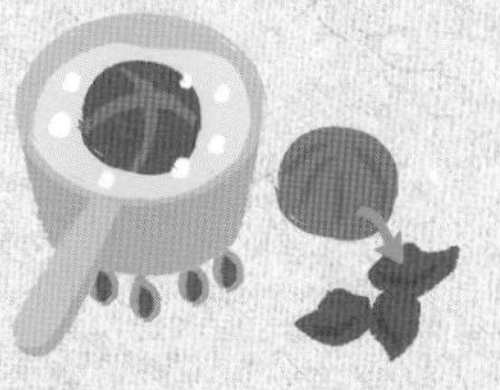

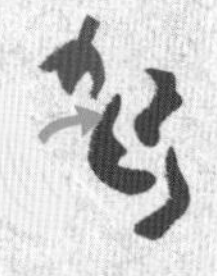

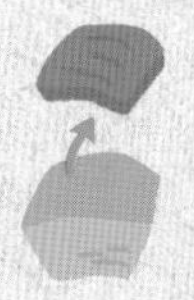

かみ出すきっかけの切り目を入れる

弾力のある食べ物は、かみはじめやすくなるよう、切り目を入れておく。

◀こんにゃくは、縦と横に深く切り目を入れたあと、食べやすい大きさに切る。

▶しいたけは、軸を切って食べやすい大きさに切ったあと、笠部分に切り目を入れる。

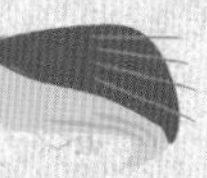

食べやすくする切り方

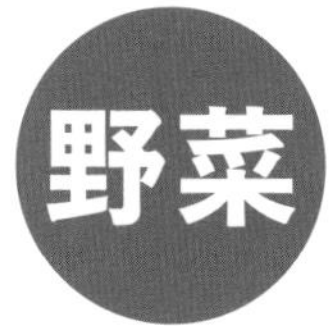

●にんじん

皮をむき、繊維を断ち切るように3mm厚さの斜め切りにしたあと、さらに3～4mm幅の細切りにする。

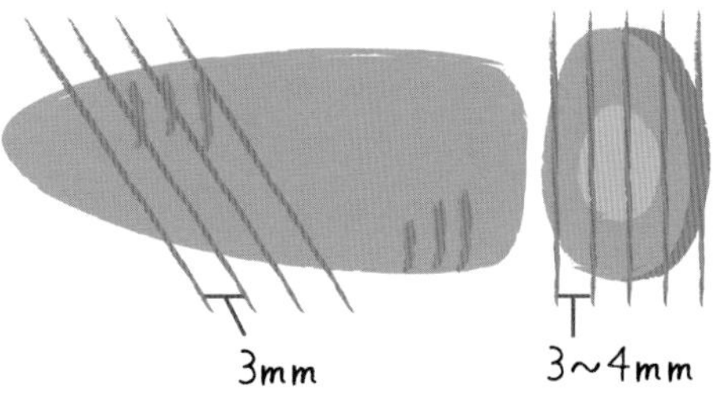

●ねぎ

1cm幅の斜めそぎ切りにする。

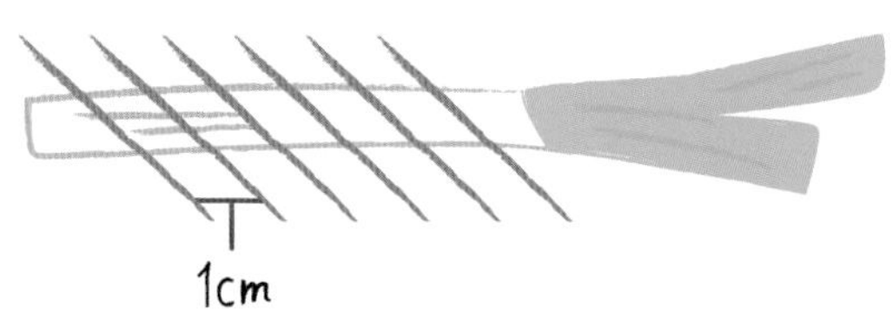

●さやいんげん・さやえんどう

やわらかくゆでたあと、かみ出すきっかけとなる切り目を入れる。

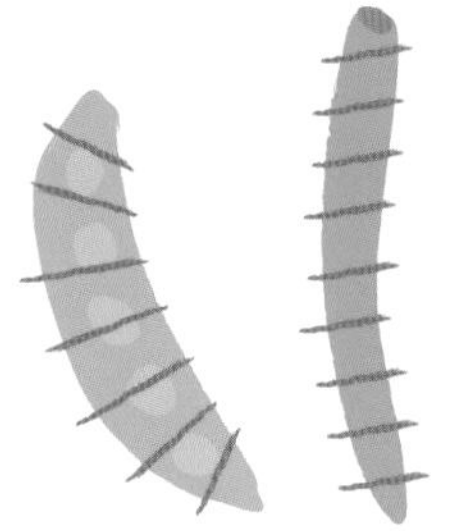

●玉ねぎ

繊維に直角に切る。5mm幅の輪切りや半月切りにする。

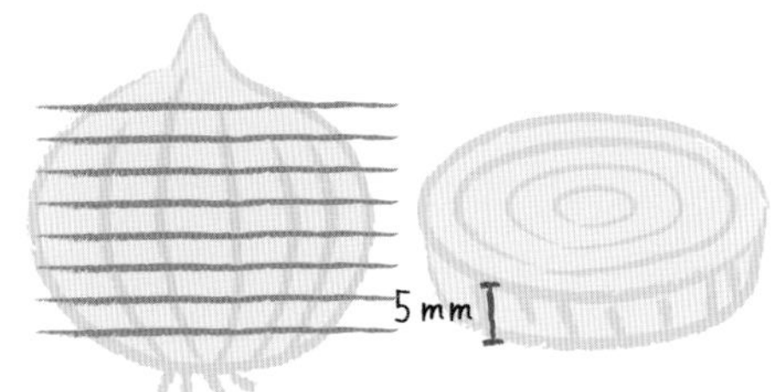

●きゅうり

小口切りは薄切りにすると食べにくいので、5mm厚さ程度に切る。それでも食べにくい場合は、格子に切り目を入れたり、蛇腹切りにする。

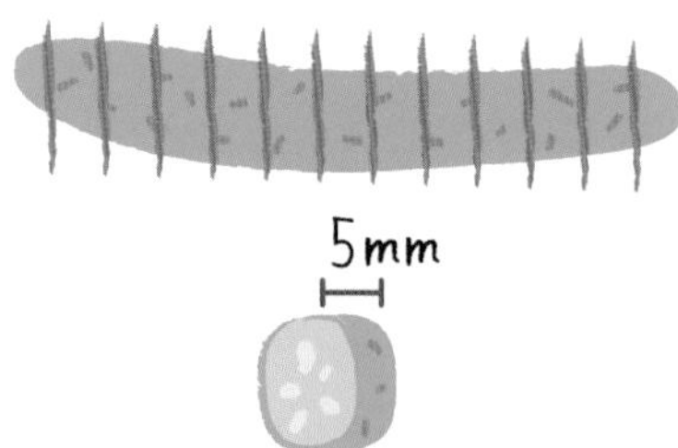

きゅうりの蛇腹切り

割り箸できゅうりをはさむようにして置き、切り離さないよう、割り箸に当たる部分の途中まで細かく斜めに切り込みを入れ、裏返して同様に切り込みを入れる。

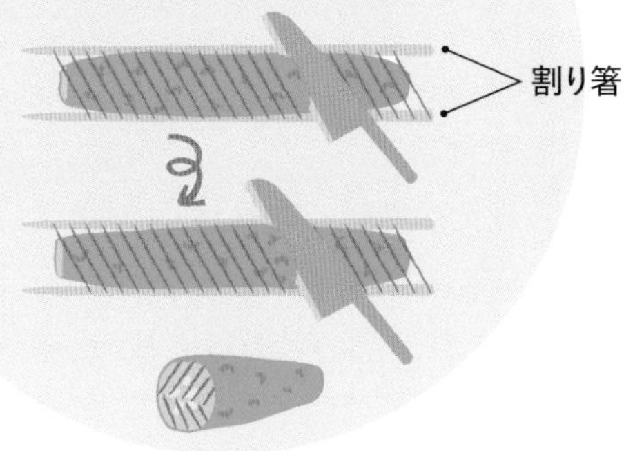

●キャベツ、小松菜、青じそなど

葉脈のある葉野菜は、かたい葉脈を包丁の柄でたたいてつぶしたり、葉脈の繊維を断つように葉脈部分のみ、軽く切る。

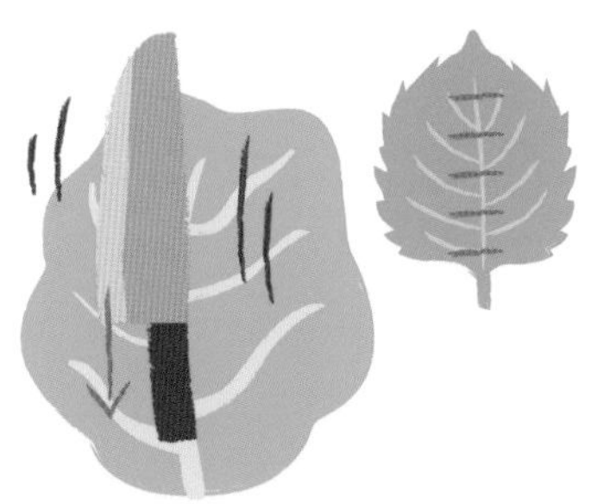

●アスパラガス

根に近いかたい部分の皮をピーラーまたは包丁でむき、やわらかくゆでたあと、1cm幅に切る。

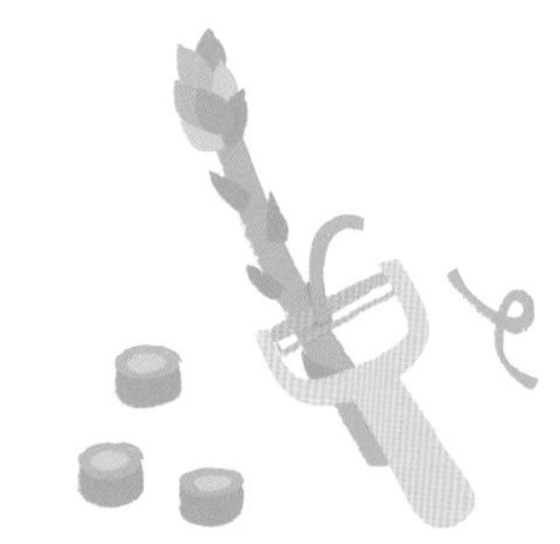

●しいたけ・エリンギ

しいたけは石づきを除く。軸は薄切りにするか、食べやすい大きさに切り、笠部分に切り目を入れる。
エリンギは、軸は薄切りに、大きい笠は半分に切る。

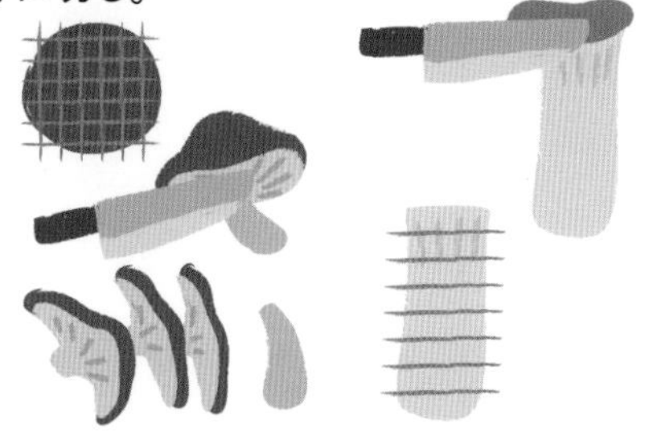

●ごぼう

包丁の柄で軽くたたいてつぶしてから乱切りにする。繊維が切れ、やわらかくなる。

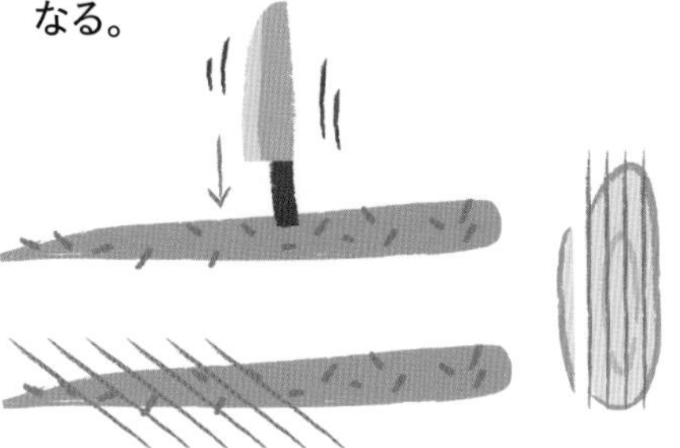

●小さく刻みすぎない●

野菜を食べやすくするには、小さく切るほうがよいのですが、細かく刻みすぎると、飲み込もうとする前に食べ物がスルッとのどの奥に流れてしまい、かえって誤嚥しやすくなります。

誤嚥せずにゴックンと飲み込むことができる大きさは5～8mm程度なので、それを目安に細かく切らないようにしましょう。または、ひと口大より大きく切り、ひと口かんでから食べるようにするとよいでしょう。

●トマト

皮を十字に軽く切って湯むき（丸ごと湯に浸し、皮をむく）したあと、くし形に切る。食べにくい場合は8mm角に切る。
なお、種はゼリー質におおわれているので比較的安全だが、気になる人は種を取る。

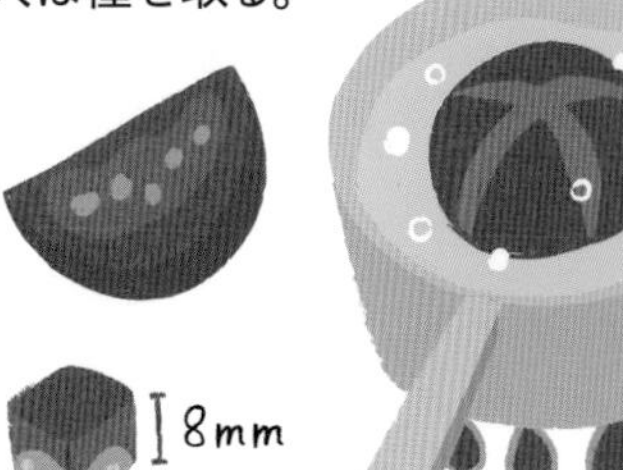

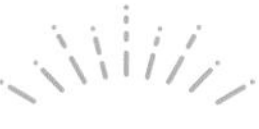

飲み込みやすくする工夫

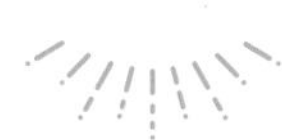

口の中でばらけるものや飲み物はとろみをつけて誤嚥を防ぐ

飲み込む力が衰えると、そぼろやおから、チャーハンなどの口の中でばらけてしまう食べ物や、水やお茶などのサラサラした液体は、飲み込みにくいばかりか、誤嚥の原因になることもあるので要注意。

こうした飲み込みにくいものには〝とろみ〟をつけるのが効果的です。ばらけやすい食べ物がまとまりやすくなるほか、のどを通過するスピードを遅くして飲み込みのタイミングを合わせやすくします。ただ、飲み込む力によって、とろみの強さ（34ページ参照）の調整加減は違うので、自分に合ったものにしましょう。

飲み込みやすくするポイント

とろみをつける

- 口の中でばらける食べ物に、あん風のとろみをつける。
- サラサラした飲み物に市販のとろみ剤を加えてとろみをつける。

ゼラチンで固める

- 口の中でばらけないように、食べやすい大きさに切った野菜や果物などをゼラチンで固める。

よく加熱する

- 煮る・蒸すといった調理法で、食材をやわらかくする。

つなぎや油脂でまとめる

- 小麦粉や卵のつなぎで食材をまとめたり、マヨネーズなどの油脂であえたりする。

とろみや、まとまりをつける食材

料理でとろみを出すときに、よく使われているのは片栗粉ですが、他にもとろみや、口の中でまとまりをつけるのに役立つ食材はいろいろあります。上手に利用しましょう。

野菜や海藻

- 山いもは、すりおろす。
- オクラは、さっとゆでて、刻んで使う。

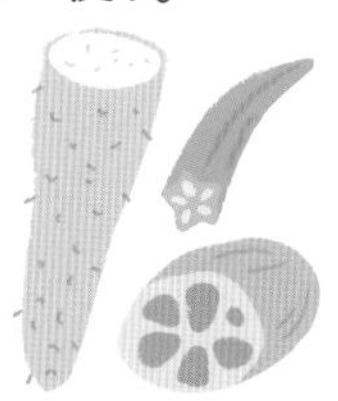

れんこんやモロヘイヤ、めかぶ、なめたけなども、粘りけのある食材。

生卵、温泉卵

- 生卵、温泉卵、半熟卵などを料理に加えて混ぜると、トロッとする。
- ゆで卵とマヨネーズでタルタルソースにしても。

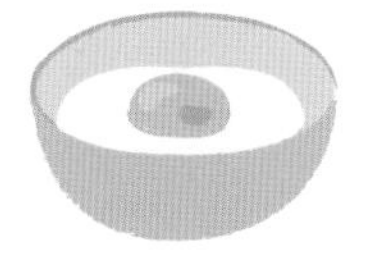

豆腐

- 水けをきってつぶし、マヨネーズなどと混ぜて白あえ衣にするとまとまりやすい。

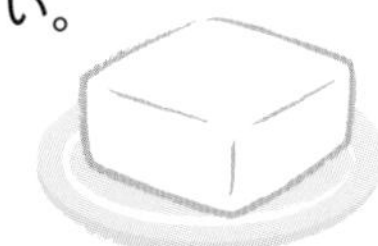

乳製品

- ヨーグルトであえたり、クリームチーズ、生クリーム、アイスクリームなどを加えると、とろみやコクが出る。

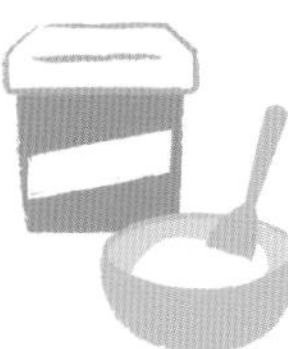

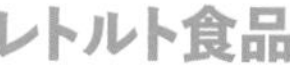

油脂やソース

- いもは、つぶしてマヨネーズであえると食べやすくなる。
- 油（バター、植物油、オリーブ油など）を使うことで、パサつかない。
- クリーミータイプのドロッとしたドレッシングを使う。

レトルト食品

- カレー、ミートソース、シチューなどのレトルト食品のとろみを利用。

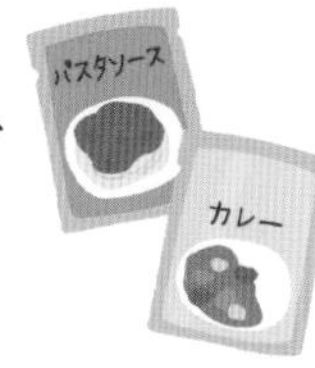

●とろみのつけ方●

①温かい&冷たい料理向き

- 片栗粉……じゃがいものでんぷんで作られているもの。水で溶いて、料理に回し入れてとろみをつける。和洋中の料理を問わず、とろみをつけるときに。
- コーンスターチ……とうもろこしのでんぷんで作られているもの。水で溶いて、料理に回し入れてとろみをつける。主に洋食、お菓子のとろみに使う。
- 市販のとろみ剤（34ページ参照）

②冷たい料理向き

- ゼラチン……プルンとした食感に仕上げたい料理やお菓子に使われる。寒天に比べて粘度が高く、口の中で溶けやすい。水でふやかして料理に混ぜて冷やし固める。
- アガー……海藻やマメ科の種子から抽出した凝固剤で、ゼリー、水ようかんなどを作るときに使われる。ゼラチンや寒天より透明度が高く、常温でも固まるのが特徴。ダマになりやすいので、水を少し加えてよく混ぜてから使うとよい。

③温かい料理向き

- 小麦粉＋バター…クリーミーな仕上がりにしたいときに最適。鍋にバターを溶かし、小麦粉を加えて混ぜ、料理に加える。

市販品を活用して手軽に食べる・食べやすくする

市販のとろみ剤を使うと簡単

食事でむせそうになる場合、適度なとろみをつけることで飲み込みやすさが向上します。「あん」のように片栗粉を加えてとろみをつけることもできますが、片栗粉は唾液(だえき)で分解される性質があるため、食べているうちにスプーンや皿についた唾液が反応してサラサラになってきます。

一方、介護食として薬局などで市販されている「とろみ剤」を用いると、唾液の影響を受けずに最後までとろみがついた食事を楽しむことができます。また、片栗粉は加熱調理が必要ですが、とろみ剤は加熱せずに加えてよく混ぜるだけで使うことができます。

とろみ剤の目的

・食材が喉を通るスピードを遅くして誤嚥を予防する
・食べ物や飲み物をまとめて飲み込みやすくする

とろみの目安

薄いとろみ	中間のとろみ	濃いとろみ
スプーンを傾けるとすっと流れ落ちる	スプーンを傾けるとトロトロと流れ落ちる	スプーンを傾けても、形状がある程度保たれ、流れにくい

とろみ剤を使うときの注意点

- 食べる人に合った適切なとろみになるよう、とろみ剤の説明書などをよく確認し、計量して使いましょう。
- 推奨される使い方は製品ごとに異なります。とろみ剤の説明書などをよく確認してください。
- うまく混ざらずにダマになってしまうと、喉にはりつく、つまるなどの危険があります。ダマになっていないかしっかり確認するようにしましょう。

ただし、とろみを強くすると口内やのどにはりついて、誤嚥や窒息の危険性が高まるため注意しましょう。食べる人によって適度なとろみは異なるため、市販品の場合は医師や管理栄養士に相談するのがおすすめです。とろみ剤はさまざまなメーカーから販売されています。製品ごとに原料が異なるほか、溶けやすさ、ダマになりにくさ、安定性、においなどに違いがあるため、合うものを選ぶようにします。品質を消費者庁から認められ、特別用途食品「とろみ調整用食品」のマーク表示がされているものもあります。

水分補給はゼリー状の飲料を

高齢になると、体内に水分を蓄えるための筋肉が減少して体が水分を保持しにくくなるため、意識的な水分補給が大切です。しかし、飲み込みにくさがあって食事や飲み物からの水分補給が難しいだけでなく、感覚が鈍くなって自分自身の水分不足に気づけなかったり、トイレに

とろみ剤

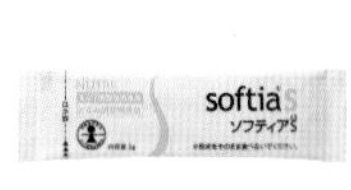
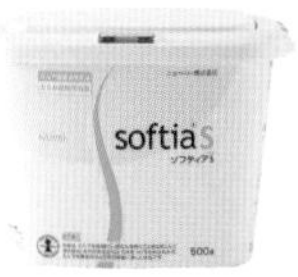

ソフティアS

問い合せ先／ニュートリー　☎0120-219-038

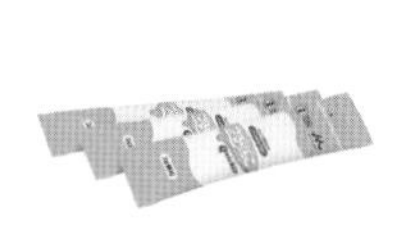
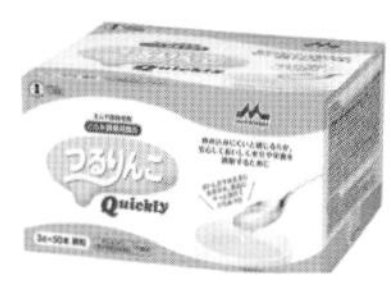
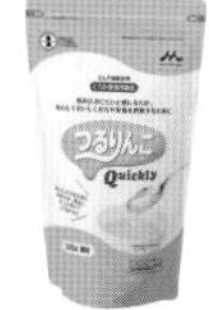

つるりんこシリーズ
つるりんこQuickly

問い合せ先／クリニコ　☎0120-52-0050

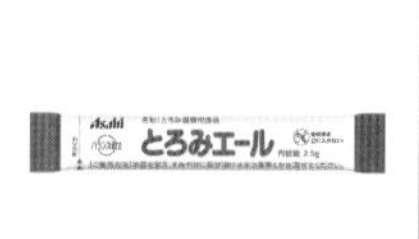
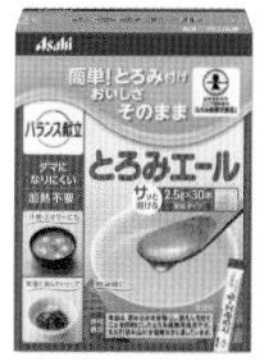
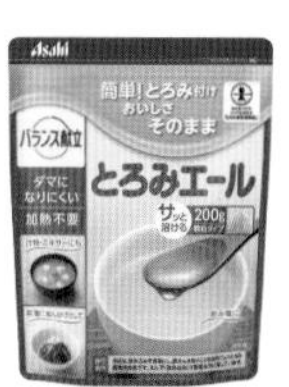

バランス献立
とろみエール

問い合せ先／アサヒグループ食品
☎0120-630611

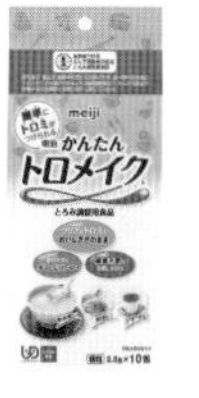
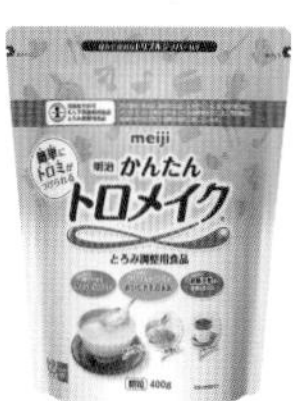

明治
かんたんトロメイク

問い合せ先／明治　☎0120-201-369

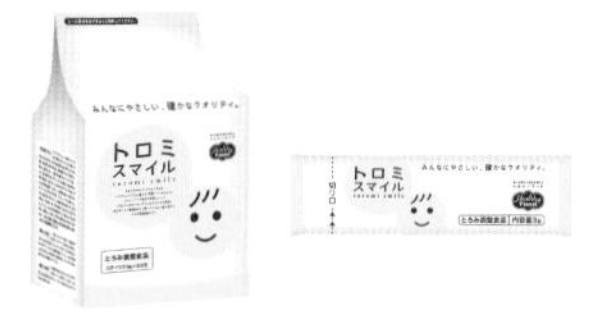
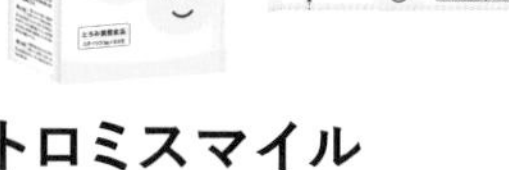

トロミスマイル

問い合せ先／ヘルシーフード　☎042-581-1191

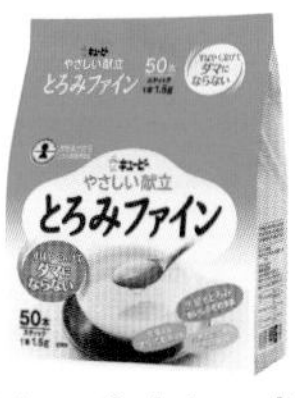
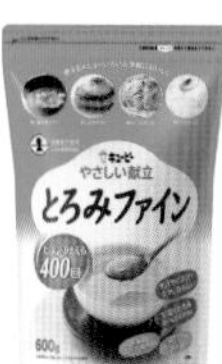

キユーピー やさしい献立
とろみファイン

問い合せ先／キユーピー　☎0120-14-1122

行くのが億劫で水分摂取を避けてしまうこともあります。水やお茶が飲みにくい人は、水分補給に適したゼリー状の飲料を活用するとよいでしょう。好きな飲み物にとろみ剤を使うこともできますが、その都度とろみをつける手間がないため、こまめな水分補給にも適しています。

栄養補助食品をうまく使う

食べやすく調理をしても十分な量がとれないとき、調理の負担を減らしたいときなどには、簡単に必要な栄養素をとれて食べやすい「栄養補助食品」も活用できます。

また、食材をあらかじめやわらかく下処理した食品や、開封すればすぐに食べられる調理済みの食品など、調理の負担を減らす「介護食」も市販されています。食べる人のかむ・飲み込む力に合わせて選べるユニバーサルデザインフード（171ページ参照）のシリーズもあります。市販品も上手に取り入れるとよいでしょう。

水分補給ゼリー

アイソトニックゼリー

「えん下困難者用食品」の表示許可を受けている水分補給ゼリーです。電解質を含んで、スムーズな水分吸収をたすけます。

問い合せ先／ニュートリー　☎0120-219-038

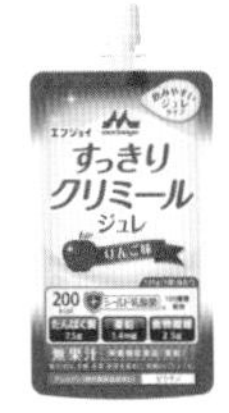

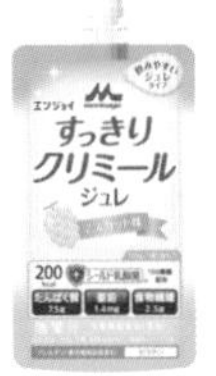

アクトウォーター、エンジョイすっきりクリミールジュレ

電解質のバランスに配慮したライチ風味の水分補給ゼリー（左）と、エネルギー補給もできるとろみ付き飲料（右）です。

問い合せ先／クリニコ　☎0120-52-0050

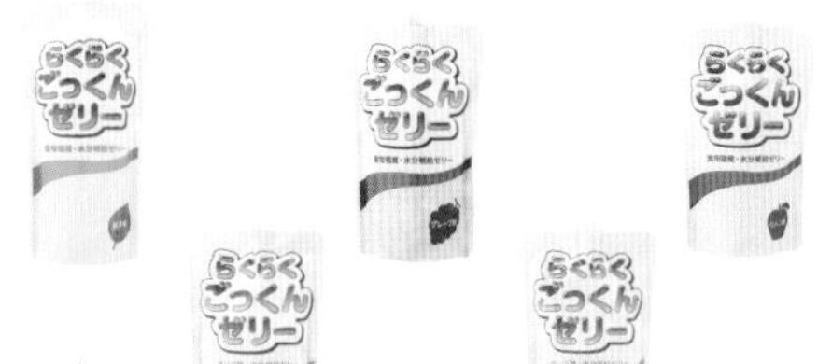

らくらくごっくんゼリー

緑茶、グレープ、りんご、ラムネ、みかんの5種類の味。カルシウムや鉄、食物繊維などを配合したラインナップもあります。

問い合せ先／ニュートリー　☎0120-219-038

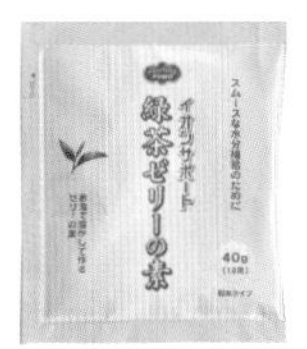

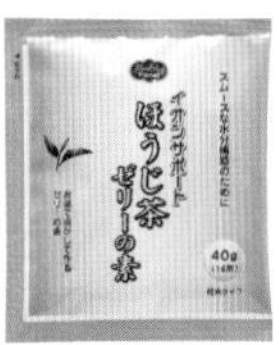

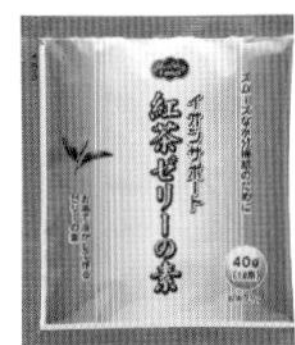

イオンサポート

お湯で溶かして冷やすだけでさっぱり飲めるゼリーの素です。苦味を抑え、エネルギーは控えめです。

問い合せ先／ヘルシーフード

☎042-581-1191

栄養補助食品

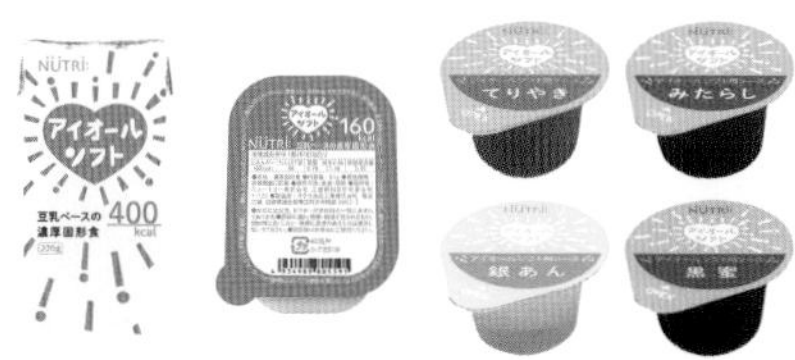

アイオールソフト・アイオールソフト用ソース

5大栄養素をバランスよくとれる豆乳ベースの濃厚固形食です。別売りのソースでバリエーションも楽しめます。

問い合せ先／ニュートリー　☎0120-219-038

エンジョイ 小さなハイカロリーゼリー

1個（40g）でエネルギーが100kcal、たんぱく質が5.0gとれるゼリーです。少量なので無理なく食べられます。

問い合せ先／クリニコ　☎0120-52-0050

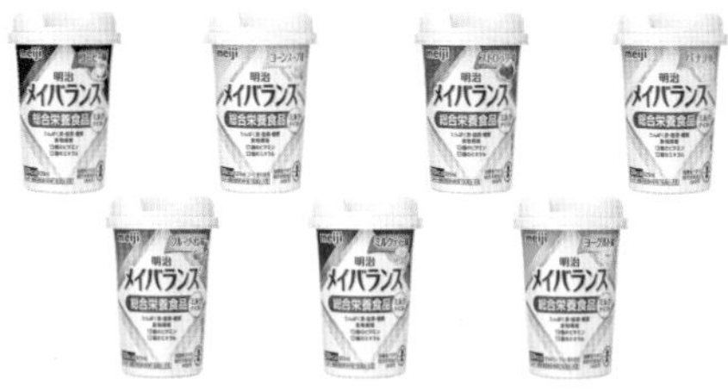

明治メイバランスminiカップ ミルクテイストシリーズ

食物繊維を含む体に必要な6大栄養素がバランスよくとれる、ミルクテイストでやさしい甘さの栄養食品です。

問い合せ先／明治　☎0120-201-369

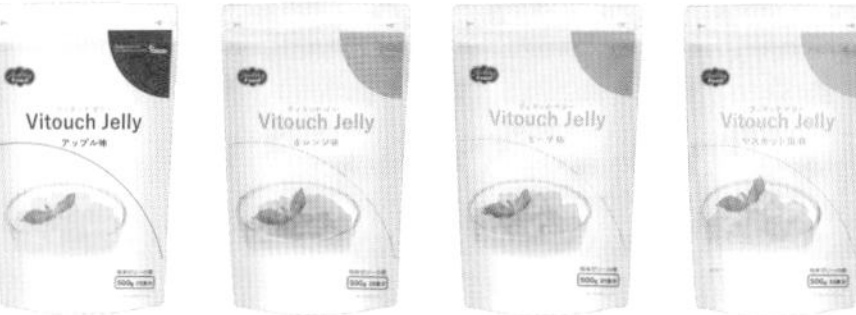

ヴィタッチゼリー

熱湯と混ぜて冷やすだけでつくれる簡単デザート。11種類のビタミンと鉄、亜鉛、カルシウムが配合されたゼリーです。

問い合せ先／ヘルシーフード

☎042-581-1191

介護食

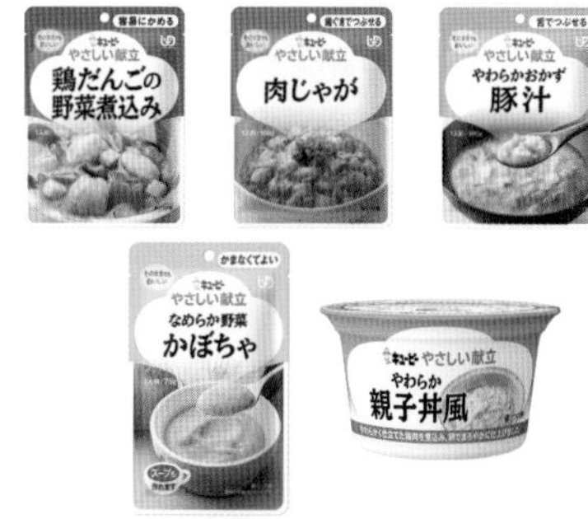

キユーピー やさしい献立シリーズ

家庭の手料理のように丁寧に調理した献立のラインアップ。塩分を抑えつつ、素材のうま味をいかしてしっかりと味付けされています。

問い合せ先／キユーピー　☎0120-14-1122

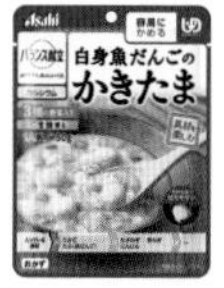

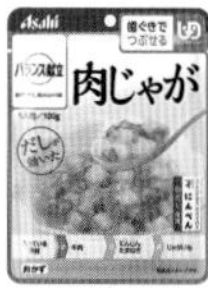

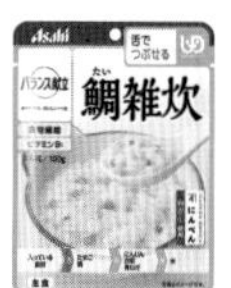

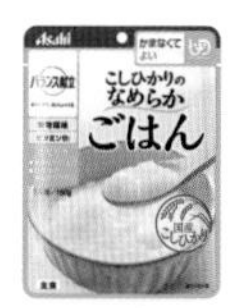

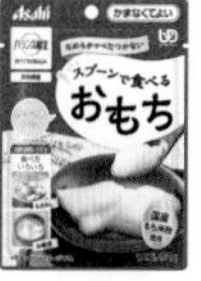

バランス献立 やわらか食シリーズ

バランスのよい献立作りをサポートするシリーズです。おもちは、なめらかでべたつかず、スプーンですくって食べられます。

問い合せ先／アサヒグループ食品

☎0120-630611

揃えておきたい調理器具

食べやすくするために、食材をすりおろしたり、やわらかくしたり、調理法に合った器具を揃えておくとよいでしょう。面倒な下ごしらえも、便利な調理器具を利用することで簡単にでき、調理時間も時短できます。

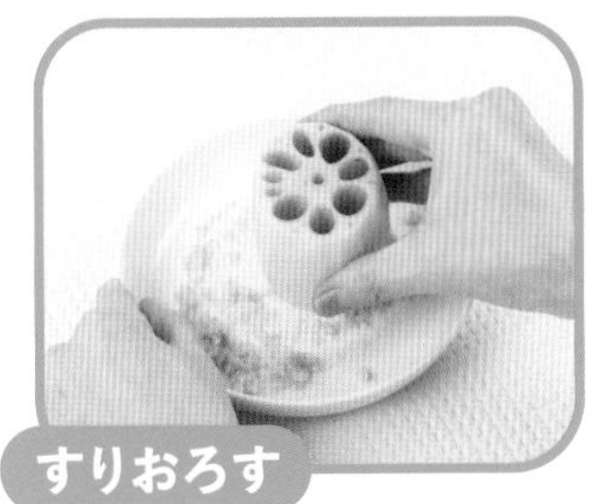
すりおろす

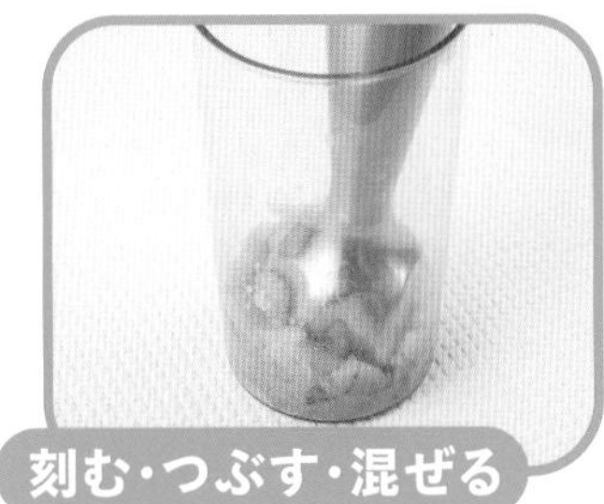
刻む・つぶす・混ぜる

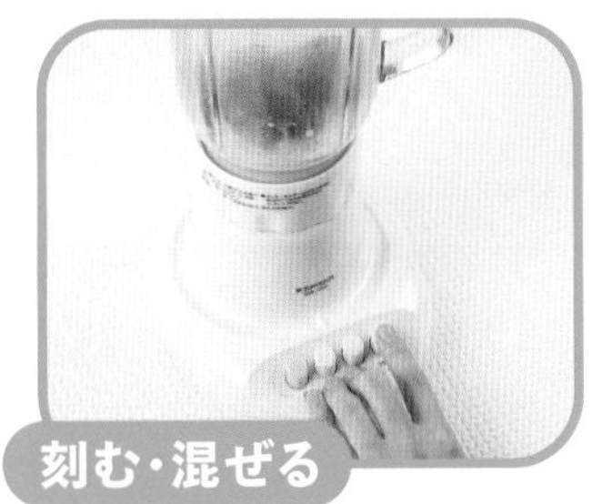
刻む・混ぜる

ハンドブレンダー

刻む・つぶす・混ぜるなどの機能が備わっている。少量の材料でもOK。魚介類をすり身にしたり、野菜のポタージュ、果物のスムージー作りなどに適している。

ミキサー

食材を刻む・混ぜる機能を持つ。ただし、水分が少ないと回転しないことが多い。ポタージュ、ジュース、スムージー作りに最適。たくさんの量を作るのに向いている。

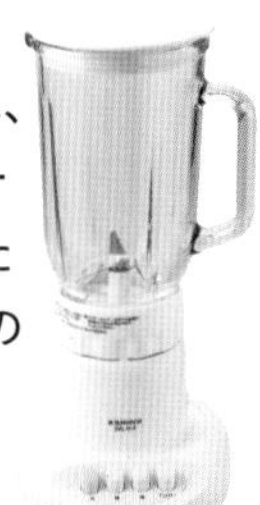

ミルサー

食材を刻む・混ぜる機能がある。外ケースを押すと刃が回転する。茶葉やごまなど乾燥した食品を粉末状にするものだが、少量の食材を刻む・混ぜるのにも適している。

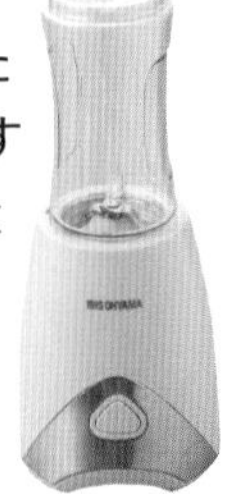

フードプロセッサー

刻む・混ぜる・こねる機能があり、肉をミンチに、魚介類をすり身にできる。たくさんの量を一度に調理できるため、ハンバーグやギョウザの具作りに適している。

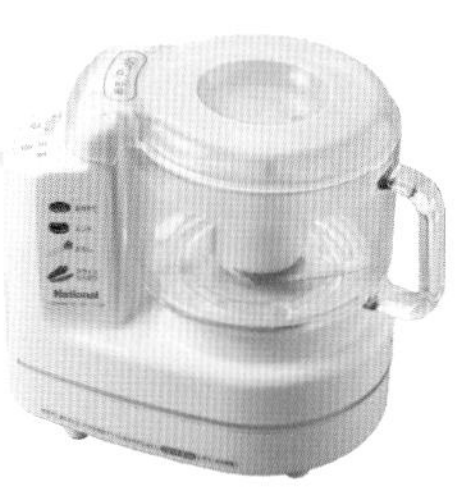

フードカッター

簡単にみじん切りできる調理器具。適当な大きさに切った野菜を刃のついた容器に入れ、ひもを何度か引っ張るだけでみじん切りになる。

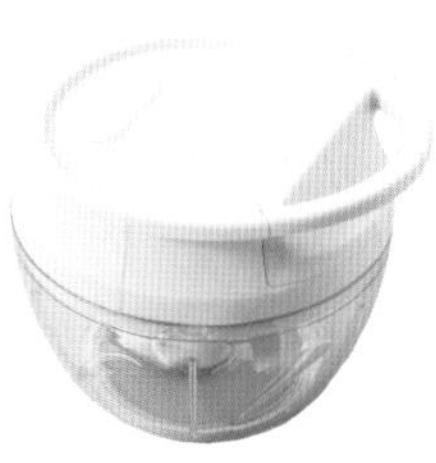

おろし器

野菜をすりおろす器具。かみにくい野菜をおろしたり、にんにくやしょうが、大根、山いもなどをすりおろすのに使う。

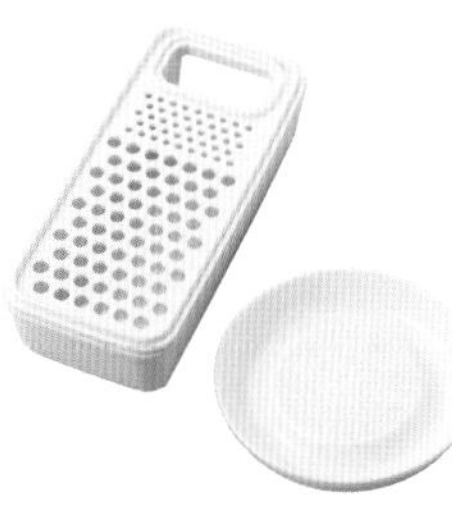

調理ハサミ

まな板や包丁を使わなくても、肉や野菜を簡単に切って調理できる。肉を食べやすい大きさに切るのに便利。

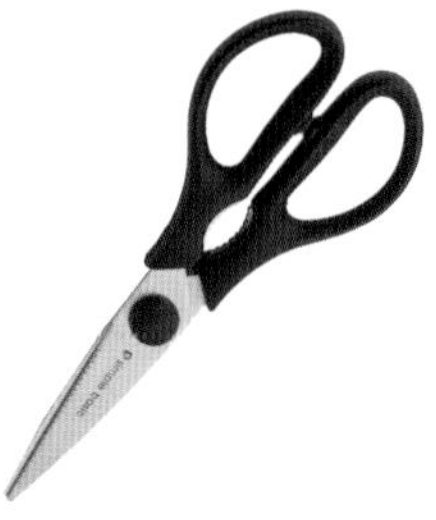

Part 2

かめる・飲み込める！おいしいレシピ

今まで慣れ親しんだ料理や家族と同じ料理も、
ちょっとした工夫とアレンジで、グンと食べやすくなります。
そのコツと、おいしいレシピを紹介します。

食べやすい献立作りの工夫

かむ力・飲み込む力に応じた栄養バランスのよい食事を心がける

かむ・飲み込む機能が低下すると、食べるものが偏ってしまいがちですが、健康維持のためには、栄養バランスのとれた食事を心がけることが大切です。

主食、主菜、副菜、汁物を揃えた献立にすると、食べる食品の数が増え、自然と栄養バランスがよくなります。体に必要な栄養をとることは、フレイル（加齢による身体的・認知的機能が低下した状態のことで、要介護状態の一歩手前）予防になるほか、しっかり食事をすることは、かむ・飲み込む機能の維持につながります。

献立作りの際は、かむ力・飲み込む力の状態に合わせて食べ物を選び、どのような食事が安全においしく食べられるかを考えることが大切です。病気で食事の制限がある場合は、医師や管理栄養士に相談して食品を選ぶようにしてください。

食事が楽しくなる献立作りを

かむ・飲み込むの機能の程度にもよりますが、多少の食べにくさを感じる程度なら、今まで慣れ親しんだ料理を少しアレンジすればＯＫ。「食べられない」ではなく、おいしく安心して食べられる料理にすることが大切です。少しの工夫でいつもの料理を楽しむことができます。

●献立のポイント●

- ●主食・主菜・副菜・汁物の組み合わせを基本とする。
- ●好物を積極的に食卓に出す。
- ●とろみをつけるなど、少しでも飲み込みやすい・むせにくいように調理法を工夫する。
- ●食べる・飲み込むという意識が持てるよう、冷たい（約10℃）料理や、熱い（約50℃）料理を取り入れる。
- ●家族と一緒に食べられるものにアレンジする。

主食・主菜・副菜・汁物を基本に献立を作る

食べる食品の数が多いと、自然と栄養バランスがとれます。1日2回は、食べられる工夫をした主食・主菜・副菜・汁物の4つの器を揃えるように心がけましょう。

献立例

副菜 例）山いもときゅうりの和風サラダ（97ページ参照）

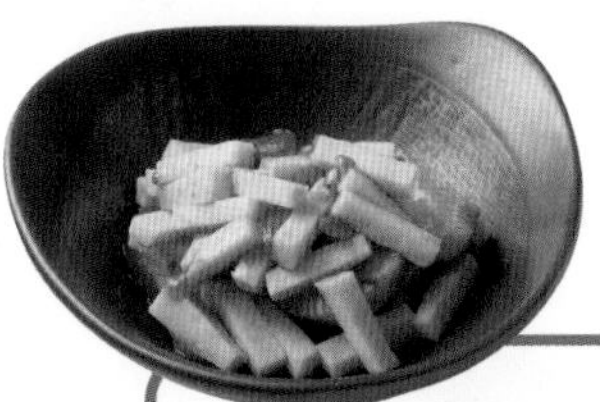

主菜
例）ロール白菜（72ページ参照）

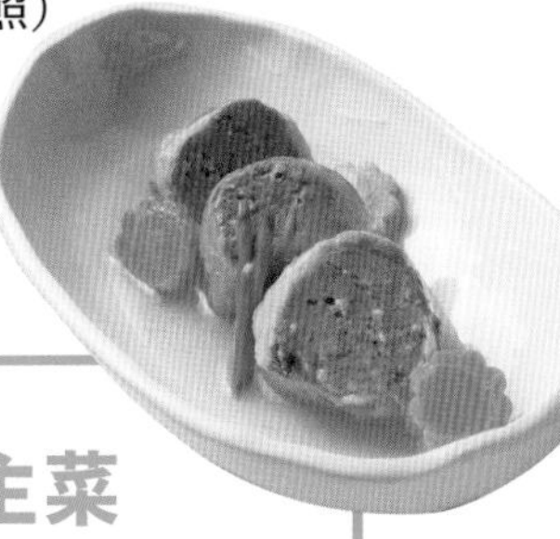

副菜
野菜、海藻類、いも類、きのこ類、豆類などを使ったサブのおかず

主菜
肉、魚介類、卵、大豆製品、乳製品を使ったメインのおかず

主食
ごはん、パン、めん類など

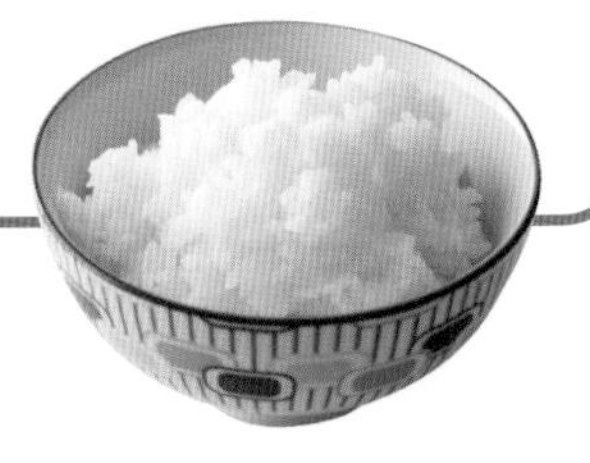

汁物
みそ汁やスープなど

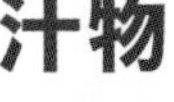

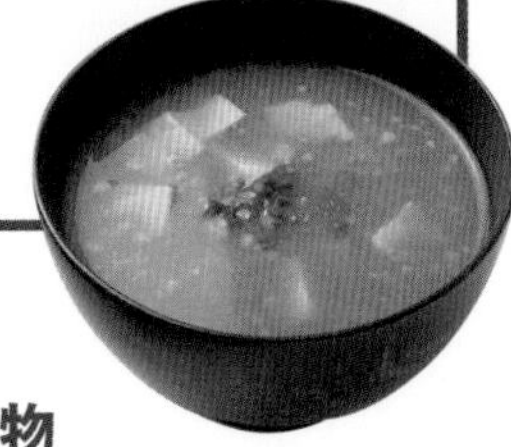

汁物
例）納豆汁（112ページ参照）

主食
丼ものや、具たっぷりのめん類など1品でもいろいろな食品の栄養がとれるものは、足りない栄養を副菜でとるようにする。

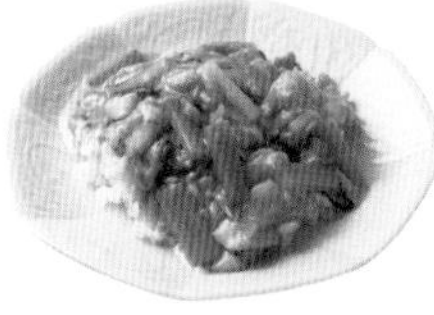

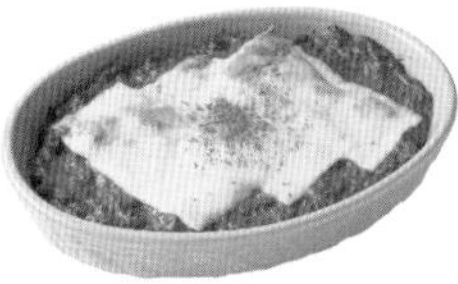

例）五目あんかけ丼（59ページ参照）、ラザニア（61ページ参照）

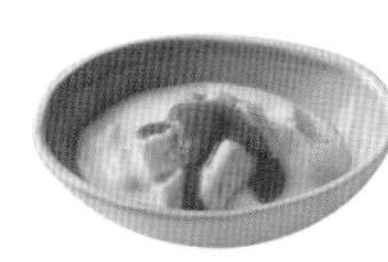

おやつ（デザート・飲み物）
食事では足りない栄養をおやつで補うようにする。
例）果物のヨーグルトあえ（127ページ参照）、ベリー類と白桃のシェイク（134ページ参照）

料理の手間を省くコツ

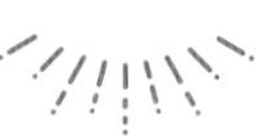

市販の加工食品を活用して食事作りの負担を軽減

毎日の食事作りは労力がいるものです。特に年をとると食事作りが負担だと思う人は少なくないでしょう。

体に必要な栄養を毎日とるためには、食事作りはあまり頑張りすぎず、ほどよく手抜きをすることも大切です。

それには、スーパーやコンビニのお惣菜やレトルト食品、缶詰、冷凍食品などを上手に活用するとよいでしょう。冷凍食品は、あらかじめ皮がむいてある野菜を使うと、面倒な下ごしらえを省くことができます。凍ったままでジュースにできる果物も便利です。

なお、最近では、主菜、副菜、主食がワンプレートになった冷凍食品もあり、電子レンジで加熱するだけですぐに食べられるものや、ミールキットという下ごしらえ済みの食材とレシピがセットになっていて簡単に調理できる便利な食品があるので、これらを利用するのもおすすめです。調理に手間がかからず、短い時間で食事を楽に用意することができます。

ただし、そのままだと食べにくい場合は、食べやすくするために多少のアレンジが必要です（左ページ参照）。

また、時間があるときに「作りおきのおかず」を作っておくと、食卓にあと1品足したいときに便利です。

まとめて「作りおき」にする

肉じゃが、野菜の煮物などは、1人分よりも2～4人分と多めの量だと作りやすいものです。多めに作って小分けして冷蔵保存しておくと、すぐに食卓に出せます。「作りおき」は冷蔵庫で2～3日、冷凍庫で2週間を目安に食べ切りましょう。

上手に冷凍保存

安売りのときなどに多めに買った食材を無駄なく使い切るためには、冷凍保存をするのがおすすめ。

肉は食べやすいように切り目を入れて食べやすい大きさに切ってから下味をつけておけば、面倒な下ごしらえがいらず、調理時間が短縮できます。

市販品を上手に活用する

レトルト食品、冷凍食品、缶詰などは、家に常備しておくと便利です。

市販のお惣菜

- **天ぷら**……玉子とじにすると、衣がしっとりするほか、とろみもあって食べやすい。
- **かぼちゃの煮物**……皮を取るだけで食べられる。やわらかくしたいときは、電子レンジで加熱を。
- **さつまいもの甘煮**……スイートポテトを作るときに使うと、さつまいもをゆでたり味つけしたりする手間が省ける（121ページ参照）。

冷凍食品

- **とろろ**……少量パックになっているものは、料理に手軽に使える。とろみを足したいときに便利。
- **カット野菜**……小房に分けられているブロッコリーや、皮をむいて輪切りなっているにんじんは、そのまま鍋に入れて調理できる。食べやすい大きさに切ってから調理してもよい。
- **肉団子**……凍ったままスープに加えたり、加熱してとろみをつけたりして使用。
- **果物**……凍った果物に、アイスクリームや牛乳を加えてミキサーにかければ、簡単にシェイクが作れる。

レトルト食品

- **ごはん**……電子レンジで加熱後、そのまま食べられれば食べる。軟飯にしたいときは、電子レンジで加熱した後、器に移して水を加えてさらに加熱する（48ページ参照）。
- **カレー**……入っている肉が大きい場合は、食べやすい大きさに切る。ドロッとしたカレーなら、ハンバーグやオムライスのソースとして使うとよい。
- **ハンバーグ**……半分に切った油揚げの中に、レトルトのハンバーグを切って入れて袋煮にしても（65ページ参照）。
- **その他の惣菜**……食べにくいときは、大きめの食材は切ったり、市販のとろみ剤を加えたりする。

缶詰

- **魚の缶詰**……面倒な魚の下処理が不要。やわらかく食べやすいほか、いろいろな料理に使える。
- **トマト缶**……トマトの湯むきがされているので便利。ホールトマト缶やカットトマト缶は、自分の食べやすい大きさに切って使う。
- **クリームタイプのコーン缶**……クリーミーで食べやすい。コーンの皮が気になる場合は、ミキサーでなめらかにするとよい。

食べられるものには個人差がある

その人の状態に合わせて調理の工夫をする

かむ・飲み込むことがうまくできなくなってきたら「どんな料理にでも、切り目を入れたり、とろみをつけたり、食べやすいような工夫をしなくてはいけない」と、思うかもしれません。特に、かむ・飲み込むことが困難になっている家族を持つ人は、「食べられるように工夫しなければ」と、頑張って料理作りをしている人は多いでしょう。

しかし、かむ力や飲み込む力の程度は人それぞれで、食の好みも違います。同じ料理でも、食べられる人と食べられない人がいます。

まずは、そのまま料理を口にしてみましょう。そのうえで食べられないときには、食べられる工夫をすればよいのです。自分や家族の食べられるもの、食べにくいものを見極めながら、その人に合った料理を作ることが大切です。

食事の介助をしている人も、「こうすれば食べられるはず」と思い込まず、歯科医や栄養士のアドバイスを受けながら料理を工夫するとよいでしょう。

好物のものは難なく食べられることも

高齢になると、かむ・飲み込む力の低下以外にも、運動不足や親しい人が亡くなったりすることが原因で食が細くなる傾向があります。

しかし、献立の中に好物の料理が1品でもあると、食事が楽しくなるばかりか、食欲増進にもつながります。

かんだり、飲み込んだりが難しそうな料理でも、自分の好物だと不思議と苦もなく食べられることがあるので、食卓には好物の料理を積極的に出すとよいでしょう。

また、好物だったのに食べにくくなった料理や、今まで食べ慣れていた料理も、ちょっとした工夫をするだけで、見た目があまり変わらない料理を食べることができます（左ページ参照）。難しいことはありません。ぜひやってみてください。

人気の定番料理も工夫次第で食べやすくなる

ひとりだけ家族と違う料理だと、食卓で疎外感を感じてしまいますが、切り目やとろみなどのアレンジだけで、家族と同じ料理を楽しむことができます。

定番料理	かみやすくするコツ	飲み込みやすくするコツ
鶏肉のから揚げ	●鶏もも肉の皮は除く。 ●鶏肉にさいの目のように細かく切り目を入れて、最初のひと口でかみやすいようにする。	●鶏もも肉の皮は除き、さいの目に深く切り目を入れて酒をふり、肉をやわらかくする。 ●から揚げにした後、鶏肉を甘辛く煮てとろみをつける。
とんかつ	●薄切り肉は1枚ずつ広げて重ねて厚みをつける。 ●肉を揚げた後、2cm角に切ると食べやすい。 ●ソースをかけて衣をしっとりさせる。	●ひき肉を使いメンチカツにする。 ●衣をまぶした後、油で揚げずにオーブントースターで焼くことで、衣がしっとりと仕上がる。
おでん	●大根やこんにゃくは、さいの目に細かく切り目を入れる。 ●がんもどき、さつま揚げは、食べやすい大きさに切る ●自分が食べやすいたねを選ぶ。	●器に多めの汁を入れて食べる。 ●こんにゃくを除いた食べやすいたねを選ぶ。 ●煮汁にとろみをつける。
カレーライス	●薄切り肉を広げ、端からクルクル巻いて、厚さを1cmくらいにしてから焼き、1cm幅に切る。 ●カレールゥを多くして、ごはんに混ぜてやわらかくする	●薄切り肉を広げ、端からクルクル巻いて、厚さを1cmくらいにしてから焼き、1cm幅に切る。 ●カレーに水溶き片栗粉を加えて、とろみをつける。 ●ごはんは軟飯またはおかゆ（水分を吸ったもの）にする。

食べたいものにトライ

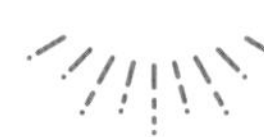

「食べられるかどうか」ではなく　まずは食べたいものを食べてみる

かむ・飲み込むことがうまくできなくなってくると、食事をするときに「食べられるものかどうか」が基準になりがちです。

しかし、それだと食事の楽しみは半減してしまいます。「おいしそう」「食べたい」と思うものをまずは口にしてみましょう。食べられないと思っていたものでも、意外に食べられるかもしれません。50ページから紹介する料理は、かみやすく、飲み込みやすい工夫がされたレシピになっているので、「食べてみたい」と思う料理があれば作って食べてみてください。

「共食」のすすめ

かむ・飲み込むことが困難になると、食べる楽しみがなくなっていきます。すると、食欲が低下して低栄養に陥ります。

そうならないためには、かみやすい、飲み込みやすいおいしい料理を作って食べることです。そして、できれば食事は家族や親しい友人などと、おしゃべりをしながらゆっくり味わうようにしましょう。楽しく会話をしながら食べれば、料理をさらにおいしく感じ、食欲もアップします。また、誰かと一緒に食事をしていれば、もしものどを詰まらせてしまったり、誤嚥を起こしたりしても、すぐに対処することができます。

会話で舌を動かすことは、口腔機能の維持にも役立つほか、人とのコミュニケーションは脳への刺激にもなります。おいしい食事で食べる力を養い、心身の健康を維持することが大切です。

誰かと食事をするヒント

- 週に数回、家族、近所の人、友人などと食事をする。
- 月に数回、気の合う人と外食をする。
- ひとりでも、馴染みの店に月に数回顔を出し、店の人と話しながら食事をする。

本書レシピの見方

料理を選ぶ目安になるアイコン

自分や家族の咀嚼や嚥下の状態に応じて作る料理を選べるように、ひとつの目安として次のアイコンをつけています。ただし、個人差があるので、「気をつけて」の表示があっても食べられる人、「おすすめ」の表示があっても食べられない人もいるので、まずはトライしてみてください。

むせやすい人➡ おすすめ

むせやすい人でも食べられるように工夫された料理です。

かみにくい人➡ おすすめ

よく加熱してやわらかくしたり、切り目を入れたりして、かみやすくなっている料理です。

むせやすい人➡ 気をつけて

飲み込む力が低下している人には、注意が必要な料理。食べるときにはとろみを足したり、食べ方を工夫したりしてください。または、避けたほうがよいでしょう。

かみにくい人➡ 気をつけて

弾力があるなど、かむ力が低下している人には、注意が必要な料理。レシピよりも細かく切ったり、切り目を深く入れたり工夫してください。または、避けたほうがよいでしょう。

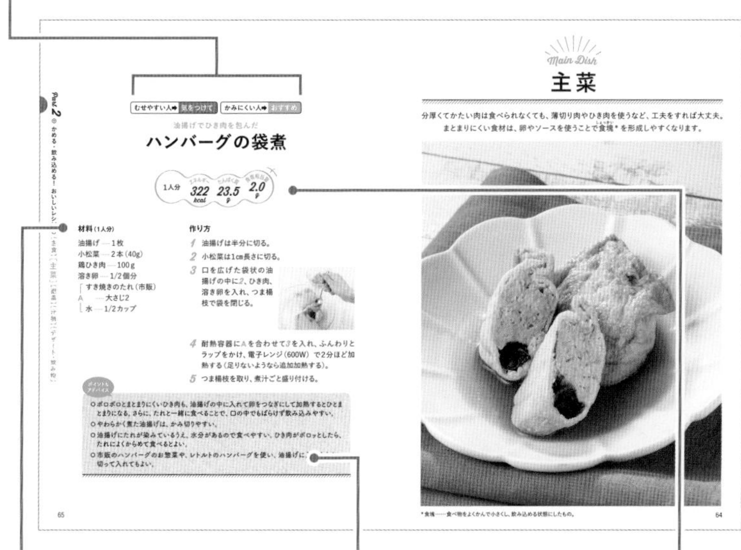

材料は基本的に1人分

2人分を作るときは材料を2倍にします。煮込み料理などは、作りやすい分量になっています。

食べやすくする調理や食べ方の工夫を紹介

「ポイント&アドバイス」では、レシピの料理がなぜ食べやすいのか、さらに食べやすくする調理法や食べ方の情報を紹介しています。

1人分のエネルギー量、たんぱく質の量（主食・主菜のみ）、食塩相当量を表示

病気などでエネルギーや食塩摂取量の制限を受けている場合も参考にしてください。

本書レシピのきまり

- 小さじ1は5mL、大さじ1は15mL、1カップは200mL。
- ことわりのない場合、塩は精製塩、砂糖は上白糖、しょうゆは濃口しょうゆ、酒は日本酒、みそは好みのみそ、小麦粉は薄力粉のことを指します。
- 水溶き片栗粉の水と片栗粉の配分は1対1です。
- 電子レンジの加熱時間は600Wを基準にしています。500Wの場合は加熱時間を1.2倍にして調理してください。

主食のポイント

ごはんのかたさは食べる人に合わせ、パンやめん類は食べ方に工夫を

主食であるごはん、パン、めん類には、脳や体のエネルギー源となる糖質が含まれています。毎食必ずとりましょう。

ごはんは水加減でかたさを調整できるので、食べる人の好みやかむ・飲み込む力の状態に合わせて、食べやすいかたさにします。パンはパサつきがちなので、しっとりとさせる調理法や、飲み物などに浸しながら食べるのがおすすめです。すするとむせやすくなることがあるめん類は、3〜5㎝長さに切ると食べやすくなります。

ごはん

軟飯にする

通常の水加減より2〜3倍多めにして炊く「軟飯」にすると、かみやすく、飲み込みやすくなります。家族とは別に、1人分の軟飯を作るときは、電子レンジや小鍋を使うとよいでしょう。

●電子レンジで軟飯を作る場合

1 茶わん1杯分（約160g）のごはんに、水大さじ2をふりかけ、ラップをして電子レンジ（600W）で1〜2分加熱する。
2 ラップを取ってかき混ぜたら、再びラップをして数分蒸らして、ごはん粒に水分を十分吸わせる。

●小鍋で軟飯を作る場合

1 小鍋に茶わん1杯分（約160g）のごはん、水1/4カップ（50mL）を入れる。
2 1を弱火にかけ、水分がなくなるまで煮る。

とろみのあるごはんにする

卵かけごはん、あんかけごはんなど、とろみがあると食べやすくなります。

その他

親子丼……ごはんは軟飯に、卵は半熟状に仕上げ、つゆの量を多めにする。玉ねぎはみじん切りにするとかみやすい。

チャーハン……具はすべてみじん切りにし、あんかけチャーハンにしたり、チャーハンをスープで汁けがなくなるまで煮たリゾット風にすると食べやすい。

気をつけて！

汁けの多いサラサラしたおかゆや雑炊は、誤嚥することがあります。米粒に水分を十分に吸わせて汁けをなくすか、水溶き片栗粉などでとろみをつけましょう。

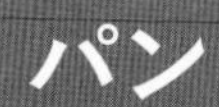

パン

食パンは耳を切り、飲み物などに浸しながら食べる

かみにくく、飲み込みにくいかたい耳部分は除いて、やわらかい部分だけにします。トーストは食べたときに小さなかけらが出ます。誤嚥の原因になることもあるので、軽くトーストしたら牛乳やコーヒー、スープなどに浸して食べるとよいでしょう。または、耳を切った食パンを食べやすい大きさに切ってフレンチトーストにするのも食べやすく、おすすめです。

食パン以外のパンも飲み物に浸したり具材を食べやすいように工夫

クロワッサン……うすい層が口の中にはりついてしまうので、飲み物やスープなどに浸してしっとりさせてから食べましょう。

サンドイッチ…食パンの耳は除きます。具は細かく刻んでマヨネーズであえると、具がまとまって食べやすくなります。レタスはかみ切りにくいので避けましょう。

めん類

そば、うどん、スパゲティなどのめんは3～5cm長さに切り、やわらかくゆでる

すすりあげて食べると勢いがつき、めんやつゆが気管に入って誤嚥しやすくなります。すすらなくても食べられるように、めん類はあらかじめ3～5cm長さに切ってからゆでましょう。ゆで時間を長くしてやわらかくすると、かんだり、飲み込んだりが容易になります。

つゆやめんにとろみをつけたりあんかけなどにする

めんつゆに水溶き片栗粉を加えてとろみをつけると、つゆでむせにくくなります。また、そばにとろろをかけてあえたり、あんかけラーメンにしたり、大根おろしであえた和風スパゲティにしたりすると、口の中でまとまりやすくなります。

アドバイス
インスタントめん

インスタントラーメン……ちぢれめんの場合、口の中でまとまりやすいので、めんを切らなくてもOK。

カップラーメン……熱湯を入れて表示時間よりも長めにしてめんをふやかすと、やわらかくなり、かみやすくなります。

●もちの代わりに「なんちゃってもち」●

もちは、かみにくいうえに、のどに詰まらせる危険があるので、避けましょう。

もちの代わりに白玉粉とじゃがいもで作る「なんちゃってもち」は、見た目も味わいも、もちに似ているのでおすすめです。

●なんちゃってもちの作り方

材料（団子8個分）
白玉粉……40g
じゃがいも（皮むき）……40g
水……小さじ1～大さじ1

1. じゃがいもは沸騰湯でゆでて、熱いうちにつぶして粗熱を取る。
2. ボウルに1と白玉粉を混ぜ、水を少しずつ加えながら練り混ぜ、耳たぶくらいのやわらかさにする。8等分にして丸めて平らに整える。
3. 鍋に湯を沸かし、2をゆでて浮いてきたらさらに1～2分ゆで、冷水にとって水けをきる。

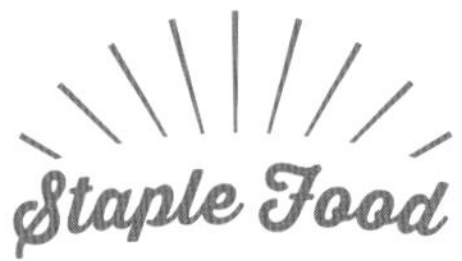

主食

主食に含まれる糖質は、体の重要なエネルギー源。ごはん、パン、
めんを使った料理も、かみやすく、むせにくくする工夫をしておいしく食べましょう。

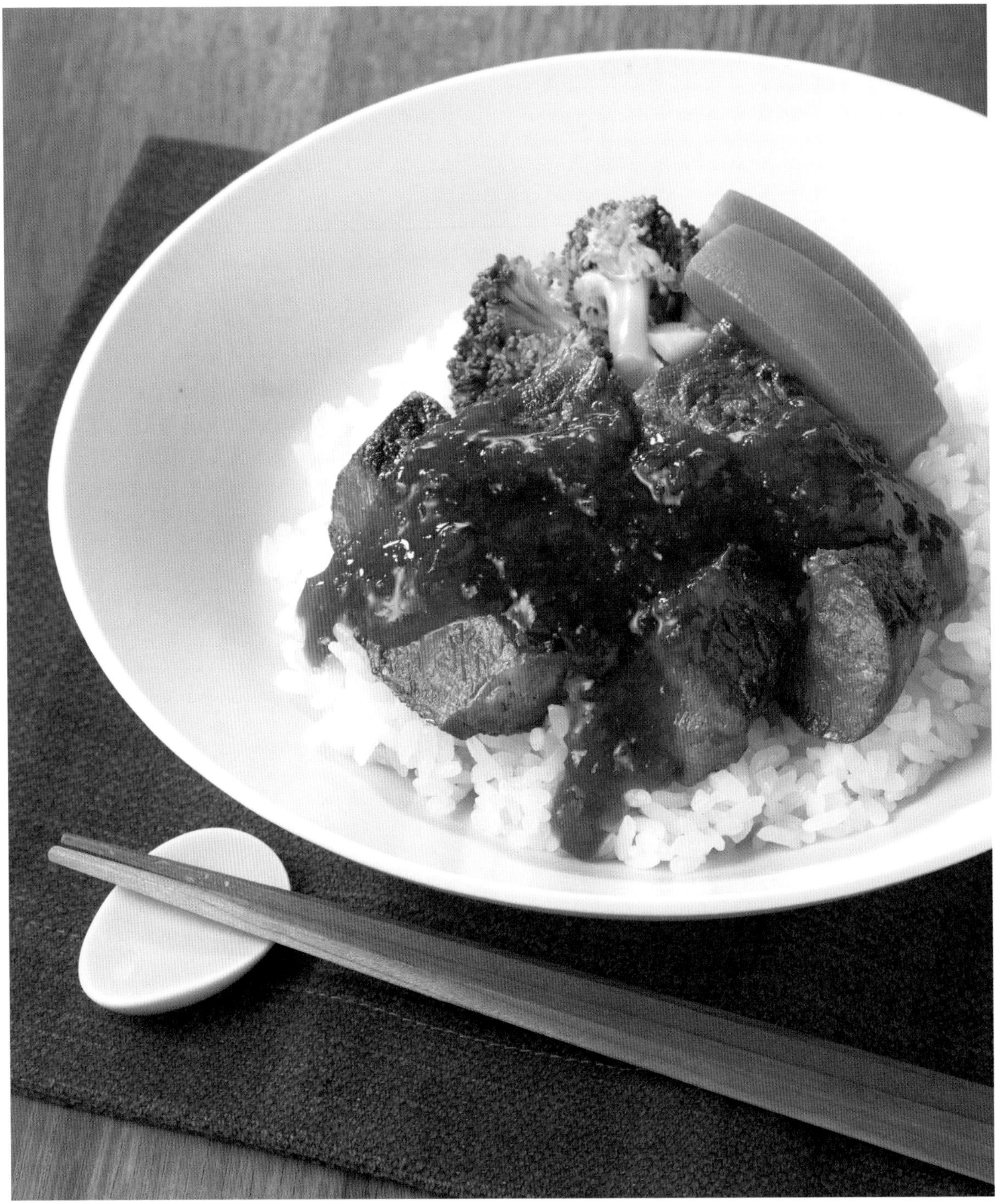

むせやすい人➡ おすすめ　かみにくい人➡ 気をつけて

肉の繊維を断ち切ってやわらかく

ステーキ丼

1人分
エネルギー
581
kcal
たんぱく質
25.2
g
食塩相当量
3.2
g

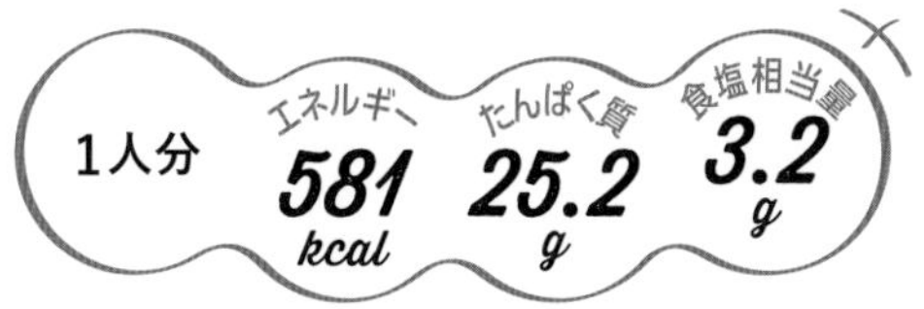

材料（1人分）

牛肉（ステーキ用赤身）……100～150g
塩・こしょう……各適量
おろしにんにく……小さじ1
サラダ油……適量
にんじん（皮むき・約1cm幅の棒状・冷凍でも）……20g
ブロッコリー（冷凍でも）……2房（20g）
大根おろし入り焼肉のたれ（市販）……大さじ2～3
水溶き片栗粉……小さじ2
ごはん……丼1杯分（220g）

作り方

1 牛肉は赤身と脂身の間に切り込みを入れ、赤身部分の繊維は包丁の先で切り（27ページ参照）、塩・こしょうをしておろしにんにくをすりこむ。

2 フライパンに油を強火で熱し、1を入れて片面を強火で約1分、弱火で約1分焼いたら、裏返して強火で約30秒、弱火で1分半から2分焼く（ミディアムレア）。

3 2を約1.5cm幅に切る。

4 にんじん、ブロッコリーはぬらしたキッチンペーパーに包み、電子レンジ（600W）で約1分加熱する。

5 耐熱の器に大根おろし入り焼肉のたれを入れ、水溶き片栗粉を加えて混ぜ、電子レンジ（600W）で30秒ほど加熱する。

6 丼にごはんを盛り、3の牛肉に4の野菜を添え、5のたれをかける。

ポイント&アドバイス

- 赤身のステーキ肉は、筋や繊維を断つように切ると、食べやすくなる。面倒なときは、精肉店であらかじめ処理してもらうとよい。
- 肉は、おろししょうが（おろしにんにくでも）をすり込み、しばらくおくとやわらかくなる。市販のおろししょうがのチューブを使うと便利。
- 肉は弾力があるので、ここでは大根おろしのとろみを利用。ある程度の厚みがあるステーキ肉でも、よく筋切りしていればかみやすい。さらに、1.5cm角のサイコロ状に切ると、より食べやすくなる。
- たれに、とろみをつけると口の中でまとまりやすい。
- つけ合わせの野菜は、冷凍野菜を使ってもよい。

むせやすい人➡おすすめ　かみにくい人➡おすすめ

レトルトカレーを使えば簡単!

焼きカレー

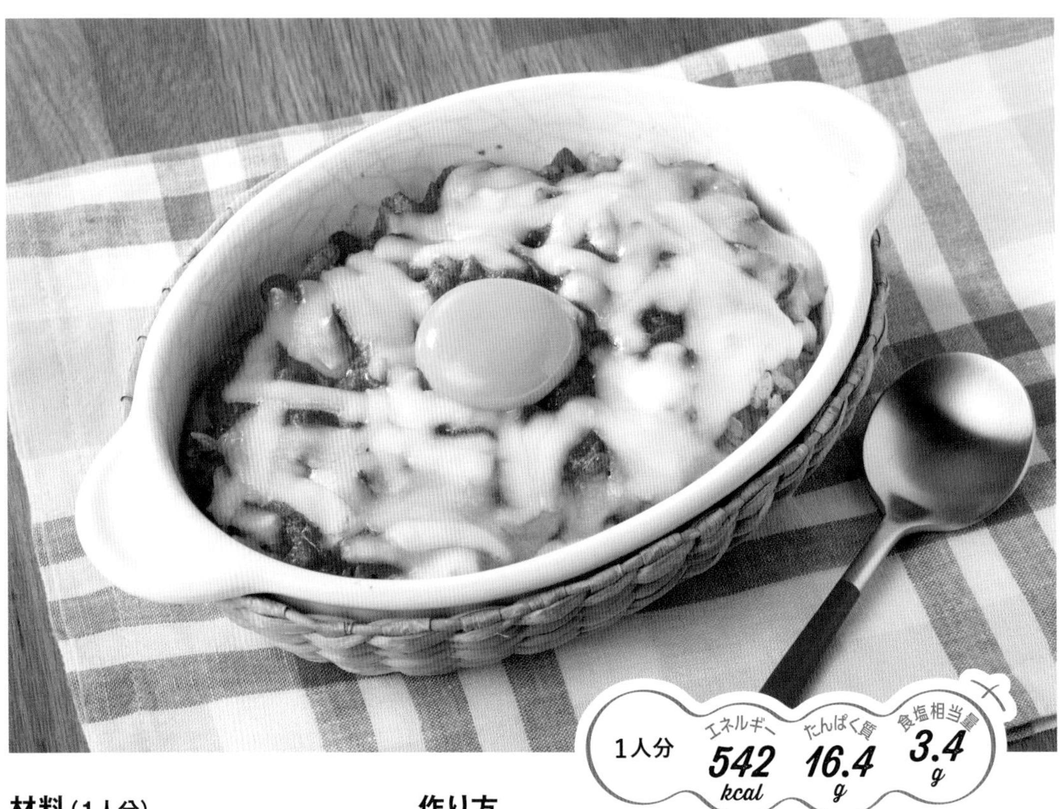

1人分　エネルギー 542 kcal　たんぱく質 16.4 g　食塩相当量 3.4 g

材料（1人分）

レトルトカレー（市販）
……1袋（180g）
ごはん……150g
ピザ用チーズ……30g
卵黄……1個分

作り方

1 グラタン皿にレトルトカレー、ごはんを入れて混ぜ合わせる。

2 1にピザ用チーズをのせ、オーブントースターで約5分焼く。

3 2の真ん中をスプーンでくぼませ、卵黄を落とす。

ポイント&アドバイス

- レトルトカレーの具が大きくて食べにくそうな場合は、スプーンやナイフなどで食べやすい大きさに切る。または、あらかじめ具が小さいレトルトカレーを選ぶ。もちろん、手作りカレーでもOK。
- カレーライスはとろりとして食べやすい料理だが、溶けるチーズを加えて焼くことで、味の変化が楽しめるほか、口の中でまとまりやすくなる。
- 卵黄をくずしながら食べることで、とろみが増して食べやすくなる。

むせやすい人➡ おすすめ　かみにくい人➡ おすすめ

焼きそばを食べやすくお好み焼き風に

焼きそばチヂミ

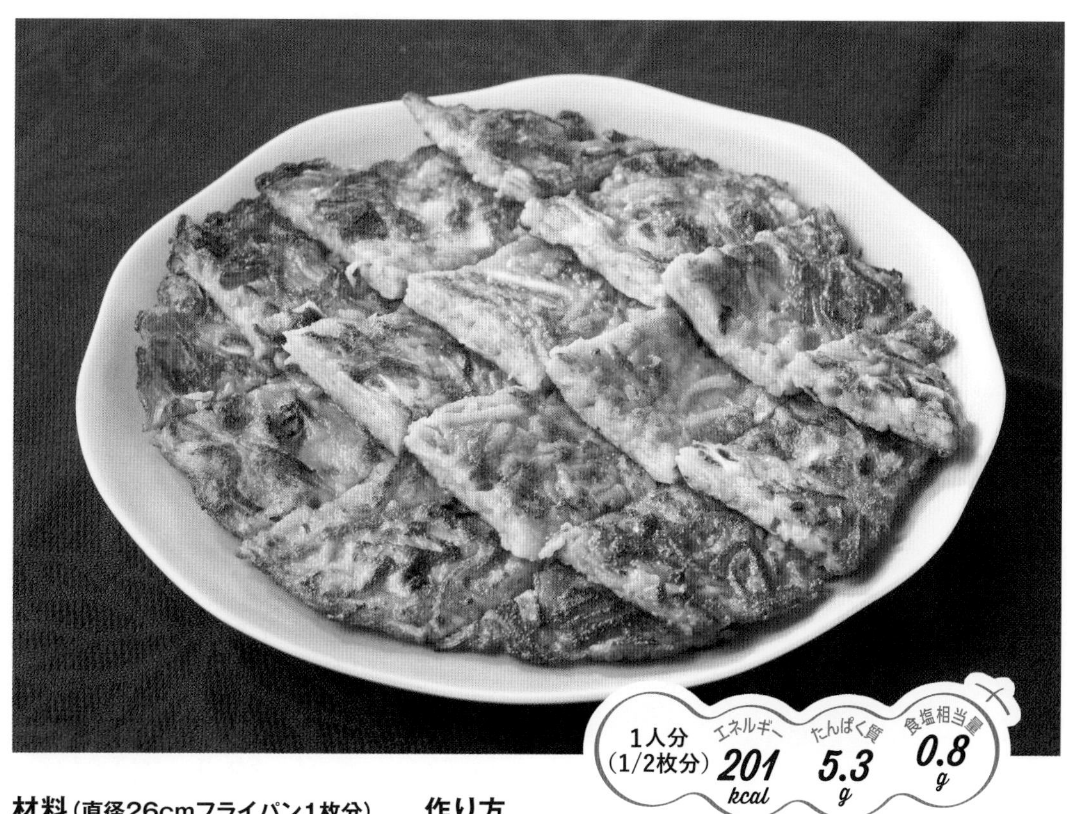

1人分(1/2枚分)　エネルギー 201kcal　たんぱく質 5.3g　食塩相当量 0.8g

材料(直径26cmフライパン1枚分)

中華めん(蒸し)……1袋(150g)
紅しょうが……適量
A 小麦粉……小さじ1
　水……1/2カップ
　和風顆粒だし……小さじ1/2
長いも(すりおろし)……50g
ごま油……適量

作り方

1 中華めん、紅しょうがは粗く刻む。

2 ボウルにAを入れて混ぜ、1と長いものすりおろしを加えてよく混ぜる。

3 フライパンにごま油を中火で熱し、2を流し入れて薄く広げて焼く。底面がカリッとしたらごま油を少し入れて裏返し、フライ返しで押し付けるように焼く。食べやすい大きさに切って器に盛る。

ポイント&アドバイス

- 焼きそばも、粗く刻んでチヂミの具材にすれば食べやすくなる。
- 市販のチヂミ粉、お好み焼き粉を使ってもよい。
- ベースの生地にとろろを入れると、ふっくらでやわらかく仕上がる。
- あんかけのたれやウスターソースなどにつけて食べると、さらに飲み込みやすくなる。

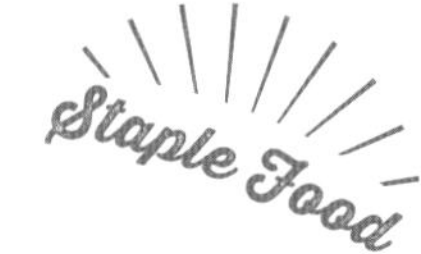

むせやすい人➡おすすめ　かみにくい人➡おすすめ

短いパスタ&とろみおろしがからみ合う

冷製しらすおろしスパゲティ

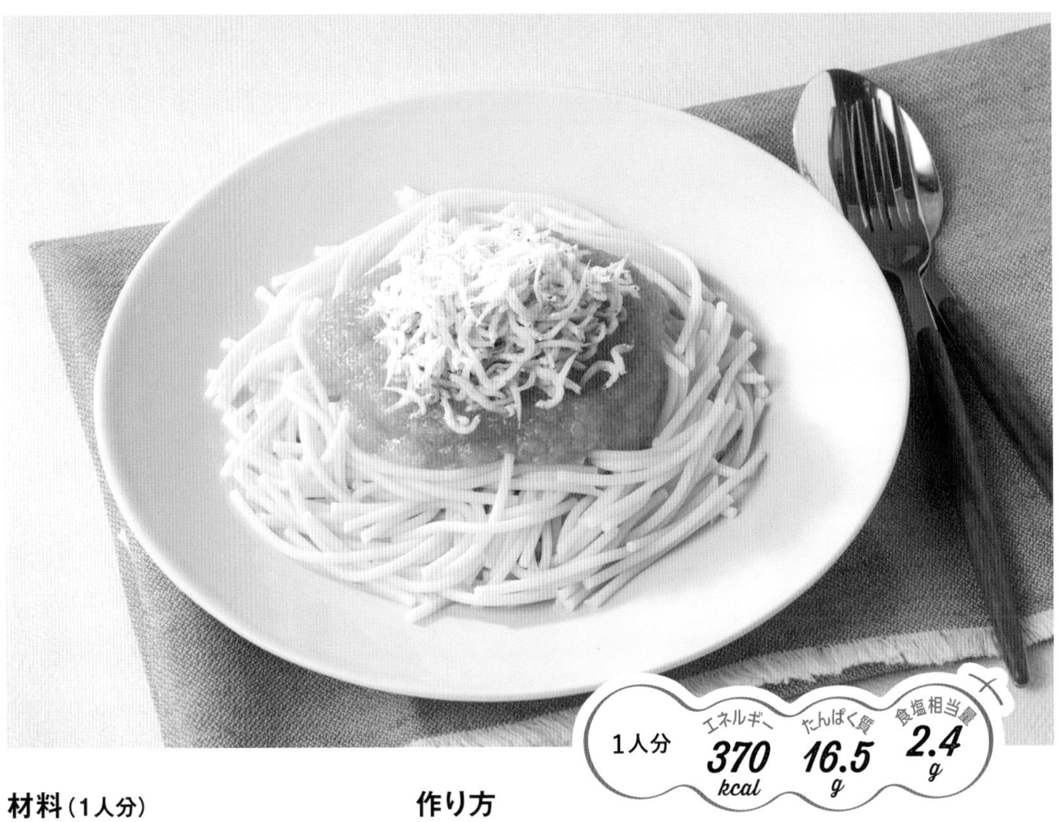

1人分　エネルギー 370 kcal　たんぱく質 16.5 g　食塩相当量 2.4 g

材料（1人分）

スパゲティ（1.6㎜）
……80g（1束弱）
塩……少量
しらす（ゆで）……30g
ソース
- 大根おろし……1/2カップ
- 水溶き片栗粉……大さじ2
- めんつゆ（2倍濃縮）……大さじ1

作り方

1 スパゲティは5㎝長さに切る。
2 たっぷりの沸騰湯に塩を入れて1を加え、表示より長めにゆでたら、ざるにあげる。
3 耐熱ボウルに大根おろしと水溶き片栗粉を入れて混ぜ、ラップをかけて電子レンジ（600W）で30秒加熱してめんつゆを加え混ぜ、冷やす。
4 器に2のスパゲティを盛り、3としらすをのせる。

ポイント&アドバイス

- スパゲティは、すすらなくてもいいように5cmほどの長さにし、やわらかくゆでる。
- 大根おろしに水溶き片栗粉を加えて混ぜることでとろみが出るので、口の中でまとまりやすく飲み込みやすくなる。
- ゆでしらすはやわらかいうえ、とろみのあるおろしと混ぜ合わせることで、さらに食べやすくなる。食べるときはめんとよく混ぜ合わせて。
- 鍋でスパゲティをゆでるのが面倒な場合、スパゲティと水を入れて電子レンジで加熱するだけでできる専用容器が数百円で買い求められるので、使うと便利（右写真）。

むせやすい人➡ 気をつけて　かみにくい人➡ おすすめ

具とつゆにとろみをつけて

けんちんうどん

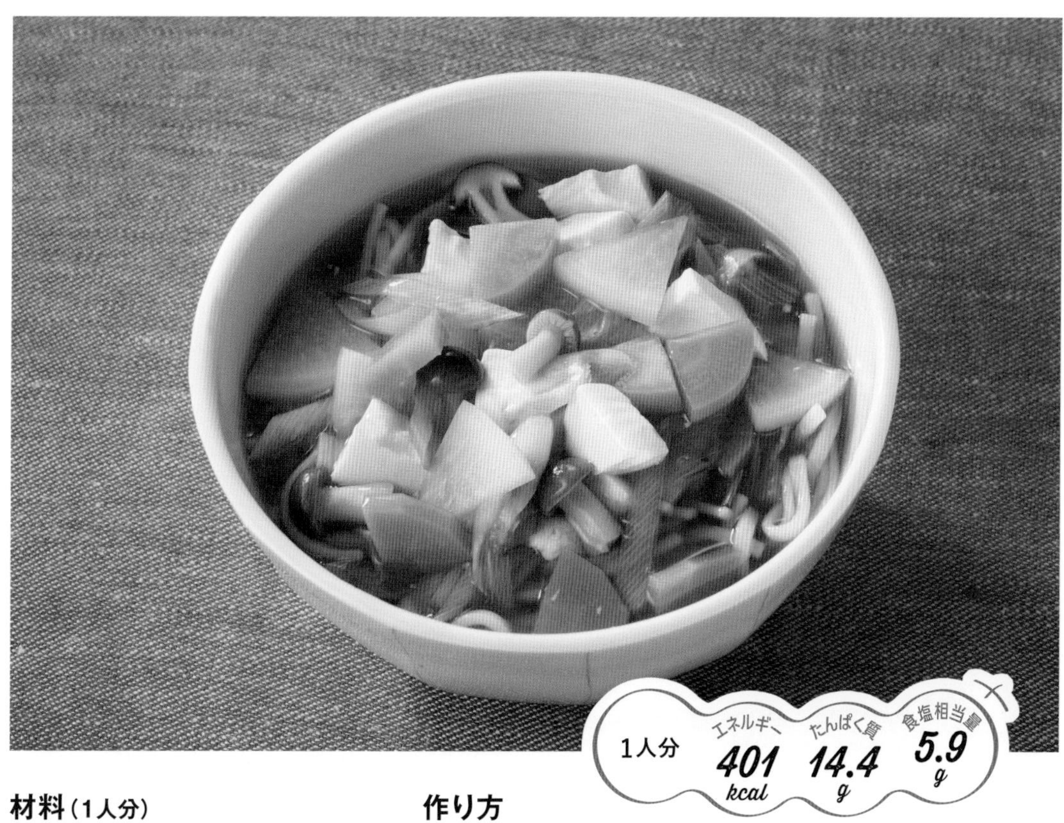

1人分　エネルギー 401kcal　たんぱく質 14.4g　食塩相当量 5.9g

材料（1人分）

うどん（乾めん）…… 80g
豆腐 …… 1/4丁（75g）
大根 …… 25g
にんじん …… 20g
しめじ …… 1/4パック
長ねぎ …… 10cm長さ
めんつゆ（ストレート）…… 3/4カップ
水溶き片栗粉 …… 大さじ2

作り方

1. うどんは約5cm長さに切る。沸騰湯でうどんを表示より長めにゆで、湯をきる。
2. 大根、にんじんは皮をむいていちょう切り、長ねぎは斜め薄切りにする。しめじは石づきを取って、食べやすい大きさに切る。
3. 鍋にめんつゆを入れて弱火にし、大根、にんじんを入れてやわらかく煮る。ねぎ、しめじを加え、豆腐をちぎり入れる。煮立ったら水溶き片栗粉を加える。
4. 器に1のうどんを入れて3をかける。

ポイント&アドバイス

- うどんは乾めんではなく、ゆでうどん（1玉）を切って使うとより時短。
- しめじは、しいたけよりもかみやすく、食べやすくおすすめ。
- 水溶き片栗粉で全体にとろみをつける。
- むせやすい人は、汁と具を一度にたくさん口に入れない。

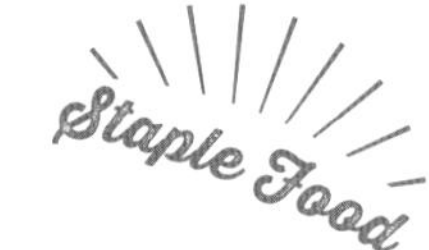

むせやすい人➡ 気をつけて　かみにくい人➡ おすすめ

ちぢれめんは切らなくてもOK

あんかけ坦々めん

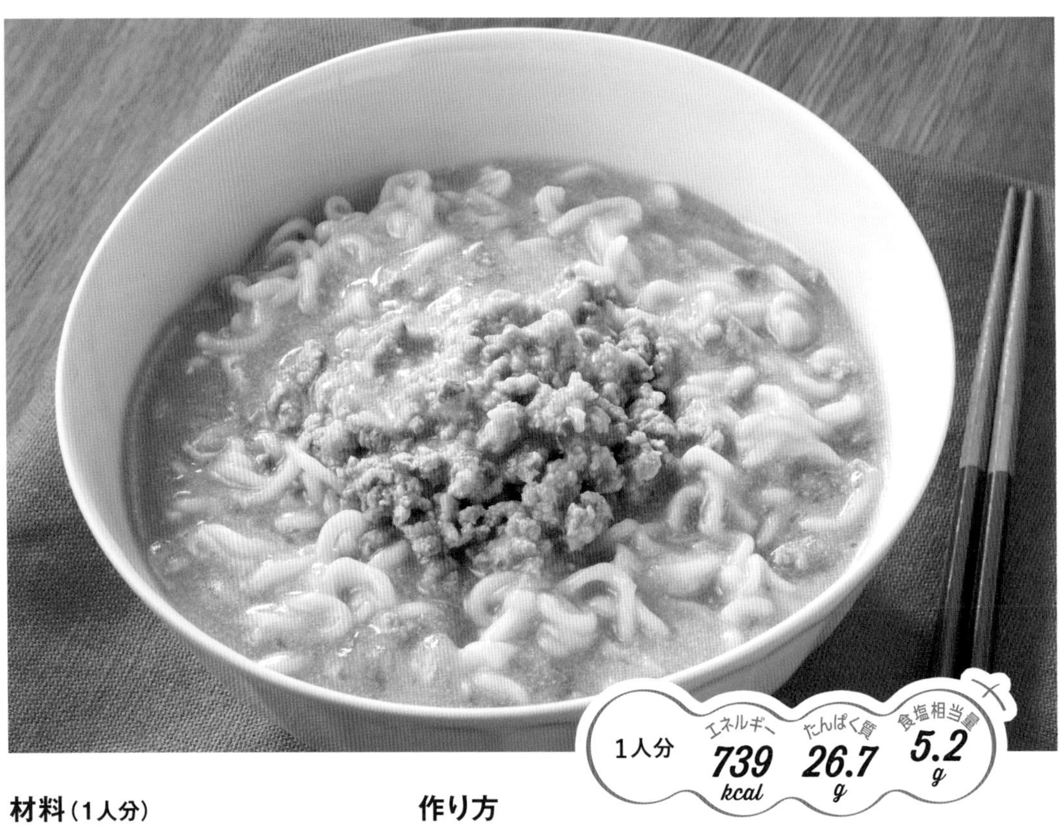

1人分　エネルギー 739 kcal　たんぱく質 26.7 g　食塩相当量 5.2 g

材料（1人分）

豚ひき肉 …… 80g
しょうが・にんにく（みじん切り）
…… 各小さじ1/2
ごま油 …… 小さじ1
豆板醤 …… 小さじ1/3
水 …… 2と1/2カップ
インスタントラーメン
（みそ味・乾めん）…… 1袋
豆乳 …… 1/2カップ
ねりごま …… 小さじ1
水溶き片栗粉 …… 大さじ1

作り方

1 鍋にごま油を弱火で熱し、しょうが、にんにくを入れたら、ひき肉、豆板醤を加えて炒める。

2 1に分量の水を加え、めんを入れてラーメンの袋に表示されている時間どおりにゆでる。

3 ラーメンに添付されているスープ、豆乳、ねりごまを加えて混ぜ合わせ、ひと煮立ちさせたら、水溶き片栗粉を回し入れてざっくりと混ぜ、器に盛る。

*汁は飲み干さず半分残す。栄養成分値は汁を半分残した場合の数値。

ポイント&アドバイス

○ インスタントラーメンのちぢれめんは、細かく切らなくても、ちぢれているので口の中でまとまりやすい。ただしむせやすい人は、5cm ほどの長さに切る。

○ あんかけにすることで、飲み込みやすくなる。

○ ひとつの鍋で完成するが、具材とめんと別々の鍋で作って、それぞれ水溶き片栗粉でとろみを加え、めんの上に具材をのせると見た目よく仕上がる。

むせやすい人➡ おすすめ　かみにくい人➡ おすすめ

最初に卵とごはんを混ぜるのがコツ

卵がゆ

1人分
エネルギー
244
kcal
たんぱく質
8.6
g
食塩相当量
1.9
g

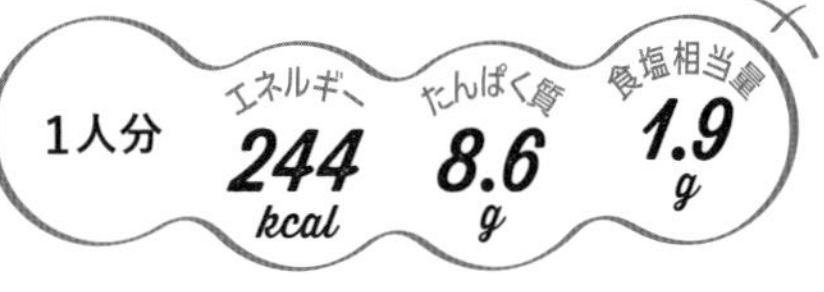

材料（1人分）

ごはん
　……茶わん小盛り1杯分（100g）
卵……1個
A「固形コンソメ……1個
　L水……2と1/2カップ
パセリ（みじん切り）……小さじ1

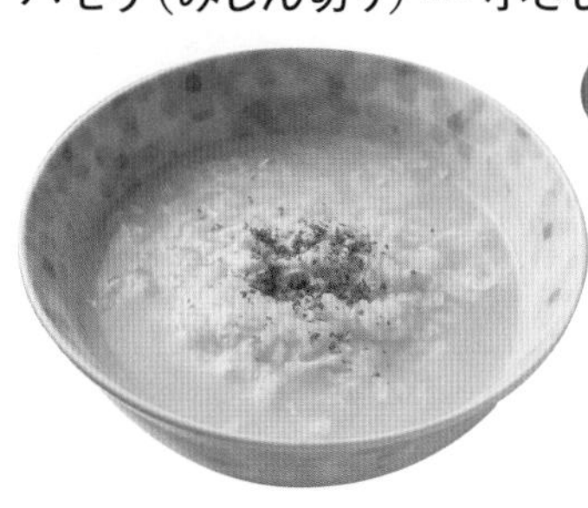

作り方

1 ボウルに卵を溶きほぐし、ごはんを加えて混ぜ合わせる。

2 鍋にAを入れて煮立て、1を加えてひと煮立ちしたらふたをして火を消し、30秒ほど蒸らす。

3 2を器に盛りつけ、パセリを散らす。

ポイント＆アドバイス

- 通常のおかゆは、液体の中に米粒があってむせやすいが、最初にごはんと卵を混ぜ合わせてから煮ると、卵が均一になって飲み込みやすくなる。
- パセリのみじん切りがむせる場合は、食べるとき卵がゆに混ぜると安全。市販のベビーフードの裏ごしほうれん草で彩を添えても。

むせやすい人➡ 気をつけて　かみにくい人➡ おすすめ

とろろで飲み込みやすく

麦とろ飯

1人分
エネルギー
319
kcal
たんぱく質
7.0
g
食塩相当量
0.4
g

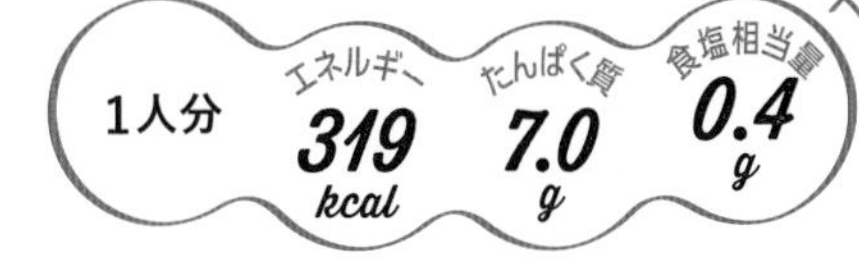

材料（1人分）

麦飯*……茶わん1杯分（150g）
やまといも……100g
A「だし汁……1/4カップ
　Lみそ……小さじ1/2
うずらの卵黄……1個分
もみ海苔……適量

*市販のレトルトパック1個をレンジで温める（1人分）。または、米1合に押し麦を大さじ2加え、炊飯器で炊く（2〜3人分）。

作り方

1 山いもは持ち手部分を残して皮をむき、すり鉢（またはおろし器）ですりおろす。

2 ボウルにAを入れて合わせ、1に少しずつ加えて溶きのばす。

3 器に麦飯を盛って2をかけ、中央にうずらの卵黄をのせ、もみ海苔を散らす。

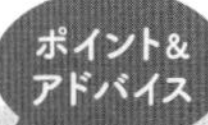

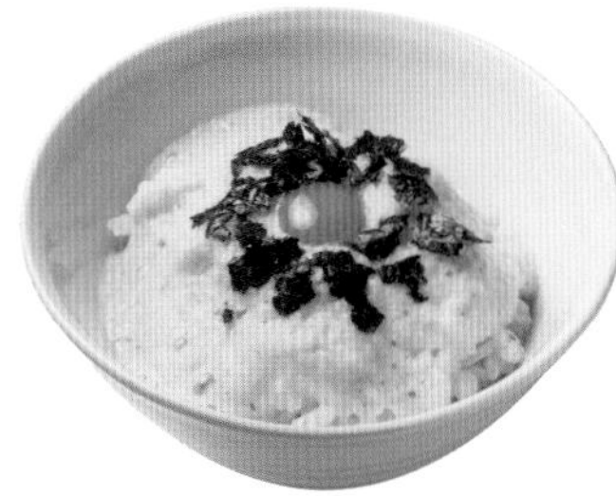

- とろろは、なめらかで飲み込みやすいので、やわらかいものしか食べられない人にもおすすめ。食べるときは、よく混ぜる。
- 乾いた海苔は、上あごにはりついて誤嚥の原因となることがあるので、細かく切ってとろろに混ぜ込んで食べるようにすると安全。
- やまといもはまとめてすり鉢ですりおろし、1回分ずつ冷凍保存すると便利（市販品もあり）。おろし金ですると変色することがある。

むせやすい人➡ おすすめ　かみにくい人➡ おすすめ

食べやすいカキを使って

カキ雑炊

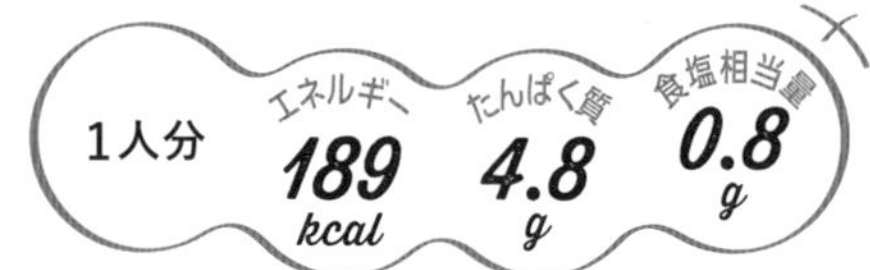

材料（1人分）

ごはん
……茶わん小盛り1杯分（100g）
カキ……小3個
だし汁……1と1/2カップ
三つ葉（1cm長さ）……2本

作り方

1 カキは塩水で洗って水けをきる。三つ葉は根を切り、1cm長さに切る。

2 鍋にだし汁を入れて強火で煮立て、ごはんを入れる。

3 2にカキを加え、汁にとろみが出たら火を消す。器に盛り、三つ葉をのせる。

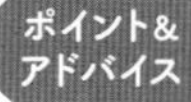

- カキは塩水で洗うことで、加熱しても縮まず、ふっくらとやわらかくなる。
- カキの周囲のひだが食べにくい場合は、ひだの部分を切る（28ページ参照）。
- 汁が多めで「むせ」が心配されるときは、水溶き片栗粉でとろみをつける。

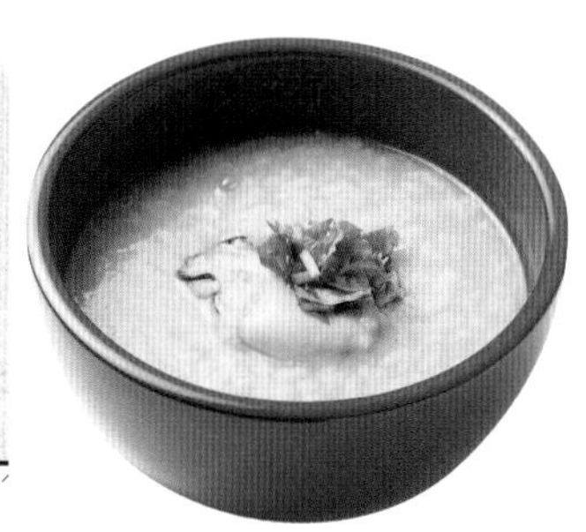

むせやすい人➡ 気をつけて　かみにくい人➡ おすすめ

そばは短く切るとむせにくい

天ぷらそば

1人分　エネルギー 508 kcal　たんぱく質 16.2 g　食塩相当量 3.1 g

材料（作りやすい分量・2人分）

そば（乾めん）……160g
キス（背開きされたもの）
……2尾
桜エビ……大さじ1
玉ねぎ……40g
三つ葉……4本
衣
- 卵白……1個分
- 小麦粉……1/4カップ
- 冷水……1/3カップ

A
- だし汁……1カップ
- しょうゆ……大さじ2
- みりん……大さじ1と1/3

作り方

1 桜エビはみじん切り、玉ねぎは1cm四方、三つ葉は1cm長さに切る。

2 ボウルに卵白を入れ、かために泡立てる。別のボウルに小麦粉と冷水を入れて混ぜ、泡立てた卵白を加えてさっくり混ぜ合わせる（衣）。

3 鍋に油（分量外）を入れて中温（170～180°C）にする。2の衣をくぐらせたキスを入れて鍋で揚げる。同様に、1を衣とよくあえてから鍋に入れてかき揚げにする。

4 そばは4cm長さに切る。沸騰湯で好みのかたさにゆでたら、湯切りして器に盛る。別の鍋にAを入れて中火で煮立てる。

5 そばにつゆを注いで天ぷらをのせる。

ポイント&アドバイス

- 天ぷらは衣がつゆを吸ってトロンとなるので、むせにくくなる。
- 天ぷらの衣を汁に十分吸わせる。
- そばを短くしてもむせるときは、つゆにとろみ剤を入れるとよい。
- そばは短く切れば、すする必要がなくなり、むせにくくなる。

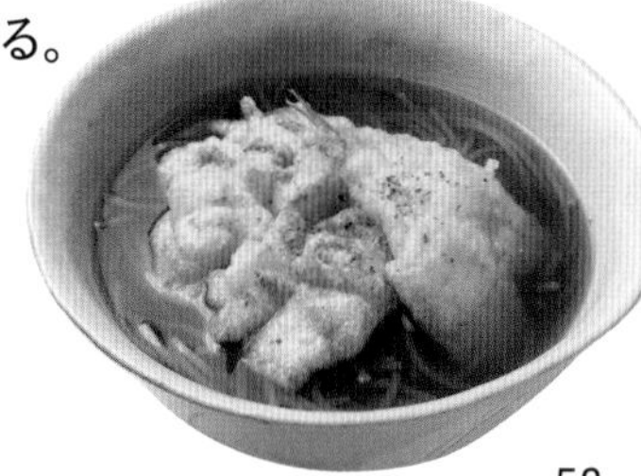

むせやすい人➡ 気をつけて　かみにくい人➡ 気をつけて

野菜はしっかり火を通す

五目あんかけ丼

1人分　エネルギー 470kcal　たんぱく質 12.2g　食塩相当量 1.9g

材料（1人分）

ごはん …… 茶わん1杯分（150g）

五目あん
- 豚もも薄切り肉 …… 1枚（30g）
- 塩・酒 …… 各少量
- 片栗粉 …… 適量
- エビ …… 小2尾（20g）
- 酒・片栗粉 …… 各小さじ1
- キャベツ …… 小1枚（50g）
- にんじん …… 15g
- しいたけ …… 1枚

サラダ油 …… 大さじ1

A
- 水 …… 1/4カップ
- 中華だしの素 …… 小さじ1/6
- 砂糖・ごま油・塩 …… 各少量
- しょうゆ …… 小さじ1/4

水溶き片栗粉 …… 大さじ1/2

作り方

1 豚肉は4cm四方に切って塩と酒をふって片栗粉を薄くまぶす。沸騰湯で肉の色が変わるまでゆでる。エビは頭と背わたを取って包丁の腹でつぶし、酒と片栗粉をまぶし、沸騰湯でさっとゆでる。

2 キャベツは1cm幅の3cm長さに、にんじんは皮をむいて1cm幅3cm長さの薄切りにする。しいたけは軸を除いて薄切りにする。

3 フライパンに油を強火で熱し、1と2を加えて炒め合わせる。全体に油がなじんだらAを加えて煮立たせ、水溶き片栗粉を回し入れてざっくり混ぜ、とろみがついたら火を止める。

4 器にごはんを盛り、3をかける。

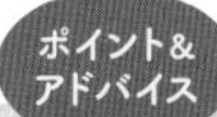

- エビは、さらに細かく刻んでごはんと混ぜれば食べやすくなる。
- 五目あんは、市販の具（レトルト）を刻んでかけても。

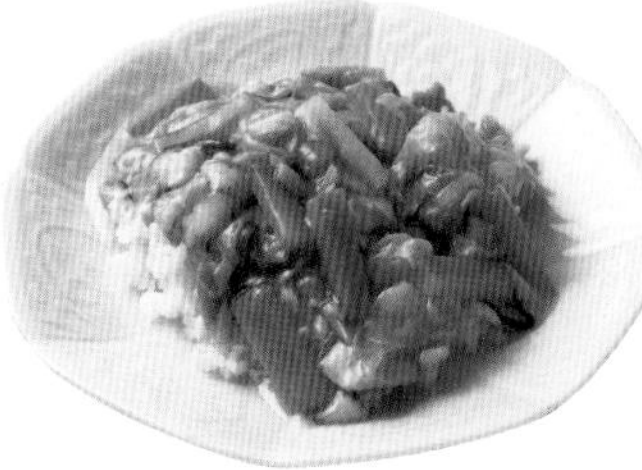

むせやすい人➡ 気をつけて　かみにくい人➡ 気をつけて

白玉粉＆じゃがいもで作る「もち」の食感

磯辺もち

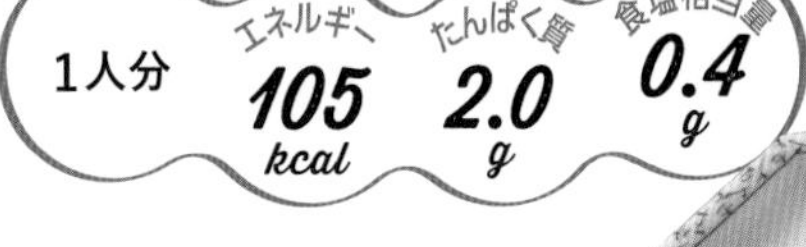

材料（1人分）

白玉粉 …… 20g
じゃがいも …… 20g
油 …… 少量
焼き海苔 …… 全型1/2枚
しょうゆ …… 適量

ポイント&アドバイス

- 白玉粉とじゃがいもで作る「もち」もどきは、もちの食感が楽しめるほか、かみやすく飲み込みやすい。
- 焼き海苔がかみ切りにくいときは、細かくちぎってもちにまぶす。またはからみもちにする。

作り方

1 じゃがいもは皮をむき、耐熱ボウルに入れてラップをかけ、電子レンジ（600W）で40秒加熱し、フォークなどでなめらかになるまでつぶす。

2 ボウルに1と白玉粉を入れ、水（分量外）を少量ずつ加えながら練り混ぜ、耳たぶくらいのかたさになったら3等分する。それぞれを厚さ1cm程度の長方形に整え、沸騰湯でゆで、水けをきる。

3 フライパンに油を薄くひいて中火で、2を両面焼く。

4 3にしょうゆを塗って焼き海苔を巻き、器に盛る。

むせやすい人➡ おすすめ　かみにくい人➡ おすすめ

うどんは切って食べやすく

小田巻き蒸し

1人分　エネルギー 134 kcal　たんぱく質 5.7 g　食塩相当量 1.5 g

材料（1人分）

ゆでうどん……1/3玉（70g）
にんじん（皮むき）……10g
しいたけ……1枚
ほうれん草（葉のみ）……1枚分
卵液
- 溶き卵……1/2個分
- だし汁……1/2カップ強
- 薄口しょうゆ……小さじ1/3
- 塩……少量

A
- だし汁……1/4カップ
- 薄口しょうゆ……小さじ1/2
- 塩……少量　みりん……少量

水溶き片栗粉……小さじ2

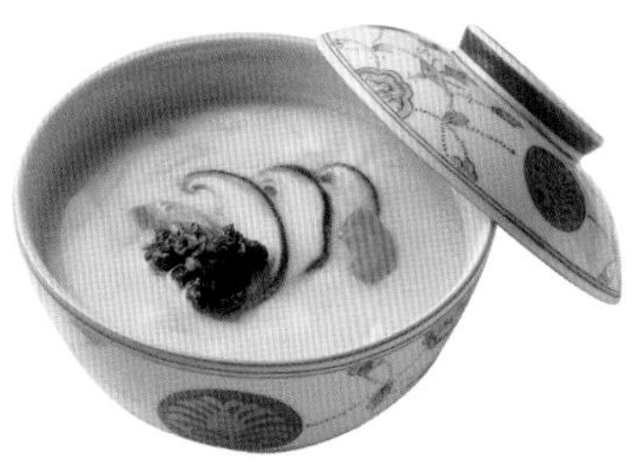

作り方

1 うどんは5㎝長さに切る。にんじんは薄切り、しいたけは軸を除いて3㎜厚さに切り、耐熱皿に入れてラップをかけ、電子レンジ（600W）で1分ほど加熱する。ほうれん草は沸騰湯でさっとゆで、みじん切りにする。

2 卵液を混ぜ合わせる。耐熱の器に1を入れ、卵液を注ぎ、ラップをかけて電子レンジ弱または解凍モード（200～300W）で5～6分加熱する。卵液がゆるい場合は1分ほど追加加熱する。

3 鍋にAを入れて中火で煮立て、水溶き片栗粉を入れてとろみがついたら、2にかける。

ポイント&アドバイス

- うどんは5cm ほどの長さに切ると、箸でももちやすく、スプーンにものせやすいので食べやすくなる。
- しいたけは3㎜厚さでも食べにくいときは、みじん切りにし、蒸した卵液とよく混ぜて食べる。それでも口に残るときは、しめじかまいたけにするとかみやすくなる。

むせやすい人➡ おすすめ　かみにくい人➡ おすすめ

牛乳と卵の液に浸してから焼く

フレンチトースト

1人分　エネルギー 320 kcal　たんぱく質 12.7 g　食塩相当量 0.8 g

材料（1人分）

食パン（8枚切り）……1枚
A
- 卵……1個
- 牛乳……2/3カップ
- 砂糖……大さじ1/2

バター……大さじ1/2
はちみつ・シナモンパウダー……各適宜

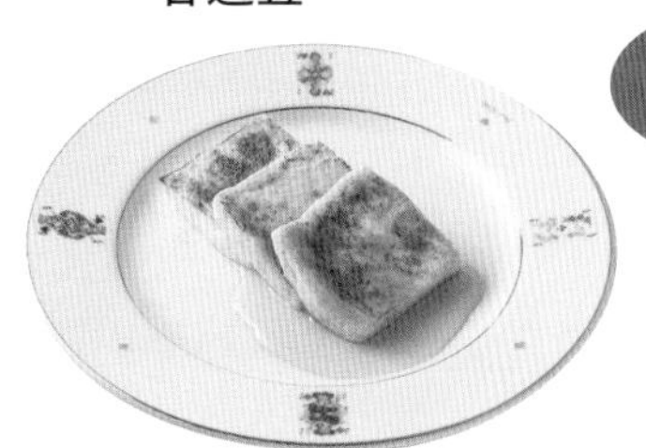

作り方

1 食パンは耳を切って4等分にする。ボウルにAを入れて混ぜ合わせ、パンを浸す。両面を返しながらパン全体にAの液を全て吸わせる。

2 フライパンを熱してバターを溶かし、中火で1を焼き色がつくまで両面焼く。

3 2を皿に盛り、はちみつとシナモンパウダーをかける。

ポイント&アドバイス

- 食パンはパサパサして食べにくいが、牛乳と卵を合わせた液に浸すことで、しっとりして食べやすくなる。
- パンの耳が食べられる人は、耳を切らずに4等分してよい。

むせやすい人➡ 気をつけて　かみにくい人➡ 気をつけて

ホワイトソースに浸して食べるのがコツ

バタートースト

1人分　エネルギー 396 kcal　たんぱく質 8.5 g　食塩相当量 1.6 g

材料（1人分）

食パン（8枚切り）…… 1と1/2枚
バター …… 大さじ1と1/2
A
- バター …… 小さじ1
- 小麦粉 …… 小さじ1
- 牛乳 …… 1/2カップ
- 塩・こしょう …… 各少量

作り方

1. 食パンは耳を切り、オーブントースターで焼き色がつくまで焼き、バターを塗ったら縦5等分に切る。
2. 熱した鍋にAのバターを入れて溶かしたら、弱火にして小麦粉を加えて混ぜ、牛乳を少しずつ加えながら、木べらでよく混ぜ合わせる。なめらかになったら塩・こしょうを加えて味をととのえる（ホワイトソース）。
3. 1と2を器に盛り、パンを2につけていただく。

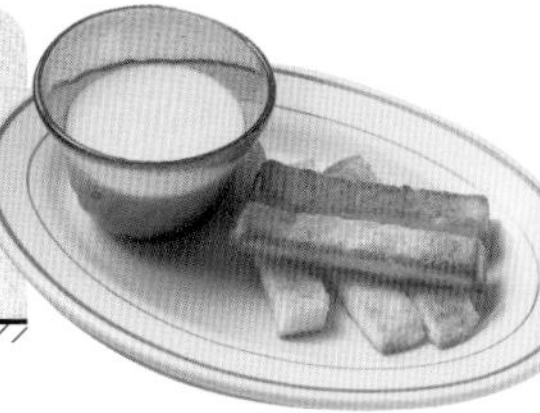

ポイント＆アドバイス

- トーストは、かんだときにパンのかけらを誤嚥することがあるが、ホワイトソースをつけて食べると、口の中でまとまり、むせにくくなる。
- パンをスティック状にして片手でソースをつけながら食べられるようにすると、片手が不自由な人でも食べやすい。

むせやすい人➡ 気をつけて　かみにくい人➡ おすすめ

やわらかく口でまとまりやすい

ラザニア

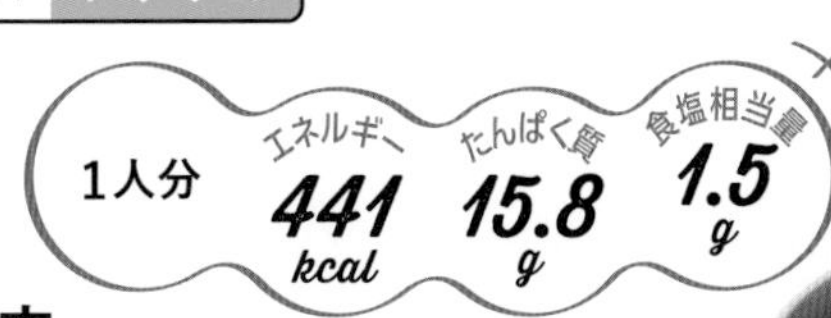

1人分　エネルギー 441 kcal　たんぱく質 15.8 g　食塩相当量 1.5 g

写真は2人分

材料（2人分）

ラザニア …… 2枚
溶けるスライスチーズ …… 1と1/2枚
牛ひき肉 …… 80g　ローリエ …… 1枚
サラダ油 …… 大さじ1/4
玉ねぎ …… 1/6個（40g）
トマト缶（ホール）…… 70g
トマトジュース（市販）…… 大さじ3
赤ワイン（あれば）…… 大さじ2
A
- パルメザンチーズ …… 大さじ2
- 生クリーム …… 大さじ1

ホワイトソース（市販）…… 1/2缶（140g）
バター …… 大さじ1
パセリ（みじん切り）…… 少量

作り方

1. ラザニアは2枚をそれぞれ8等分に切る。玉ねぎはすりおろす。
2. 鍋に油を強火で熱し、牛ひき肉とローリエを入れてよく炒める。トマトを入れてつぶし、すりおろし玉ねぎを加えて煮詰める。トマトジュースと赤ワインを加えて2～3分煮込み、Aとホワイトソースを加えて混ぜる。
3. 沸騰湯でラザニアを表示の時間よりも少し長くゆでる。
4. 耐熱皿にバターを薄く塗り、3を敷く。ローリエを除いた2をかけ、スライスチーズをのせてオーブントースターで約8分焼く。仕上げにパセリを散らす。

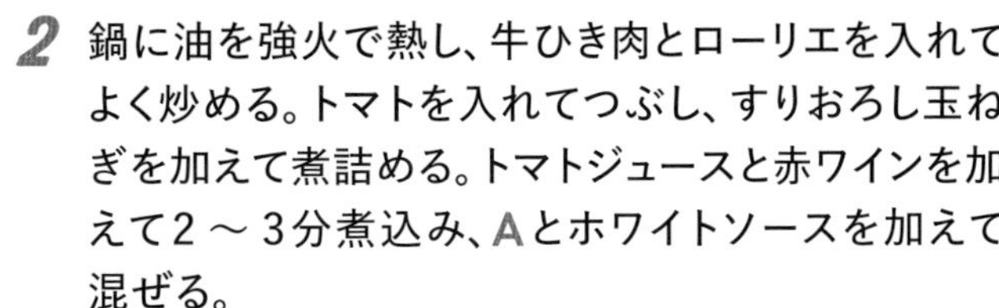

ポイント＆アドバイス

- ラザニアは表示時間よりも長くゆでると、かみやすく飲み込みやすくなる。
- 玉ねぎはみじん切りでもよいが、すりおろすことでかけらがなくなり、むせにくくなる。
- ホワイトソースとチーズを焼くことで、口の中でまとまりやすく、飲み込みやすくなる。

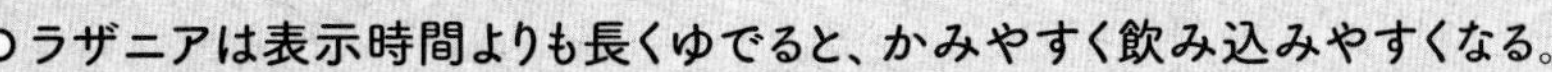

主菜のポイント

肉や魚は食べやすい部位や種類を選ぶ

主菜とは、肉、魚介類、卵、大豆・大豆製品、乳製品を使ったメインのおかずです。筋肉や骨、血液など体を構成する細胞の主成分となる良質なたんぱく質が豊富に含まれています。筋肉量の低下を防ぐためにも、主菜からたんぱく質をしっかりとること。1日に魚と肉は1対1の割合でとるように心がけましょう。

肉はやわらかい部位、魚は加熱しても身がしまらないものを選ぶほか、食べやすくする調理の工夫が必要です。また、卵や大豆製品、乳製品も食べやすくするためには、ひと工夫しましょう。

肉

豚肉の薄切り肉は、巻いて厚みをもたせたり、3cm四方に切ったりする

食べやすいのは、もも、ヒレ、ロースなどの部位です。しっかりかむ意識をもたせるためには、肉は3cm四方に切って調理したほうが食べやすくなります。薄い肉はかみ切りにくいですが、クルクル巻いて1cmくらい厚みをもたせて加熱すると、かみやすくなります。

鶏肉のから揚げは、肉に切り目を入れる

鶏肉は、加熱すると身がしまってパサつき、食べにくくなります。から揚げにするときは、かみ切りにくい皮を除き、鶏肉に細かい切り目を入れると、かみやすくなります。または、深い切り目を入れて酒をふり、揚げた後にあんをかけてとろみをつけると、飲み込みやすくなります。

牛肉はじっくり時間をかけて煮るとやわらかく食べやすい

牛肉は、じっくり煮込むとやわらかくなり、食べやすくなります。カレーやシチューなどの煮込み料理におすすめです。焼き肉にするときは、肉に細かく切り目を入れ、筋を切ります。飲み込みにくい場合は、おろしだれに水溶き片栗粉でとろみをつけると、飲み込みやすくなります。

気をつけて！

肉を小さく切り過ぎると、かえってかまずに、そのままの形で飲み込んで、のどに詰まらせたりすることがあるので要注意。

魚介類

焼き魚にするときは焼く直前に塩をふる

魚に塩をふって長時間おいたり、調味液に漬けすぎたりすると身がしまってかたくなることがあるので、焼き魚をするときは焼く直前に塩をふるとふっくらやわらかく仕上がります。

気をつけて！

魚は焼きすぎると、身がかたくなるので焼きすぎには注意しましょう。

ホイル焼きにするとしっとりする

アルミ箔に野菜と魚を包んで蒸し焼きにすると、食材の水分が閉じ込められて、しっとりやわらかく仕上がります。

煮魚は、煮汁を多めにし、煮汁にとろみをつける

煮汁が少ないとパサつくので、煮汁は多めに作り、煮汁に魚をからめて食べるようにすると食べやすくなります。飲み込みにくい場合は、煮汁に水溶き片栗粉を加えてとろみをつけたり、大根おろしを煮汁に加えたりすると食べやすくなります。

フライはソースをかけて衣をしっとりさせる

サクサクした衣が飲み込みにくい場合は、ソースをかけてしばらくおき、衣に染み込ませると食べやすくなります。カキフライの場合は、食べにくいひだや貝柱を切って除いてからフライにします。

卵

卵料理は半熟状に仕上げる

スクランブルエッグは、火を入れすぎるとかたくポロポロして食べにくくなるので、トロトロの半熟状に仕上げます。生クリームを入れて水分を増やしたり、とろけるチーズを加えたりすると、飲み込みやすくなります。

ゆで卵よりも温泉卵を使う

ゆで卵は、そのままだと飲み込みにくいので、細かく刻んでマヨネーズにあえてサラダに加えたりするとよいでしょう。また、温泉卵にして、ゆでた野菜などとからめると、とろみが加わり、食べやすくなります。

大豆製品

豆腐はつぶして食べたり、あんをかけたりする

豆腐はやわらかくかみやすいですが、かんだときにかたまりがくずれ、かけらができます。それが気管に入るとむせて誤嚥の原因になることがあるので、豆腐を食べるときは、器の中で豆腐をつぶして食べましょう。また、冷ややっこには、しょうゆに水溶き片栗粉を加えたあんをかけると、とろみがついて食べやすくなります。

納豆はひきわり納豆を選び、卵やとろろを加えるとさらに食べやすい

納豆は、刻むとかみやすくなります。市販のひきわり納豆でもOK。よく混ぜて粘りを出し、うずらの卵や鶏卵、とろろを加えると、さらに飲み込みやすくなります。

気をつけて！

いり豆腐の豆腐は、細かくすると誤嚥しやすいので、鍋の中で1～ 1.5cm角程度にくずしながら炒めましょう。

Main Dish

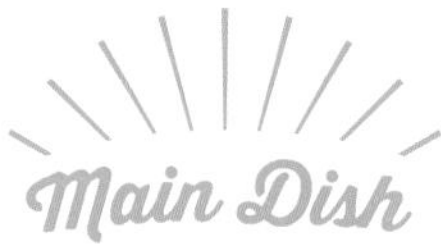

主菜

分厚くてかたい肉は食べられなくても、薄切り肉やひき肉を使うなど、工夫をすれば大丈夫。
まとまりにくい食材は、卵やソースを使うことで食塊（しょっかい）* を形成しやすくなります。

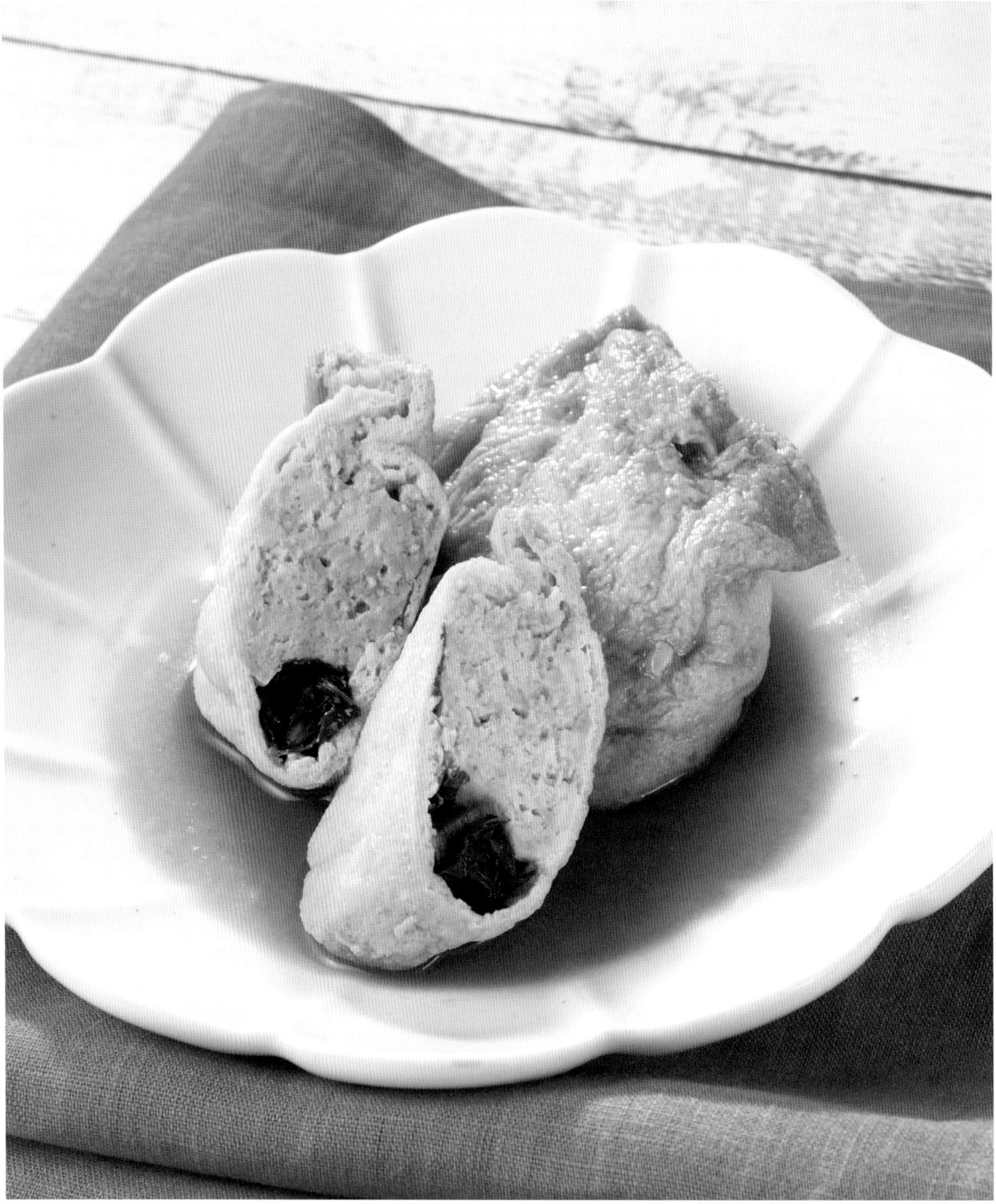

*食塊……食べ物をよくかんで小さくし、飲み込める状態にしたもの。

むせやすい人➡気をつけて　かみにくい人➡おすすめ

油揚げでひき肉を包んだ

ハンバーグの袋煮

1人分
エネルギー
322 kcal
たんぱく質
23.5 g
食塩相当量
2.0 g

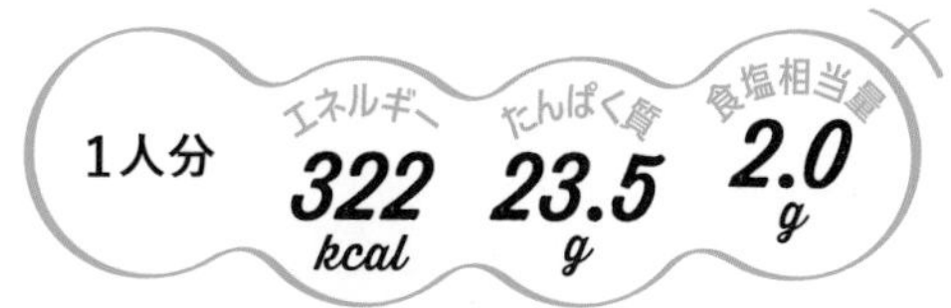

材料（1人分）

油揚げ……1枚
小松菜……2本（40g）
鶏ひき肉……100g
溶き卵……1/2個分
A すき焼きのたれ（市販）……大さじ2
A 水……1/2カップ

作り方

1 油揚げは半分に切る。
2 小松菜は1cm長さに切る。
3 口を広げた袋状の油揚げの中に2、ひき肉、溶き卵を入れ、つま楊枝で袋を閉じる。

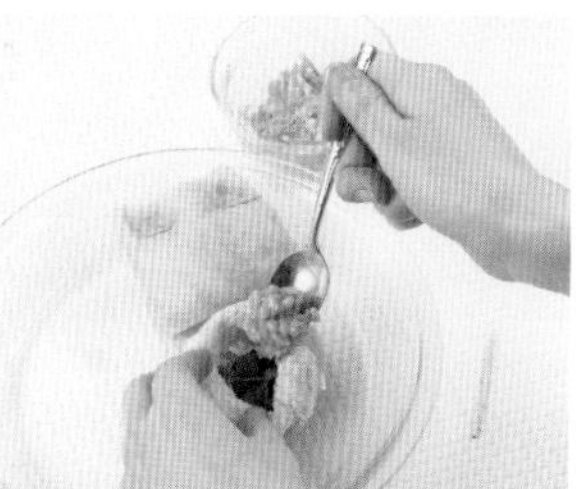

4 耐熱容器にAを合わせて3を入れ、ふんわりとラップをかけ、電子レンジ（600W）で2分ほど加熱する（足りないようなら追加加熱する）。
5 つま楊枝を取り、煮汁ごと盛り付ける。

ポイント&アドバイス

- ボロボロとまとまりにくいひき肉も、油揚げの中に入れて卵をつなぎにして加熱するとひとまとまりになる。さらに、たれと一緒に食べることで、口の中でもばらけず飲み込みやすい。
- やわらかく煮た油揚げは、かみ切りやすい。
- 油揚げにたれが染みているうえ、水分があるので食べやすい。ひき肉がボロッとしたら、たれによくからめて食べるとよい。
- 市販のハンバーグのお惣菜や、レトルトのハンバーグを使い、油揚げに入る大きさに切って入れてもよい。

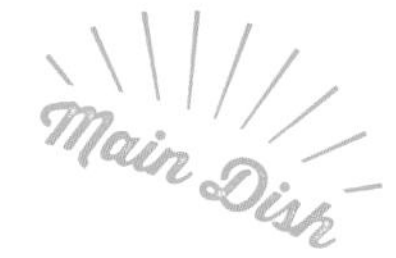

むせやすい人➡ 気をつけて　かみにくい人➡ おすすめ

肉ではんぺんを巻いた

はんぺんかつ

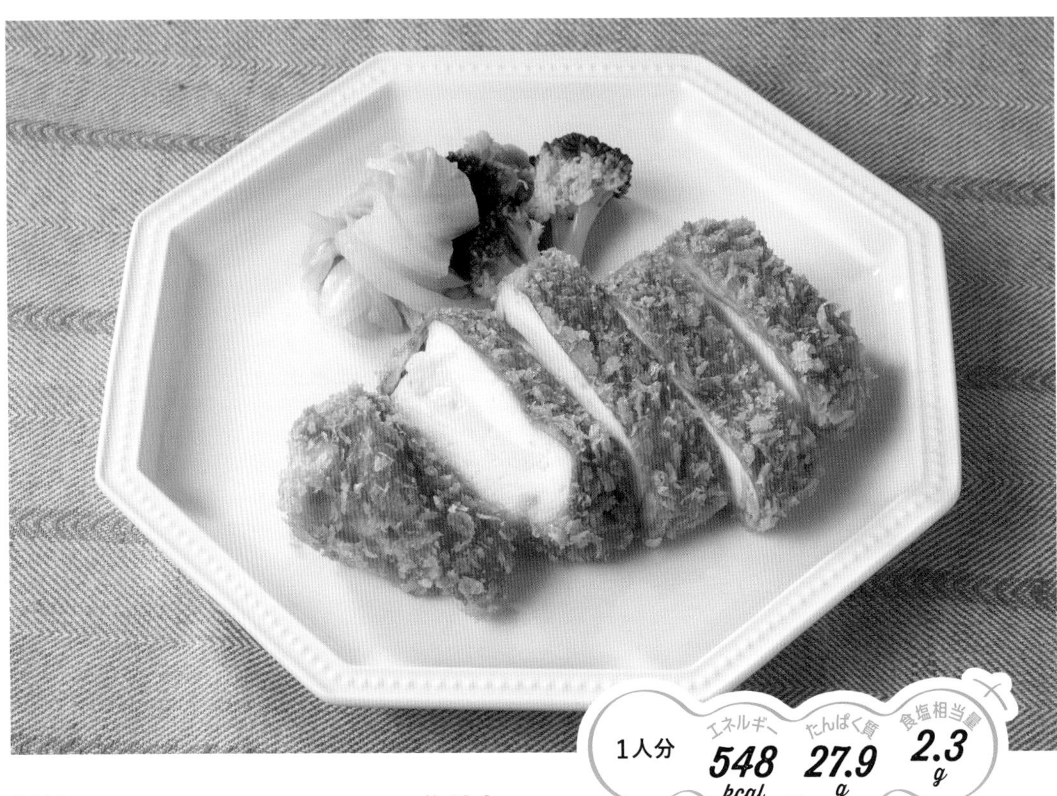

1人分　エネルギー 548 kcal　たんぱく質 27.9 g　食塩相当量 2.3 g

材料（1人分）

はんぺん……1枚
豚もも肉（しゃぶしゃぶ用）
……6枚（60g）
片栗粉……適量
スライスチーズ……1枚
小麦粉・溶き卵・パン粉
……各適量
揚げ油……適量
白菜・ブロッコリー……各適量

作り方

1 はんぺん、スライスチーズは縦半分に切り、はんぺんの厚みに切り込みを入れてチーズを入れる。

2 豚肉は縦3枚に並べて広げ、薄く片栗粉をまぶして1をのせ、しっかり巻く。同様にもう1つ作り、それぞれ小麦粉、溶き卵、パン粉の順につける。

3 揚げ油を180℃に熱し、2を入れて両面がきつね色になるまで揚げたら取り出して油をきる。

4 3を食べやすい大きさに切って器に盛り、やわらかくゆでた白菜とブロッコリーを添える。

ポイント&アドバイス

- むせやすい人は、市販のごまだれをかけてしっとりさせるとよい。
- しゃぶしゃぶ用の薄切り肉ではんぺんを巻くと、かみ切りやすい厚さになる。
- つけ合わせの白菜は、芯を取って繊維を切るのがポイント。
- 衣がはがれたら、かけらでむせないよう、たれやソースにつけていただくとよい。

むせやすい人➡ 気をつけて　かみにくい人➡ おすすめ

皮なしで食べやすい

レンジで手作りソーセージ

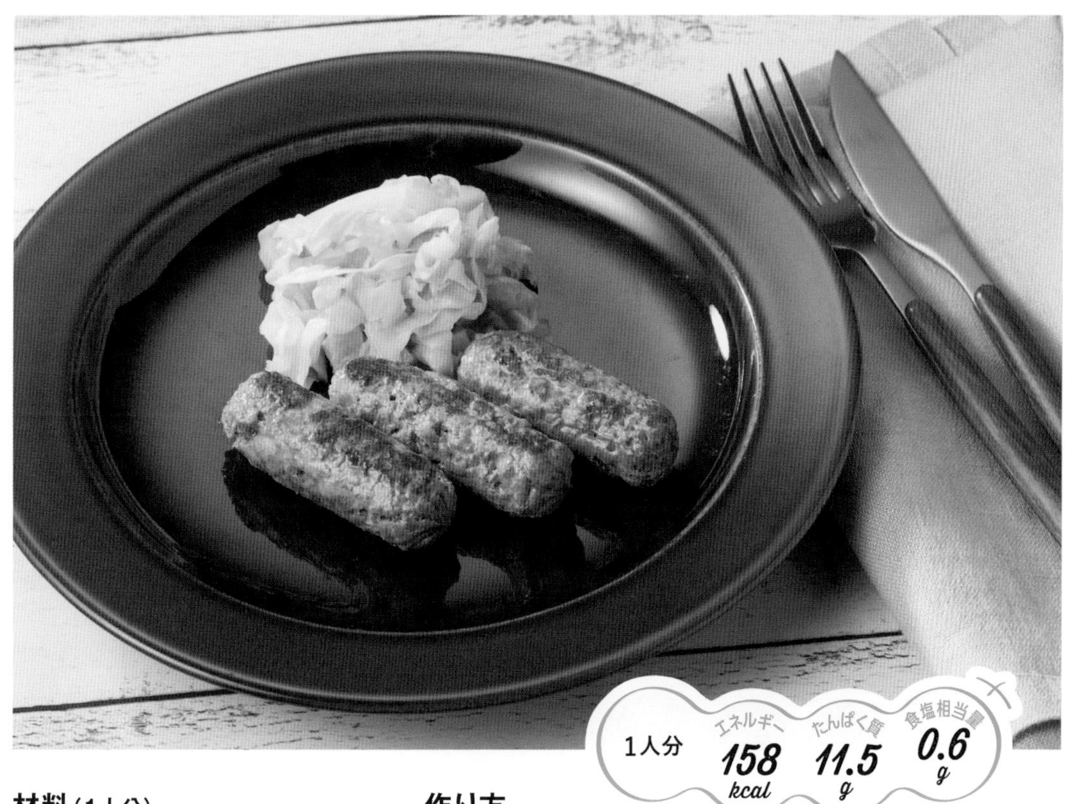

1人分　エネルギー 158 kcal　たんぱく質 11.5 g　食塩相当量 0.6 g

材料（1人分）

豚ひき肉……70g

A
- ナツメグ・セージ（粉末）……各少量
- 塩・こしょう……各少量
- 赤ワイン……小さじ1

キャベツ……1/2枚

ポイント＆アドバイス

- ソーセージは皮なしにすると、かみ切りやすい。
- つけ合わせのキャベツは、食べやすくするために芯を取って繊維を切り、やわらかくなるまで加熱する。
- むせやすい人はケチャップをからめて食べるとよい。

作り方

1. ボウルにひき肉、Aを入れてよく混ぜ合わせて3等分にし、ラップの上にそれぞれのせる。細長い棒状に形作って巻き、両端をたこ糸でしっかりと結ぶ。

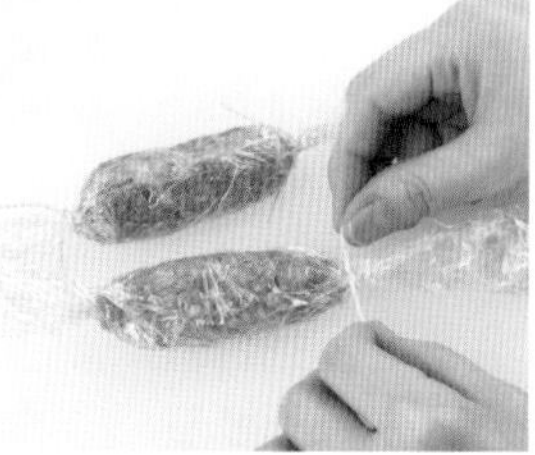

2. 1を耐熱皿に並べて電子レンジ（600W）で1分加熱し、ラップをはずす。
3. フライパンに油（分量外）を中火で熱し、2を入れて焼き色がつくまで焼く。
4. 3を器に盛り、1cm幅に切ったキャベツを電子レンジ（600W）で1分加熱して添える。

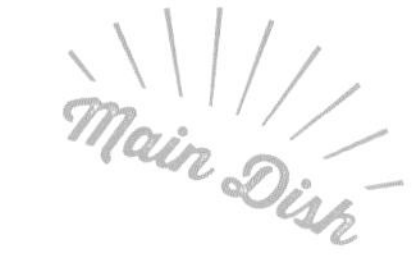

むせやすい人➡ おすすめ　かみにくい人➡ おすすめ

缶詰食材を炒めるだけ

サバ缶とトマトの中華炒め

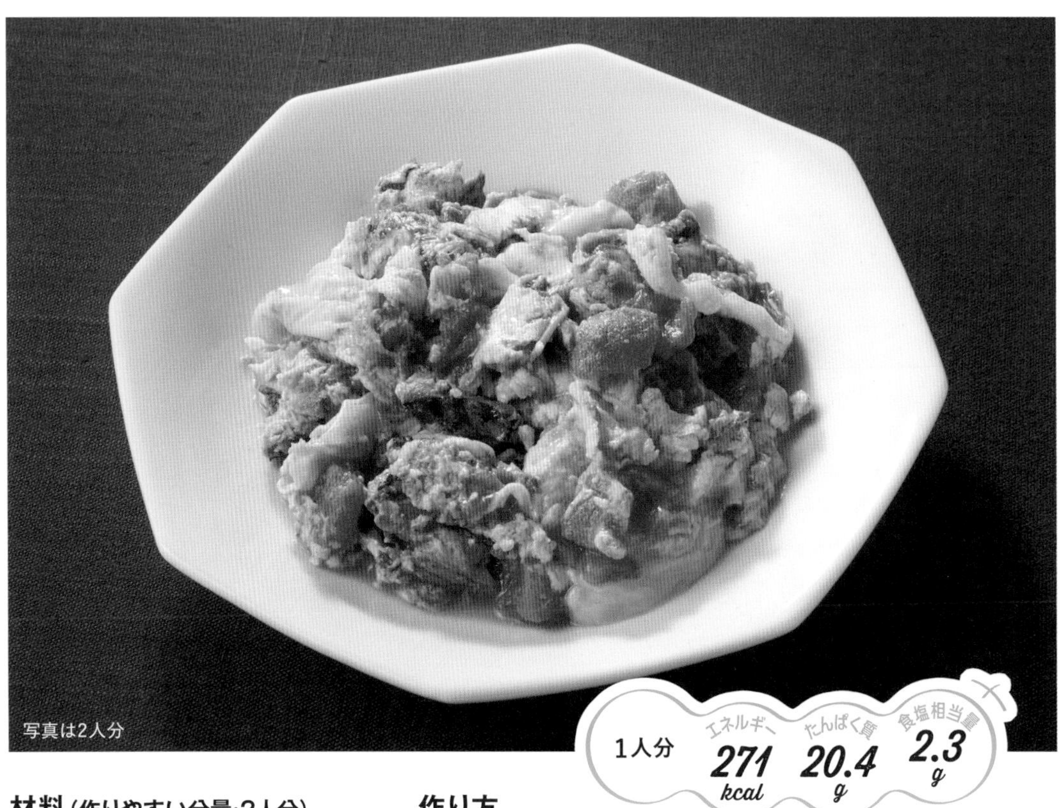
写真は2人分

1人分　エネルギー 271 kcal　たんぱく質 20.4 g　食塩相当量 2.3 g

材料（作りやすい分量・2人分）

サバ水煮缶 …… 1缶（150g）
カットトマト缶 …… 1/4缶（100g）
おろしにんにく …… 小さじ1
溶き卵 …… 2個分
塩 …… 小さじ1/6
こしょう …… 少量
しょうゆ …… 小さじ1
ごま油 …… 小さじ1

作り方

1 フライパンにごま油を中火で熱し、にんにく、ほぐしたサバ、トマトを入れて炒め、塩、こしょう、しょうゆを加えて混ぜ炒める。

2 1に溶き卵を加えて強火で炒め、卵がふんわり仕上がったら器に盛る。

ポイント&アドバイス

- サバは缶詰を使うと、面倒な下ごしらえがいらないほか、骨ごと食べられるので便利。
- カットトマト缶を使うと、トマトの湯むきがされているうえ、カットもされているので便利。食べにくいときは、さらに自分の食べやすい大きさに切る。

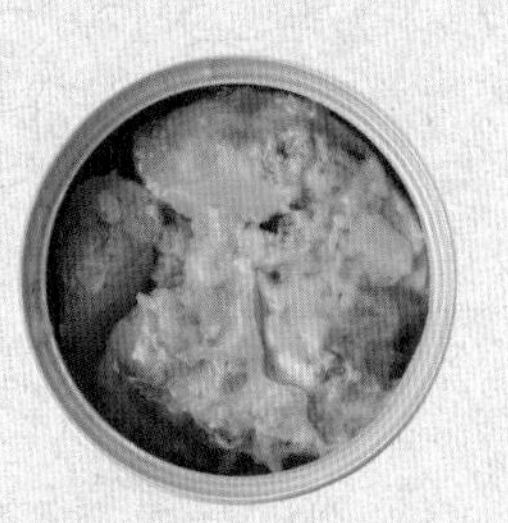

むせやすい人➡ おすすめ　かみにくい人➡ おすすめ

サケをクリーミーに味わえる

サケのコーンサンド焼き

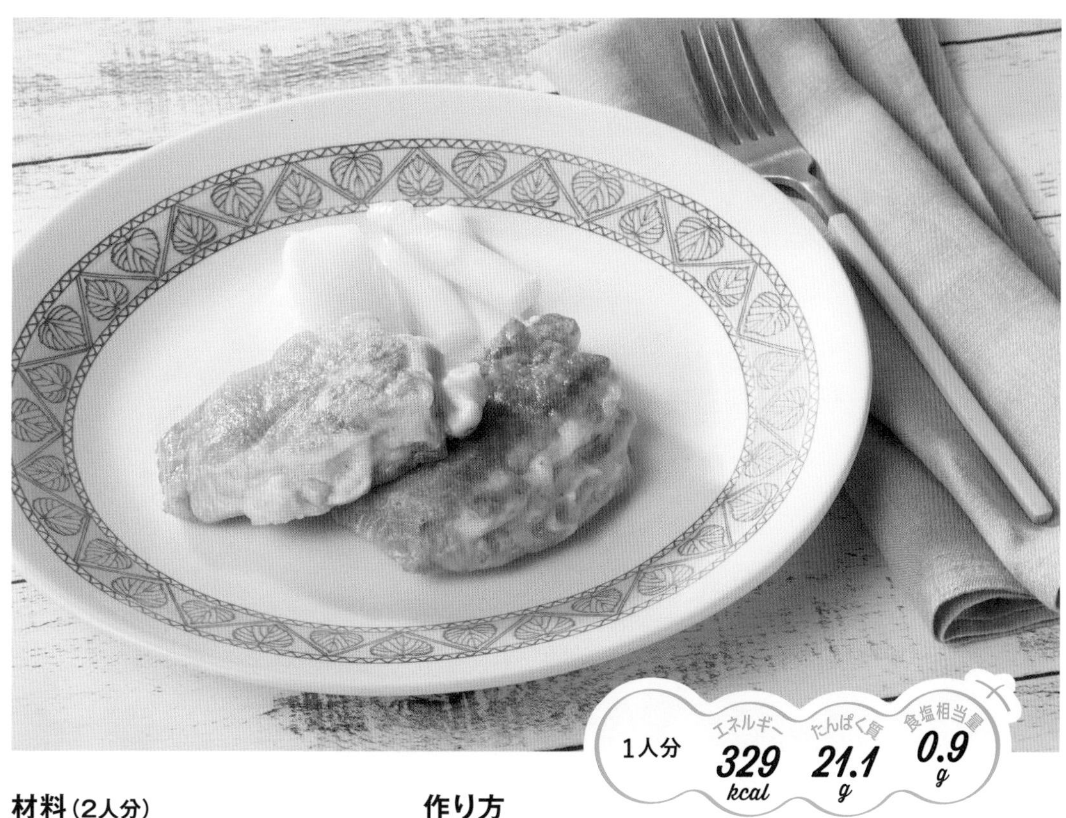

1人分　エネルギー 329 kcal　たんぱく質 21.1 g　食塩相当量 0.9 g

材料（2人分）

生サケ（皮なし）
……2切れ（200g）

A
- 塩・こしょう……各少量
- 白ワイン（または酒）……大さじ1

溶き卵……1/2個分
コーン缶詰（クリームタイプ）……90g
生クリーム……大さじ1
小麦粉……大さじ1と1/2
サラダ油……大さじ1/2
かぶ……1個
ホワイトアスパラガス（瓶または缶）……2本

作り方

1. サケにAをふりかけておく。
2. 溶き卵、コーン、生クリーム、小麦粉を入れて混ぜ合わせる。
3. 1の水けをふき、サケ1切れの上に2をのせ、もう1切れをのせてサンドし、小麦粉大さじ1（分量外）をまぶす。
4. フライパンに油を強火で熱し、3の両面を焼く。
5. かぶは葉をのぞき、皮をむいて4等分にしてゆでる。アスパラガスは食べやすい長さに切る。
6. 4を4等分し、5とともに皿に盛りつける。

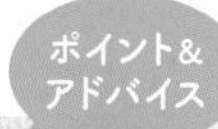

- クリームタイプのコーンでも、皮が気になる場合は、あらかじめフードプロセッサーやミキサーなどでなめらかにする。
- つけ合わせの野菜は好みでOK。

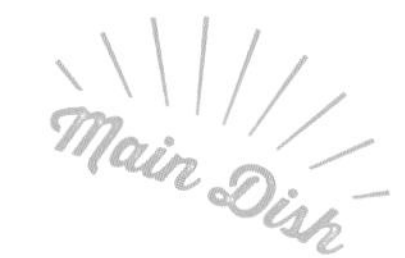

むせやすい人➡おすすめ　かみにくい人➡おすすめ

コクのある味わい

豆腐のみそ豆乳グラタン

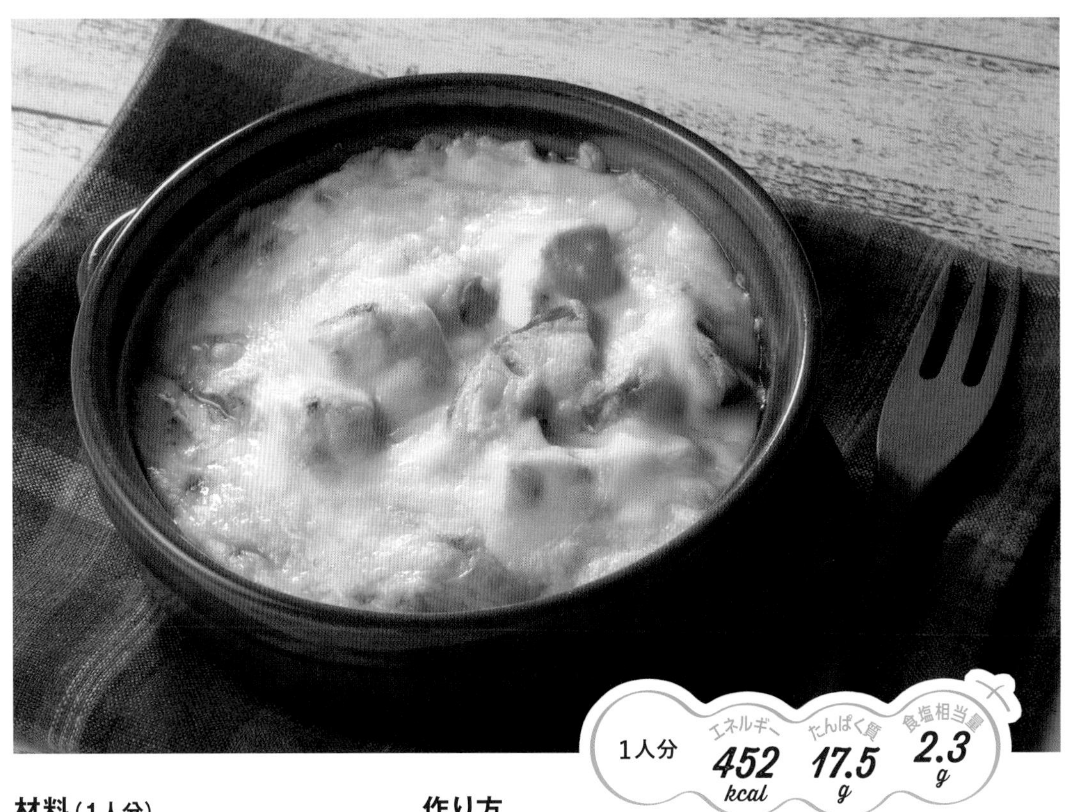

1人分
エネルギー 452kcal
たんぱく質 17.5g
食塩相当量 2.3g

材料（1人分）

木綿豆腐……1/4丁（75g）
バター……20g
玉ねぎ……30g
アボカド……1/4個
小麦粉……大さじ1
無調整豆乳……1/2カップ
みそ……大さじ1/2
ピザ用チーズ……30g

ポイント&アドバイス

- 豆腐やアボカドは、自分が食べやすい大きさに切る。
- みそ、豆乳、チーズでとろみが出るため、飲み込みやすい。

作り方

1. 豆腐はキッチンペーパーに包んで耐熱皿にのせ、ラップをかけずに電子レンジ（600W）で30秒ほど加熱して水きりをし、食べやすい大きさに切る。アボカドは皮を取って食べやすい大きさに切る。
2. 玉ねぎは薄切りにしたあと、半分に切る。耐熱皿にのせてラップをし、電子レンジ（600W）で30秒加熱する。
3. 鍋にバターを入れて中火で熱して溶かし、2、小麦粉を加えて炒める。混ぜ合わせた豆乳とみそを加え、トロッとするまで煮る。
4. グラタン皿に豆腐、アボカド、3を入れてチーズをのせ、オーブントースターで表面に焼き色がつくまで5～6分焼く。

むせやすい人➡おすすめ　かみにくい人➡おすすめ

やさしいあんで食べやすく

がんもどきくずあん

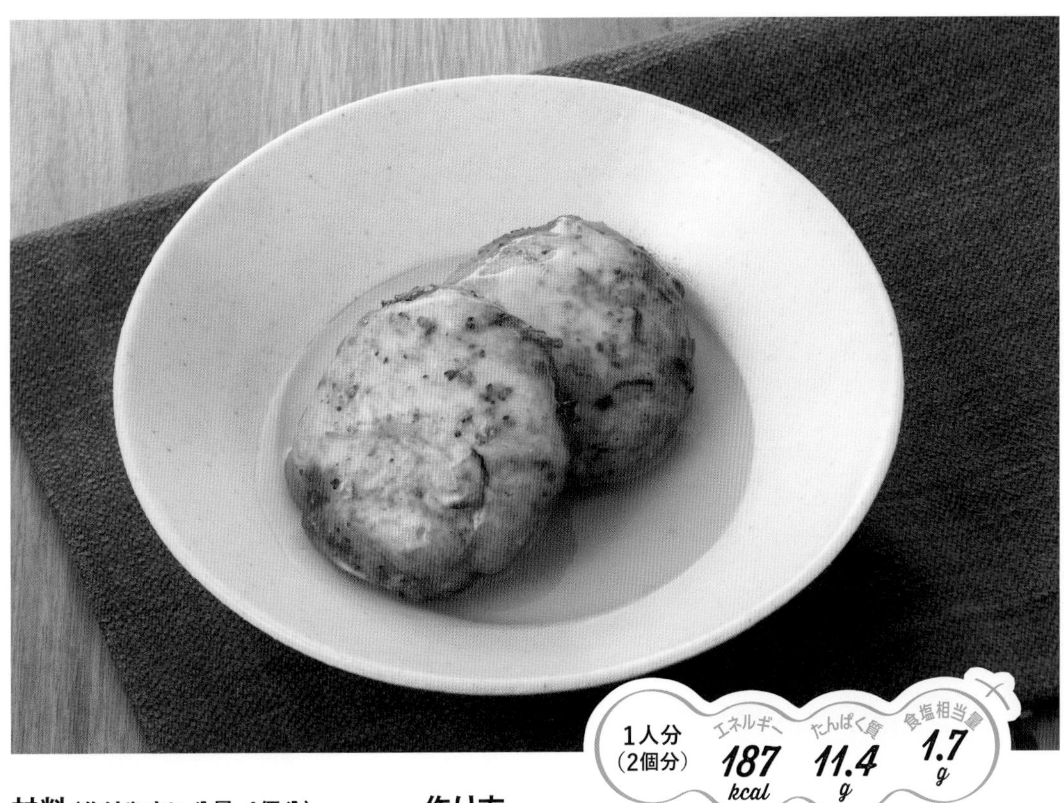

1人分（2個分）　エネルギー 187kcal　たんぱく質 11.4g　食塩相当量 1.7g

材料（作りやすい分量・4個分）

木綿豆腐 ····· 1丁（300g）
やまといも ····· 20g
塩 ····· 少量
にんじん（皮むき）····· 20g
しいたけ（軸除く）····· 1個
ブロッコリー ····· 1房
揚げ油 ····· 適量
A
- だし汁 ····· 1/2カップ
- 薄口しょうゆ ····· 大さじ1弱
- 酒 ····· 小さじ4
- みりん ····· 小さじ2
- 砂糖 ····· 小さじ2

水溶き片栗粉 ····· 大さじ1

作り方

1. 豆腐はキッチンペーパーに包んで耐熱皿にのせ、ラップをかけずに電子レンジ（600W）で1分ほど加熱して水きりをする。やまといもはすりおろす。
2. にんじんは2cm長さの細切り、しいたけは薄切りにする。にんじん、しいたけ、ブロッコリーをやわらかくなるまでゆでる。ブロッコリーは細かく切る。
3. ボウルに1、2、塩を入れてよく混ぜ、4つに分けて丸型に形を整える。
4. 揚げ油を170°Cに熱し、3を揚げる。
5. 鍋にAを入れて混ぜ、4を入れて中火で煮立て、水溶き片栗粉を加える。

ポイント＆アドバイス

- ふっくらとしたがんもどきに、とろみをつけるとより食べやすくなる。
- 野菜の具はやわらかくなるまで加熱する。電子レンジを使うと簡単。
- やまといもは長いもよりも粘りけがあるが、長いもでも代用できる。
- 冷凍のとろろを解凍させて使えば、やまといもをすりおろす手間が省ける。

Main Dish

むせやすい人➡ おすすめ　かみにくい人➡ 気をつけて

キャベツではなく白菜で包む

ロール白菜

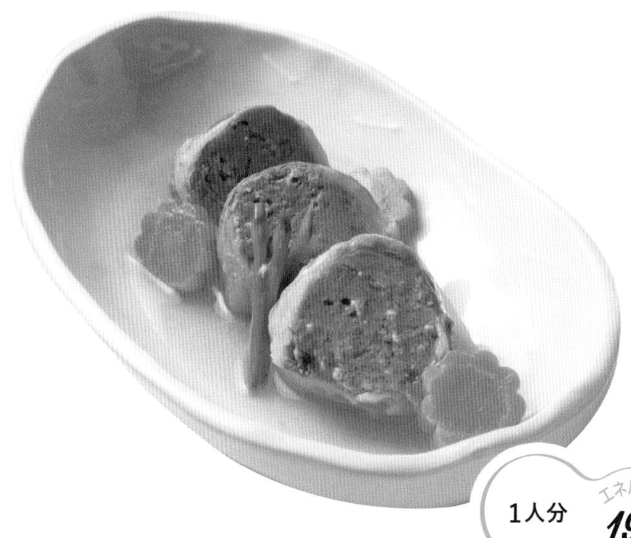

1人分　エネルギー 190 kcal　たんぱく質 11.1 g　食塩相当量 0.9 g

材料（1人分）

白菜 …… 1枚（120g）
小麦粉 …… 少量

A
- 豚ひき肉 …… 50g
- 溶き卵 …… 大さじ1
- 万能ねぎ …… 1本
- しょうゆ …… 少量

にんじん（7〜8㎜の輪切り） …… 3枚
さやえんどう …… 1枚

B
- 顆粒コンソメ …… 小さじ1/3
- 水 …… 1カップ
- 塩・こしょう …… 各少量
- 白ワイン …… 小さじ1
- みりん …… 小さじ1/2

水溶き片栗粉 …… 大さじ1

作り方

1. 沸騰湯で芯を除いた白菜、抜き型で抜いたにんじん、さやえんどうをさっとゆでる。白菜は粗熱がとれたら、包丁の先端でたたいて葉脈に細かい切り目を入れる。さやえんどうは細切りにする。
2. ボウルにAを入れてよく練り混ぜる。1の白菜を広げて小麦粉を茶こしで薄くふり、その真ん中にAの肉だねをのせて包む。
3. 鍋にBを入れて中火で煮立て、2の巻き終わりを下にして入れる。落としぶたをして中火で約10分煮たらロール白菜を取り出し、3等分に切り分けて器に盛る。
4. 鍋に残った煮汁に水溶き片栗粉を加えて混ぜ、とろみがついたら3にかけ、にんじん、さやえんどうを添える。

ポイント＆アドバイス

- 白菜は、葉脈を包丁の刃先でたたいて切り目を入れると食べやすい。（21ページ参照）
- つけ合わせの野菜は好みのものでよい。にんじん、さやえんどうの切り方やゆで方は、食べる人に合わせて調整する。

むせやすい人➡ 気をつけて　かみにくい人➡ 気をつけて

ごはんと混ぜながら食べて

ビーフストロガノフ

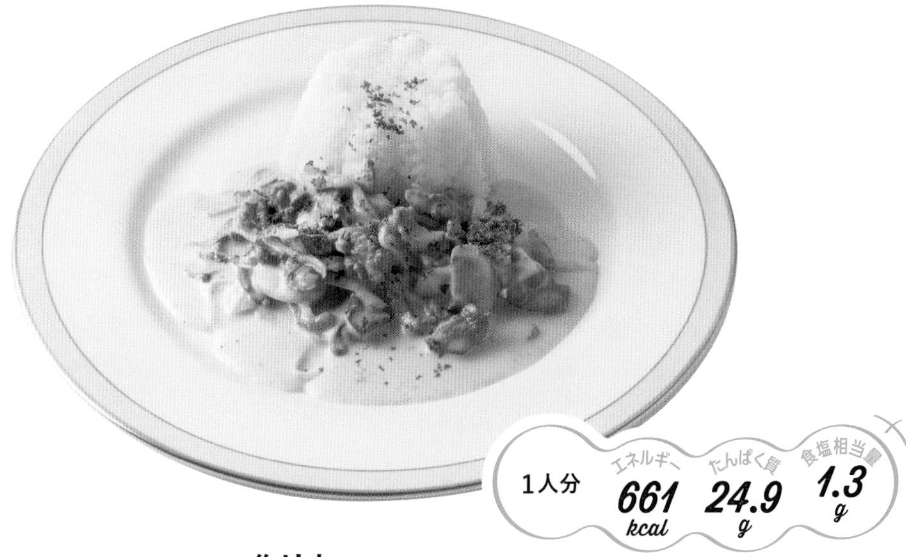

1人分　エネルギー 661kcal　たんぱく質 24.9g　食塩相当量 1.3g

材料（1人分）

- 牛ヒレ肉……100g
- 塩・こしょう……各少量
- 片栗粉……適量
- 玉ねぎ……1/8個（30g）
- マッシュルーム……3個
- バター……大さじ1/2
- A サワークリーム……大さじ3
- A マスタード……小さじ1/2
- A 牛乳……大さじ4
- 塩・こしょう……各少量
- ごはん……140g
- バター……大さじ1/2
- パセリ（みじん切り）……適宜

作り方

1. 牛肉は薄切りにして1cm幅に切り、塩・こしょうをふって片栗粉を薄くまぶす。玉ねぎ、マッシュルームは薄切りにする。
2. 沸騰湯で1の牛肉をさっとゆでる。
3. 鍋にバターを入れて中火で溶かし、1の玉ねぎ、マッシュルームを入れて炒め、しんなりしたら2の牛肉を加え、炒め合わせる。
4. 3にAを加えて弱火で5分ほど煮たら、塩・こしょうで味をととのえる。
5. ごはんにバターを加えて混ぜたら皿に盛り、4をかけてパセリを散らす。

ポイント＆アドバイス

- 汁けのあるビーフストロガノフはごはんを混ぜながら食べることができるので、少しかみにくい人でも食べやすい。
- むせることがある人でも、咀嚼や嚥下の状態によっては食べられることも。

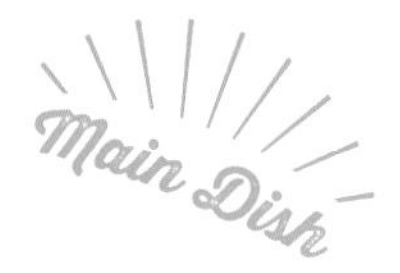

むせやすい人➡ 気をつけて　かみにくい人➡ 気をつけて

はさんだ具がしっとり仕上がる

キンメダイの南蛮焼き

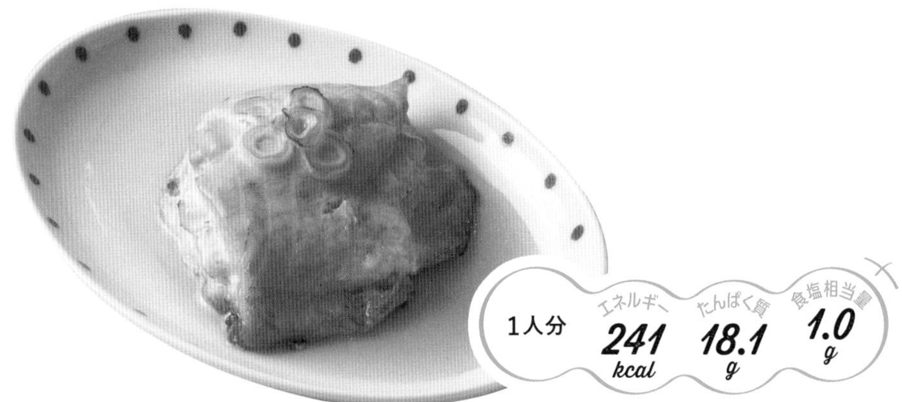

1人分　エネルギー 241 kcal　たんぱく質 18.1 g　食塩相当量 1.0 g

材料（1人分）

キンメダイ……1切れ（100g）
絹ごし豆腐……1/8丁
溶き卵……小さじ2
長ねぎ……2cm
にんじん……2cm
片栗粉……小さじ1/2
長ねぎ（小口切り）……少量
サラダ油……小さじ1

あん
- だし汁……1/3カップ
- 薄口しょうゆ……小さじ1/2
- 水溶き片栗粉……小さじ2

作り方

1. キンメダイは観音開き（下図参照）にし、塩と酒（分量外）をふる。
2. 豆腐はキッチンペーパーに包んで耐熱皿にのせ、ラップをかけずに電子レンジ（600W）で30秒ほど加熱して水きりをする。ねぎ、にんじんはみじん切りにする。
3. ボウルに2と溶き卵を入れて混ぜ合わせる。
4. 1のキンメダイの身の内側全体に片栗粉をふり、真ん中に3の具をのせ、左右の身をかぶせる。
5. オーブントースターの天板にアルミ箔を敷いて油を塗り、キンメダイの皮を下にして置き、その上に小口切りのねぎをのせて6～7分焼く。
6. 鍋にだし汁を入れて中火で煮立て、しょうゆ、水溶き片栗粉を加えて混ぜる（あん）。
7. 5を皿に盛り、6のあんをかける。

キンメダイの観音開き

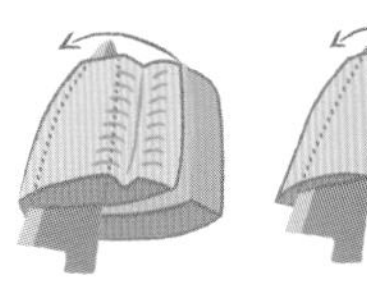

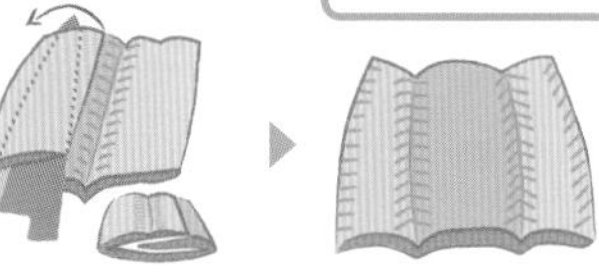

1. 皮を下にして置き、左から2/3幅のところから斜めに包丁を入れる。
2. 切り離さないように途中まで包丁を入れて、厚みを半分にして広げる。
3. 180度回転させて反対側も同様に切り広げる。

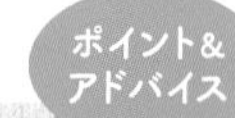

- 魚の身で包むことで具材の水分が失われず、しっとり仕上がって食べやすい。
- 身の厚い魚は観音開きなどにして切り目を入れると火の通りがよくなる。
- むせやすい人は汁を多めにして、よくからませていただく。

むせやすい人➡ おすすめ　かみにくい人➡ おすすめ

ホタテも切り目を入れて

ホタテのカレー煮

1人分　エネルギー 136 kcal　たんぱく質 9.4 g　食塩相当量 0.9 g

材料（1人分）

ホタテ貝柱 …… 2個
塩・こしょう …… 各少量
白ワイン（または酒） …… 大さじ1
ブロッコリー …… 小3房（30g）
玉ねぎ …… 1/8個（30g）
バター …… 小さじ1
A［カレー粉 …… 小さじ2/3
　 小麦粉 …… 小さじ2
B［顆粒ブイヨン …… 小さじ1/3
　 水 …… 1カップ

作り方

1 ホタテは格子状の切り込みを入れ、塩・こしょう、ワインをふる。耐熱皿にのせ、ラップをして電子レンジ（600W）で1分加熱する。

2 玉ねぎはみじん切りにする。ブロッコリーは食べられるかたさにゆで、水けをきる。

3 鍋にバターを中火で溶かして玉ねぎを炒め、しんなりしたらAを加えて炒め合わせる。混ぜ合わせておいたBを徐々に加えてのばし、弱火で5分煮る。

4 3に1のホタテを入れ、煮立ったら器に盛り、ブロッコリーを添える。

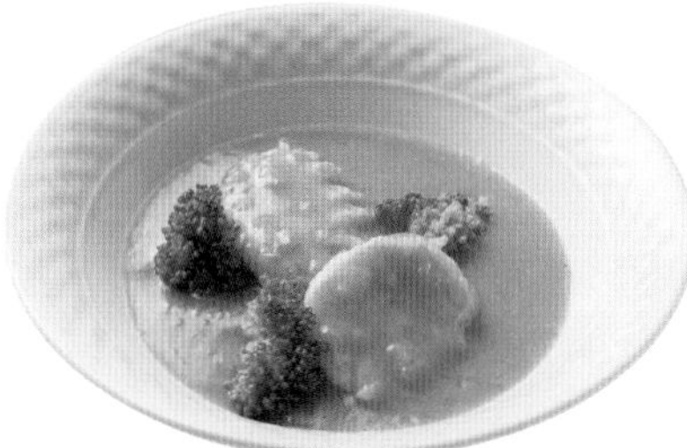

ポイント＆アドバイス

- 大きなホタテも、切り込みを入れれば、スプーンで簡単に切って食べられる。
- ブロッコリーが食べにくい人は、ゆで時間を長くするとよい。電子レンジで加熱してもOK。

むせやすい人➡ おすすめ　かみにくい人➡ おすすめ

口の中でまとまりやすい

マグロのとろろ納豆

1人分　エネルギー 226 kcal　たんぱく質 27.5 g　食塩相当量 0.5 g

材料（1人分）

マグロ（さく） …… 100g
やまといも …… 50g
ひきわり納豆 …… 1/2パック
オクラ …… 1本
しょうゆ …… 適量

作り方

1 山いもは皮をむいてすりおろす。沸騰湯でオクラを色よくゆで、細かく刻む。

2 マグロは1.5cm角に切って器に盛る。1の山いもをかけ、納豆とオクラをのせ、しょうゆをかけていただく。

ポイント＆アドバイス

- ねばりのある納豆、オクラ、なめらかなとろろ、マグロを合わせると、口の中ですんなりとまとまるので、むせにくく、飲み込みやすくなる。
- とろろは市販品を使うと便利。

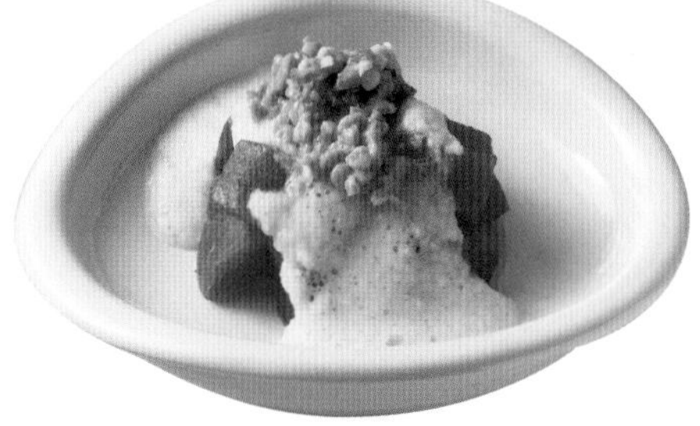

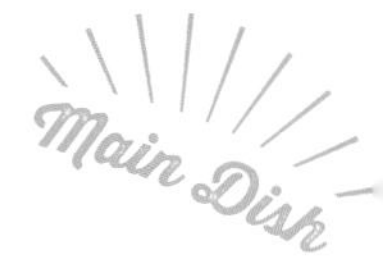

むせやすい人➡ おすすめ　かみにくい人➡ おすすめ

やわらかく煮込んで

イワシのつみれ鍋

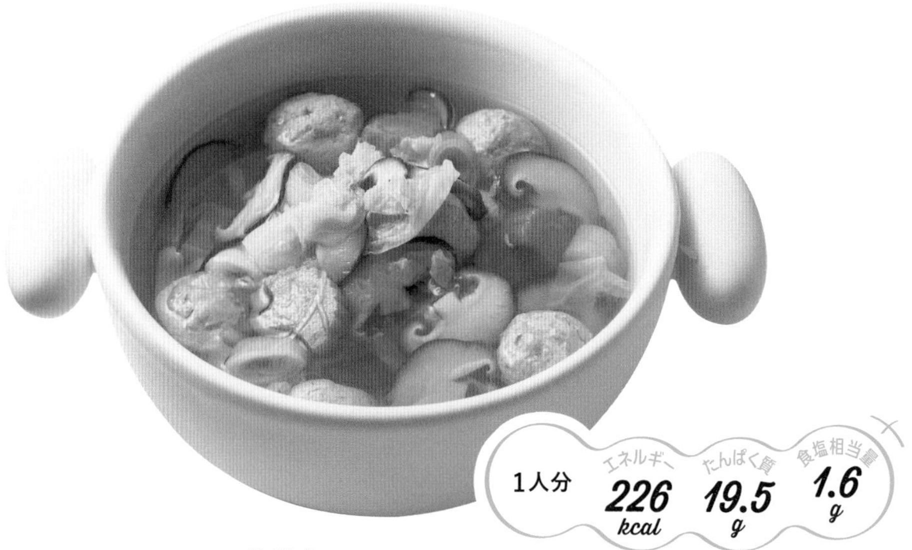

1人分　エネルギー 226kcal　たんぱく質 19.5g　食塩相当量 1.6g

材料（作りやすい分量・2人分）

イワシ …… 4尾

A
- 溶き卵 …… 大さじ1と1/2
- おろししょうが …… 小さじ1/3
- みそ …… 大さじ1
- 小麦粉 …… 大さじ1弱
- 塩 …… 少量

にんじん …… 1/4本（25g）
しいたけ …… 1枚
白菜（葉のみ） …… 20g
水 …… 2と1/2カップ
長ねぎ …… 1/2本（50g）

作り方

1 イワシは頭とワタを取って手開きにし、中骨を除き、腹骨を切り取って皮をむき、ぶつ切りにする。

2 ねぎは1cm長さの輪切りにし、側面に切り込みを入れる。にんじんは皮をむいて7～8mm厚さの輪切りにし、抜き型で抜く。しいたけは軸を除いて薄切り、白菜は縦1cm幅に切った後に4cm長さに切る。

3 1のイワシ、Aをフードプロセッサーに入れて、練り混ぜる。

4 鍋に水、にんじん、しいたけ、白菜を入れて強火で煮立て、3をスプーンですくい鍋に入れる。ねぎを加え、つみれが浮き上がってきたらあくを取り、弱火で5分ほど煮込む。

ポイント＆アドバイス

- 切ったにんじんは、あらかじめ電子レンジで加熱し、やわらかくしておくと煮込み時間を短縮できる。
- 食べやすいところまでやわらかく煮込めば、むせやすい人、かみにくい人もおいしく食べられる。
- イワシは鮮魚店などで購入の際に下処理をしてもらうとラク。

むせやすい人➡ おすすめ　かみにくい人➡ 気をつけて

牛乳とみそのまろやかな味

飛鳥鍋

1人分　エネルギー 301kcal　たんぱく質 20.4g　食塩相当量 2.1g

材料（作りやすい分量・2人分）

鶏もも肉 …… 100g
にんじん …… 1/2本（50g）
小松菜（葉のみ） …… 1/4束（50g）
しいたけ …… 2枚
絹ごし豆腐 …… 1/2丁（150g）
A 牛乳 …… 2カップ
A 白みそ …… 小さじ2
A 鶏ガラスープの素 …… 小さじ2
七味とうがらし …… 適宜

作り方

1 鶏肉はひと口大に切って筋に切り込みを入れる。にんじんは7～8㎜厚さの輪切りにし、抜き型で抜く。小松菜は1.5㎝長さに切る。しいたけは軸を除いて薄切りにする。豆腐は1.5㎝角に切る。

2 土鍋にAを入れて混ぜ合わせ、鶏肉、にんじんを加えて中火にかける。鶏肉がやわらかくなったら小松菜、しいたけ、豆腐を加えてさらに煮て、全体に火を通す。好みで七味とうがらしをふる。

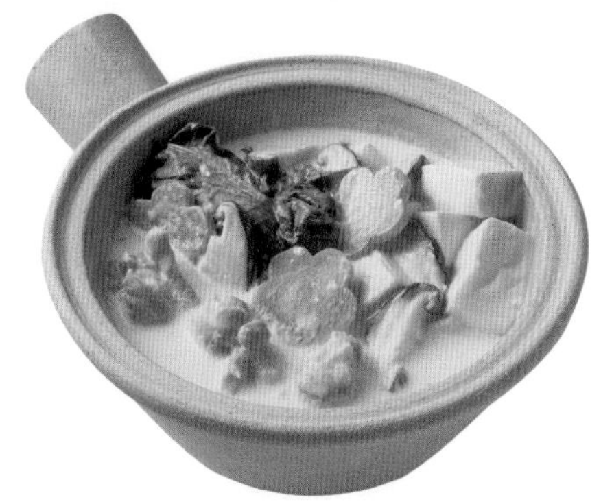

ポイント&アドバイス

- 小松菜がかみ切りにくい場合は、やわらかい葉先だけ選んで食べるか、葉を焼き海苔で巻いて食べると、口の中でまとまりやすい。
- 鶏肉の代わりにカキを入れてもおいしく、かみ切りやすくなる。

むせやすい人➡ おすすめ　かみにくい人➡ おすすめ

野菜を細かく切ってふんわりと仕上げる

チーズオープンオムレツ

1人分（1/4量）　エネルギー 169kcal　たんぱく質 11.7g　食塩相当量 0.8g

材料（直径20cmのフライパン1枚分）

卵 …… 5個
A 牛乳 …… 大さじ2
A 粉チーズ …… 大さじ4
A 塩 …… 少量
A パセリのみじん切り …… 大さじ1と1/2
バター …… 大さじ1
ミニトマト …… 4個
ピーマン …… 1/3個（20g）
溶けるチーズ …… 20g

作り方

1 ミニトマトはヘタを取って皮を湯むきし、横半分に切る。ピーマンは種を取って2㎝長さの細切りにする。

2 ボウルに卵を割りほぐし、Aを加えてよく混ぜ合わせる。

3 鍋にバターを熱して溶かしたら、強火にして2の卵液を一気に流し入れ、さい箸で全体を大きくかき混ぜる。半熟状になったら1とチーズを散らし入れ、ふたをして弱火で1分焼く。

ポイント&アドバイス

- 野菜は細かく切って卵液に混ぜ、ふんわりと仕上げると、口の中で飲み込みやすい状態にまとまる。

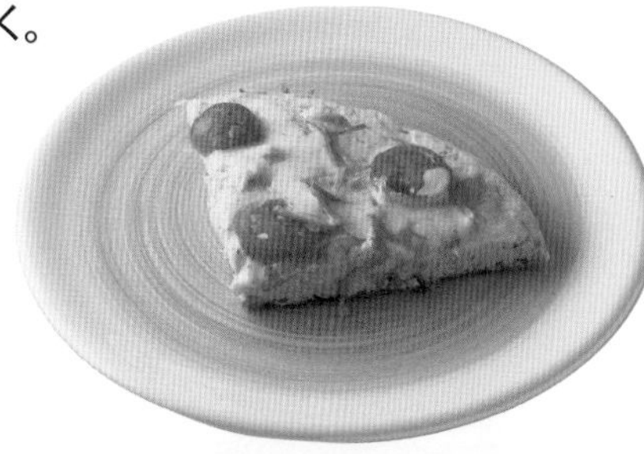

むせやすい人➡ 気をつけて　かみにくい人➡ おすすめ

おからを入れてフワフワ食感に

ミックスハンバーグ

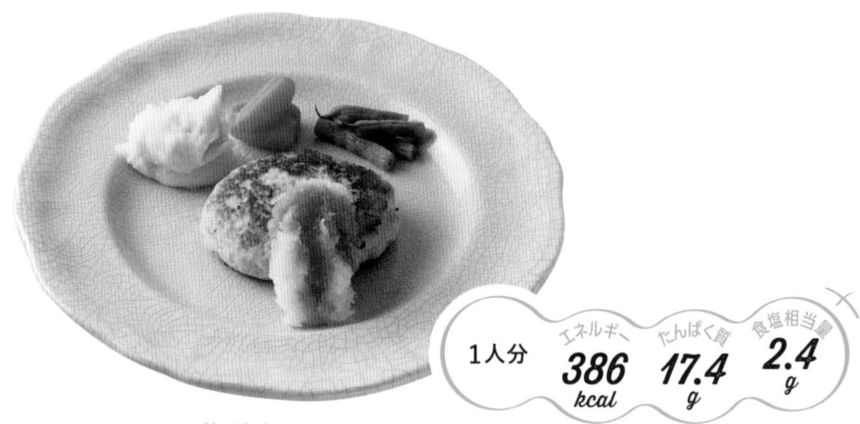

1人分　エネルギー 386kcal　たんぱく質 17.4g　食塩相当量 2.4g

材料（1人分）

豚ひき肉 …… 60g
玉ねぎ・おから …… 各20g
絹ごし豆腐 …… 大さじ1強
A
- パン粉 …… 大さじ1
- 牛乳・溶き卵 …… 各大さじ2
- 塩・こしょう …… 各少量

サラダ油 …… 小さじ2
おろし大根 …… 1/4カップ
ポン酢しょうゆ …… 大さじ1

作り方

1. 玉ねぎはみじん切りにし、耐熱容器に入れてラップをかけ、電子レンジ（600W）で30秒加熱する。豆腐はキッチンペーパーで包み、水けをきる。
2. ボウルに1、ひき肉、おから、Aを入れて練り混ぜ、小判型にまとめる。
3. フライパンに油を熱し、2を入れて強火で1～2分焼く。焦げ目がついたら裏返して中火にし、3～4分焼いて中まで火を通す。
4. 器に3を盛り、つけ合わせ3種（下記参照）とおろし大根を添え、ポン酢しょうゆをかける。

ポイント＆アドバイス

- かんだときにひき肉がポロポロしてむせる場合は、精肉店でひき肉を二度びきしてもらうとよい。
- むせやすい人は、大根おろしの汁を多めにからめながら食べるとよい。
- つけ合わせの野菜は好みで。ミックス野菜の冷凍食品などを用いると簡単。

つけ合わせ3種の作り方

■**マッシュポテト**（2～3人分）
じゃがいも（小1個）はよく洗ってラップで包み、電子レンジ（600W）で約4分加熱したら熱いうちに皮をむいて裏ごしをしてボウルに入れる。バター（小さじ1）を加えて混ぜ、牛乳（大さじ3～4）を少しずつ加えてかたさを調節し、塩・こしょうで味をととのえる。

■**にんじんのグラッセ**（1人分）
にんじん（1/4本）は皮をむき、縦4等分にして面取りする。耐熱皿に入れてバター・砂糖（各小さじ1）、水（大さじ2）、レモン汁（少量）を混ぜてかけ、ラップをして電子レンジ（600W）で約1分加熱する。

■**ゆでさやいんげん**（1人分）
さやいんげん（1本）はゆでで、側面に細かく切り込みを入れて4つに切る。

むせやすい人➡ 気をつけて　かみにくい人➡ おすすめ

クリーミーだから食べやすい

カニクリームコロッケ

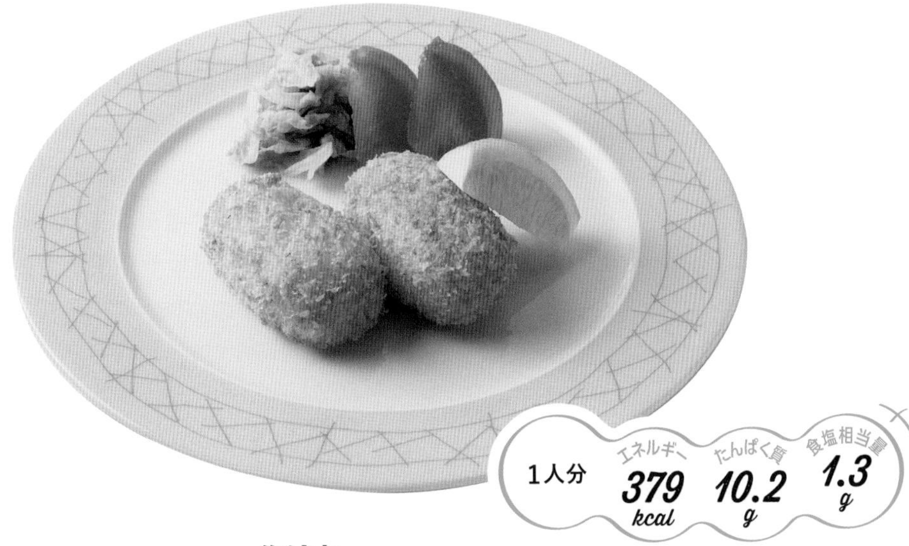

1人分　エネルギー 379kcal　たんぱく質 10.2g　食塩相当量 1.3g

材料（作りやすい分量・4人分）

カニ（缶詰）…… 小1缶（90g）
玉ねぎ …… 1/2個（120g）
バター …… 大さじ4
小麦粉 …… 1/2カップ弱
牛乳 …… 1と1/2カップ
塩 …… 小さじ1/3
こしょう …… 少量
A［小麦粉 …… 大さじ3
　溶き卵 …… 1個分
　パン粉 …… 1/2カップ］
揚げ油 …… 適宜
キャベツ …… 4枚（400g）
トマト …… 小2個（180g）
レモン …… 1個

ポイント＆アドバイス

○ 衣のかけらでむせるときは、ソースをかけてしばらくおき、衣がしっとりしてから食べるとよい。

作り方

1 キャベツはゆでて1cm幅に切る。玉ねぎはみじん切り、トマトは湯むきしてくし形に、レモンは4等分のくし形に切る。カニ缶の汁けをきり、カニの軟骨を除いて身をほぐす。

2 牛乳は耐熱容器に入れて電子レンジ（600W）で約30秒加熱する。

3 鍋にバターを中火で熱し、玉ねぎを炒める。透き通ってきたら小麦粉を加え、焦がさないように炒め合わせる。玉ねぎがしんなりとしたら2の牛乳を少しずつ加えながら混ぜ合わせ、塩・こしょうで味をととのえる。2～3分煮たら1のカニを加えて混ぜ、バットに広げて粗熱をとる。

4 3を8等分して俵型に整え、Aの衣を小麦粉、溶き卵、パン粉の順につけていく。

5 鍋に油を入れて170～180℃に熱し、4を入れてこんがりと色よく揚げる。

6 器に1のキャベツ、トマト、レモンを盛り合わせ、5を2つずつ盛る。

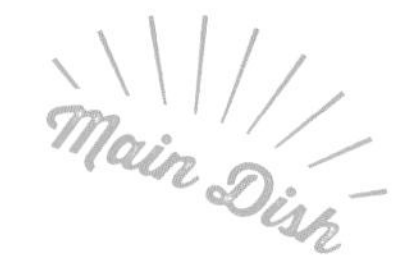

むせやすい人➡ 気をつけて　かみにくい人➡ おすすめ

小さく切ってじっくり煮込む

豚の角煮

1人分（1/3量）　エネルギー 251 kcal　たんぱく質 9.1 g　食塩相当量 1.0 g

材料（作りやすい分量·2〜3人分）

豚バラかたまり肉 ····· 200g
長ねぎ（青い部分） ····· 少量
しょうが（薄切り） ····· 少量
大根（乱切り） ····· 150g
A
だし汁 ····· 1/2カップ
酒 ····· 1/2カップ
砂糖 ····· 大さじ1
しょうゆ ····· 大さじ1

ポイント&アドバイス

○煮汁が多すぎるとむせやすくなるので、少なくなるまでじっくり煮込む。

作り方

1 鍋に豚肉、ねぎ、しょうがを入れ、かぶるくらいの水（分量外）を加えて強火にかける。沸騰したら中火にしてアクを取りながら約20分ゆで、火を止める。さめたら豚肉を取り出して2cm角に切る。

2 別の鍋に大根、水（分量外）を入れて中火にかけ、沸騰後10分ほど大根を下ゆでする。

3 厚手の鍋にAと1の豚肉を入れて強火にかけ、ひと煮立ちしたら2を加えて弱火にし、煮汁がほとんどなくなるまで煮る。

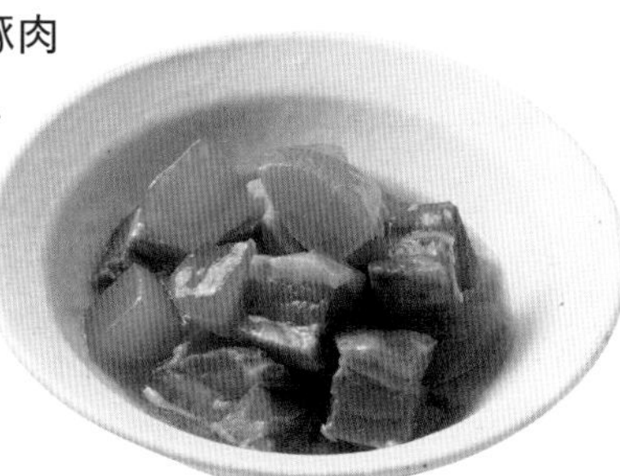

むせやすい人➡ 気をつけて　かみにくい人➡ おすすめ

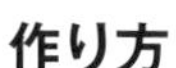

野菜の甘みも一緒に楽しんで

豆腐ステーキ

1人分　エネルギー 205 kcal　たんぱく質 9.3 g　食塩相当量 1.1 g

材料（1人分）

絹ごし豆腐 ····· 1/2丁（150g）
塩・こしょう ····· 各少量
小麦粉 ····· 小さじ2
サラダ油 ····· 小さじ1
アスパラガス ····· 1本
かぼちゃ ····· 30g
A
顆粒コンソメ ····· 小さじ1/2
水 ····· 1/2カップ
しょうゆ ····· 少量
水溶き片栗粉 ····· 大さじ1

作り方

1 豆腐はキッチンペーパーに包んで耐熱皿にのせ、ラップをかけずに電子レンジ（600W）で1分ほど加熱して水きりし、塩・こしょうをふる。

2 アスパラガスは根元のかたい部分を切り、はかま部分を包丁でそいで斜め薄切りにする。かぼちゃは皮つきのまま5mm厚さのいちょう切りにする。

3 フライパンに油を強火で熱し、小麦粉を薄くまぶした1を入れ、両面が色づくまで焼いて、器に盛る。

4 3のフライパンの汚れをふき取り、油（分量外）を中火で熱し、2を軽く炒め、Aを加えて煮立て、水溶き片栗粉でとろみをつけ、豆腐にかける。

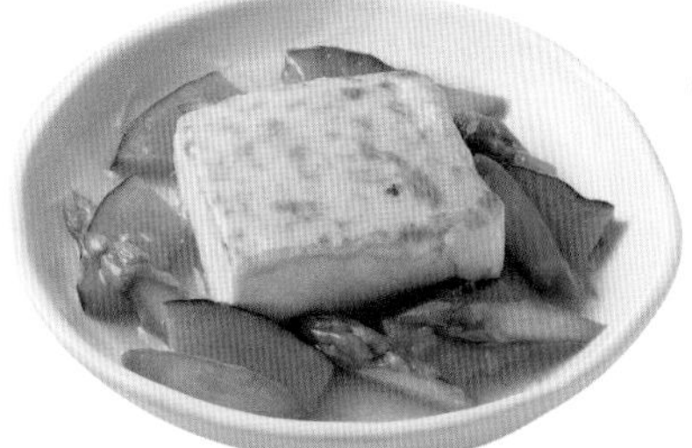

ポイント&アドバイス

○豆腐でむせる人は、食べる前にあらかじめ豆腐をくずして、あんをからめておく。
○かぼちゃは5mm厚さ程度が食べやすい。
○煮汁のとろみで食材がまとまって飲み込みやすい。

むせやすい人➡ おすすめ　かみにくい人➡ 気をつけて

ソースをかけるとまとまりやすい

銀ダラのソテー

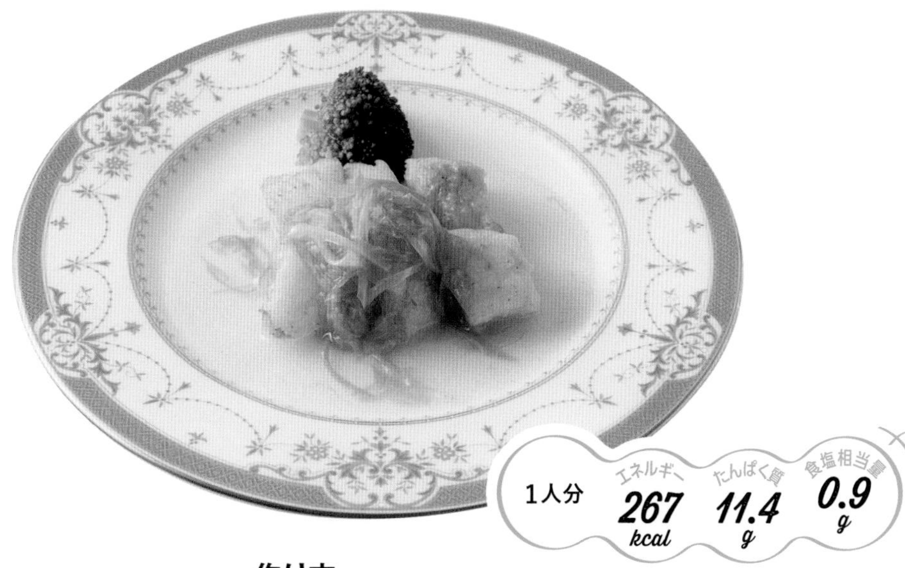

1人分　エネルギー 267kcal　たんぱく質 11.4g　食塩相当量 0.9g

材料（1人分）

銀ダラ …… 1切れ（80g）
塩・こしょう …… 各少量
小麦粉 …… 適量
サラダ油 …… 小さじ1
ブロッコリー …… 1房

ソース
- にんじん（皮をむく）…… 5g
- 玉ねぎ …… 8g
- さやえんどう …… 1/2枚
- ベーコン …… 5g
- バター …… 小さじ1/3
- A
  - 顆粒コンソメ …… 小さじ1/5
  - 水 …… 1/2カップ
- 塩・こしょう …… 各少量
- 水溶き片栗粉 …… 小さじ2

作り方

1 にんじん、玉ねぎ、さやえんどう、ベーコンはせん切りにする。

2 ブロッコリーは耐熱容器に入れて水をふり、ラップをかけて電子レンジ（600W）で40秒ほど加熱する。

3 銀ダラは皮を除いてひと口大に切り、塩・こしょうをふって、小麦粉を薄くまぶす。

4 フライパンに油を中火で熱し、3を入れて強火で30秒焼いて裏返し、さらに30秒焼く。

5 鍋にバターを入れて中火で1を炒め、Aを加えて煮立ったら塩・こしょうで味をととのえ、水溶き片栗粉を加えて混ぜ、とろみをつける。

6 器に4を盛り、ブロッコリーを添えて5のソースをかける。

ポイント＆アドバイス

○とろみのある野菜ソースで、タラがしっとりまとまり、食べやすくなる。

むせやすい人➡ 気をつけて　かみにくい人➡ おすすめ

ふんわりしていてとろみのある

炒り豆腐

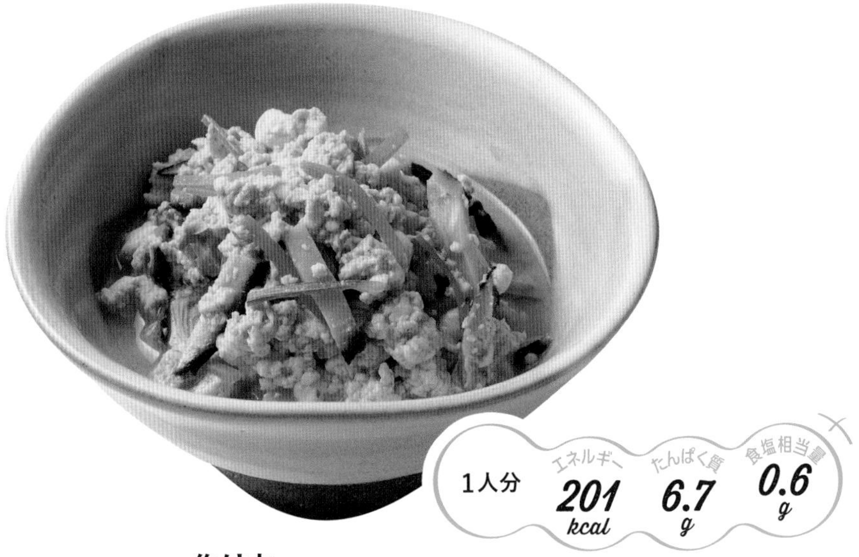

1人分　エネルギー 201 kcal　たんぱく質 6.7 g　食塩相当量 0.6 g

材料（1人分）

絹ごし豆腐 …… 1/4丁（75g）
干ししいたけ …… 1枚
にんじん …… 10g
さやえんどう …… 3枚
溶き卵 …… 1/3個分
ごま油 …… 大さじ1
A［砂糖 …… 小さじ1/2
しょうゆ …… 少量
塩 …… 少量］
水溶き片栗粉 …… 小さじ2

作り方

1. 豆腐は手で粗くほぐして耐熱皿にのせ、ラップをかけて電子レンジ（600W）で30秒ほど加熱して水きりする。
2. 干ししいたけは水で戻し、軸を除いて2㎜幅のせん切りにする。しいたけの戻し汁（1/3カップ）は別にとっておく。
3. にんじんは3㎝長さのせん切りにする。さやえんどうは筋を除いて色よくゆで、せん切りにする。
4. 鍋にごま油を中火で熱して1、しいたけ、にんじんを炒める。2で取り分けた戻し汁とAを加え、弱火で1分煮たら溶き卵を加えて混ぜる。卵に火が通ったら、さやえんどうを加えてひと混ぜし、水溶き片栗粉を加えてとろみをつける。

ポイント&アドバイス

- ポロポロした炒り豆腐は、溶き卵を加えてふんわりとまとめ、さらに水溶き片栗粉でとろみをつけてむせにくくする。
- しいたけがかみにくい人はみじん切りにするとよい。それでも口に残る人は、しいたけを、しめじかまいたけに代えると、食べられることも。

むせやすい人➡ おすすめ　かみにくい人➡ 気をつけて

具の切り方にひと工夫

茶碗蒸し

1人分
エネルギー
88
kcal
たんぱく質
11.1
g
食塩相当量
1.4
g

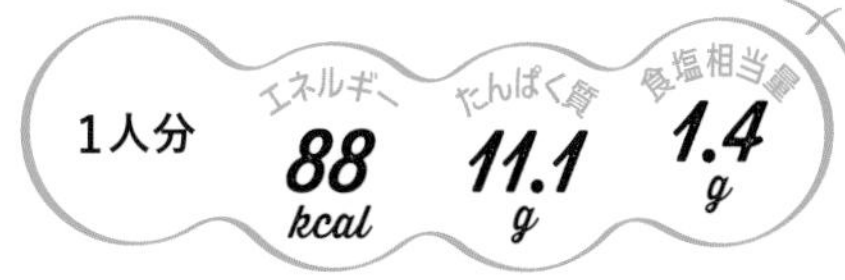

材料（作りやすい分量・2人分）

鶏ささみ……50g
エビ……2尾
かまぼこ（8mm厚さ）……1枚
しいたけ……2個
薄口しょうゆ……少量
ぎんなん（ゆで）……2個
A
- 卵……小1個
- だし汁……3/4カップ
- 酒……小さじ1/2
- 塩……小さじ1/4
- 薄口しょうゆ……少量

三つ葉（好みで）……2本

作り方

1 鶏ささみは2cm幅のそぎ切りにする。エビは背わた、尾、殻を取り、腹側から包丁を入れて2等分にし、包丁の腹で押しつぶす。かまぼこはひと口大に切る。しいたけは軸を除いて2等分し、しょうゆをふりかける。三つ葉は1cm長さに切る。

2 ボウルにAを入れて混ぜ合わせ、ざるでこす。

3 2つの耐熱の器に、三つ葉以外の1の具を均等に入れて2を注ぐ。

4 蒸気の上がった蒸し器に3とぎんなんを入れ、強火で1分、弱火で約15分蒸したら、好みで三つ葉をのせる。

ポイント＆アドバイス

- 具が食べにくいときは、鶏肉は薄切りにし、しいたけはしめじかまいたけにすると、かみ切りやすくなる。
- 茶碗蒸しがむせやすい人は、具なしの卵豆腐にすると食べられることも。

むせやすい人➡ おすすめ　かみにくい人➡ おすすめ

マヨネーズソースと一緒にいただく

ポーチドエッグ

1人分　エネルギー 192 kcal　たんぱく質 7.5 g　食塩相当量 1.0 g

材料（1人分）

卵……1個
キャベツ……1枚（100g）
A
- 水……1カップ
- 酢……大さじ1/2
- 塩……少量

B
- マヨネーズ……大さじ1
- トマトケチャップ……小さじ2
- 塩・こしょう……各少量

作り方

1 キャベツは芯のかたい部分を除き、沸騰湯でしんなりとなるまでゆで、4cm長さのせん切りにする。

2 小鍋でAを強火で煮立て、卵を静かに落とし入れ、箸で卵白を形よくまとめながら約1分ゆでる。形がまとまったらお玉ですくい出し、キッチンペーパーを敷いたざるに上げる。

3 皿に1のキャベツを敷き、その上に2を盛り、混ぜ合わせたBをかける。

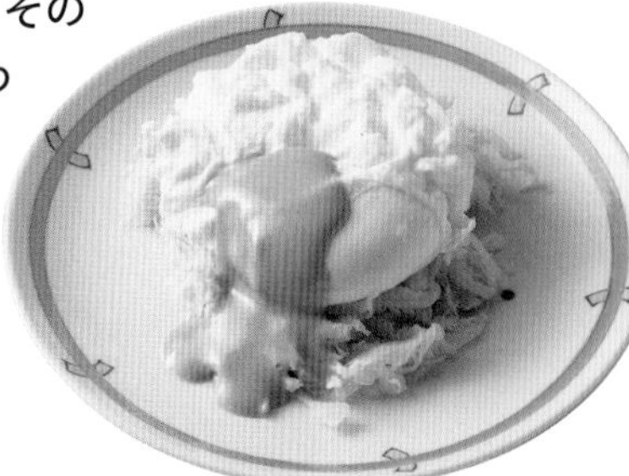

ポイント＆アドバイス

- 卵はいったんボウルに割り入れてから鍋に落とし入れると形がくずれにくい。
- ポーチドエッグは半熟状なので、かむ・飲み込むことが難しい人も食べやすい。

Main Dish

むせやすい人➡ おすすめ　かみにくい人➡ おすすめ

切り方を工夫して食べやすく

刺身の盛り合わせ

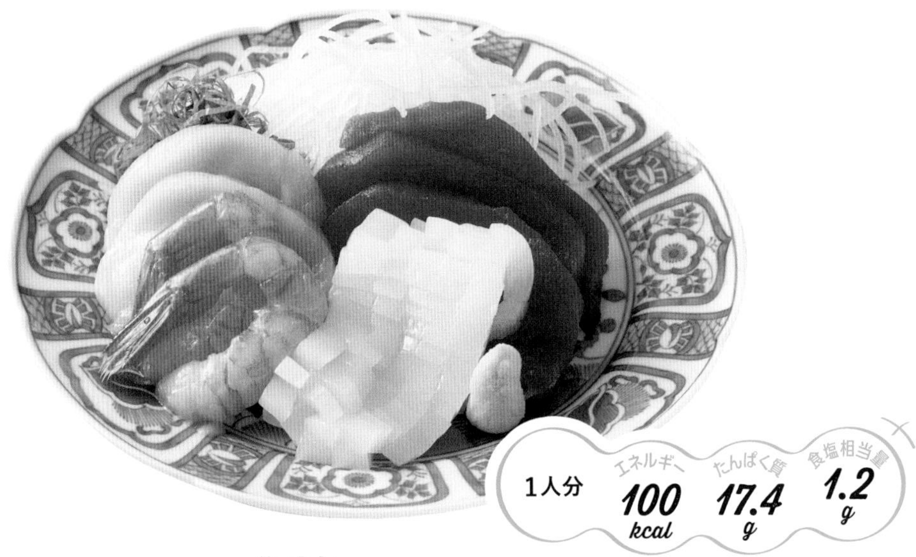

1人分　エネルギー 100kcal　たんぱく質 17.4g　食塩相当量 1.2g

材料（作りやすい分量・4人分）

マグロの赤身
（さく・筋のないもの）…… 160g
ホタテ貝柱（刺身用）
…… 4個（80g）
甘エビ（刺身用）…… 8尾（80g）
イカ（刺身用）…… 80g
つま（市販）…… 適宜
青じそ（せん切り）…… 4枚
しょうゆ・わさび …… 各適宜

作り方

1 マグロは5㎜厚さに、ホタテは厚みを2～3等分に切る。甘エビは頭と殻を除く。イカは繊維に沿って切り目を入れたら90度向きを変えて細切りにする。

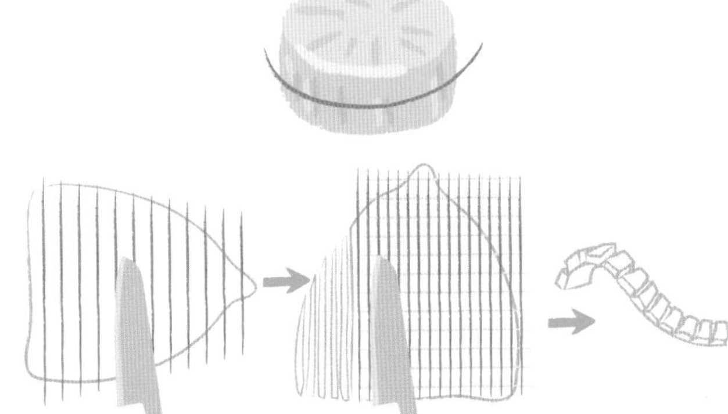

2 器につま、青じそ、1を彩りよく盛り合わせ、わさびを添える。しょうゆをつけていただく。

ポイント＆アドバイス

- 刺身は、筋がないマグロの赤身やホタテ、甘エビが比較的食べやすい。
- イカは、繊維を断ち切るように隠し包丁を入れると食べやすくなる。
- 大根のせん切りのつまや青じそは、飾りとして添えているが、食べにくいものが多いので、食べないほうが安全。

むせやすい人➡ おすすめ　かみにくい人➡ おすすめ

ふっくらやわらかい

イワシの蒲焼き

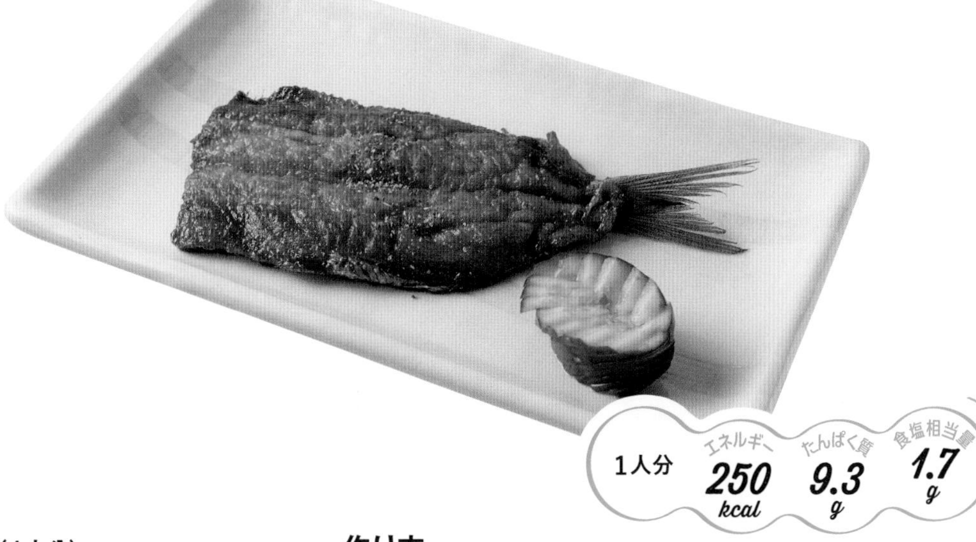

1人分　エネルギー 250kcal　たんぱく質 9.3g　食塩相当量 1.7g

材料（1人分）

イワシ……1尾
A［しょうゆ……小さじ1/2
　しょうが汁……小さじ1/2
小麦粉……適量
サラダ油……大さじ1
B［しょうゆ……小さじ1
　みりん……大さじ1
　砂糖……小さじ1/3
　みそ……小さじ1/3
きゅうり……1/6本

作り方

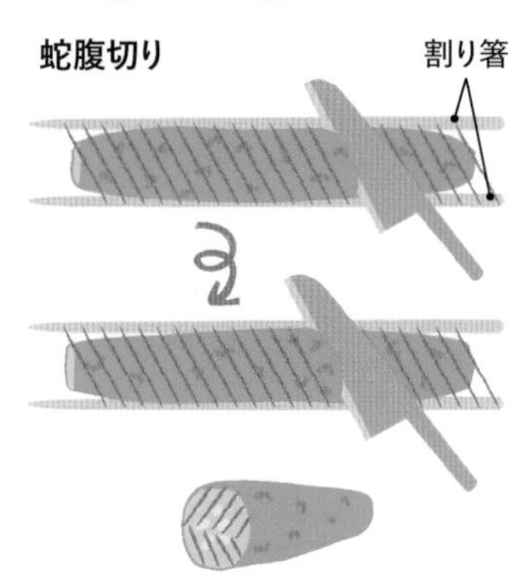

1 きゅうりの側面に直径の半分の深さまで、2㎜幅で斜めの切り込みを入れる。裏側も同様に切り込みを入れる（蛇腹きゅうり）。塩水（分量外）に浸し、汁けを絞ってひと口大に切る。

*両側に割り箸を置いて切ると、下まで切れない。

2 イワシは頭とワタを除いて手開きにし、中骨を除く。

3 Aを合わせてイワシにかけて全体になじませ、10分ほどおき、汁けをきって小麦粉を薄くまぶす。

4 フライパンに油を中火で熱し、3のイワシの身を下にして焼く。焼き色がついたら裏返し、両面に焼き色がついたら火を止めて取り出す。

5 4のフライパンの残り油をキッチンペーパーで拭き取り、Bを入れて弱火で煮立てたら4のイワシを戻し入れ、両面を返しながら照りをつける。

6 器に5を盛り、1のきゅうりを添える。

ポイント＆アドバイス

- 蒲焼きは、ふっくらやわらかい食感なので、食べやすくむせにくい。
- 蛇腹きゅうりは、かみ切りやすく、味が染みやすいのでおすすめ。

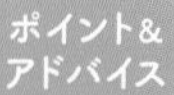

副菜のポイント

切り方に工夫し、十分に煮込んだり、とろみをつけたりする

副菜は、体の調子を整えるビタミンやミネラル、食物繊維が豊富な野菜、いも類、きのこ類、海藻類などを使ったおかずです。野菜は、繊維を断ち切るように切る、皮を厚くむくなどしましょう。せん切りや薄切りは意外とかみ切りにくい場合もあるので、ある程度の厚みや太さにするのがポイントです。いも類は、口の中でまとまりにくいですが、煮くずれるまでやわらかく煮ると食べやすくなります。海藻類はやわらかく煮て、白あえなどにすると飲み込みやすくなります。

野菜

葉もの野菜はやわらかい葉だけを使い丸めたり、あえたりする

小松菜など、薄い葉もの野菜はかみ切りにくいので、茎の部分は除いて葉だけをゆでます。お浸しの場合はクルクル巻いてかみ切りやすい厚みに切ります。または、白あえにしたり、練りごまあえにしたりすると、飲み込みやすくなります。

サラダに使う葉もの野菜はゆでて丸め、トマトは湯むきをする

生サラダはかたくて食べにくい野菜があるので、温野菜サラダがおすすめ。レタスやキャベツは、ゆでた後、ツナをマヨネーズであえたものやチーズなど、好きな食材を入れてクルクル巻いて、食べやすい太さに切ると食べやすくなります。トマトは湯むきをし、くし形に切るか8mm角くらいにします。

根菜類を煮るときは、厚みのある乱切りにしたり、小さく切ってとろみをつける

繊維の多い根菜類は、厚みのある乱切りにしてしっかり煮込むと食べやすくなります。なお、ごぼうはたたいて繊維をほぐしてから、厚みのある乱切りにします。飲み込みにくい場合は、具をすべて繊維を断ち切るように1cm角に切って水溶き片栗粉でとろみをつけると、食べやすくなります。

きんぴらは太めのせん切りにする

ごぼうはささがきにすると、薄くてかみ切りにくいので、繊維を断ち切るように3mm厚さの斜め切りにしてから3mmほどの太めのせん切りにします。にんじんも同様に切ります。また、にんじんとごぼうと食感の違う牛肉を加えても。さらに咀嚼を促し、口の中でまとまりやすく、飲み込みやすくなります。

いも類

里いもは、ぬめりをとらずに煮る

里いもの煮ころがしを作るときは、里いもを2〜3つ食べやすい大きさに切り、ぬめりをとらずにしっかりやわらかくなるまで煮ましょう。ぬめりがとろみ代わりになって、食べやすくなります。飲み込みにくい場合は、煮汁に水溶き片栗粉を加えます。食べるときは、スプーンなどでつぶして煮汁とからめながら食べるとよいでしょう。

ひき肉入りじゃがいもコロッケは、牛乳多めで中身をやわらかく

じゃがいものコロッケは、じゃがいもを裏ごしして牛乳を多めに入れて形が整うくらいのやわらかさで揚げましょう。サクサクした衣が飲み込みにくい場合は、ソースにつけてしばらくおいて、しっとりさせると食べやすくなります。

ポテトサラダは、じゃがいもを粗くつぶしたり、裏ごししてから牛乳を加える

ポテトサラダを作るときは、電子レンジで加熱したじゃがいもを粗くつぶし、牛乳を加えてのばすとしっとりした仕上がりになり、かみやすくなります。また、裏ごしをして牛乳を加えると、さらになめらかになり、飲み込みやすくなります。

さつまいもの天ぷらは、5mm厚さに切り、天つゆにとろみをつける

さつまいもは、皮をむいて5mm太さの斜め切りにして、衣をつけて揚げます。サクサクした衣が食べにくい場合は、少し時間をおくと衣がやわらかくなります。または、天つゆに浸して少しおいてやわらかくしたり、天つゆに水溶き片栗粉を加えてとろみをつけると飲み込みやすくなります。

きのこ類

しいたけは軸を取り格子に切り目を入れるか、薄切りに

しいたけを煮物や炒め物などに使うときは、軸を取って笠を薄切りにしましょう。なお、きのこの中でもしめじは軸を切ったりしなくても食べやすいですが、食べにくさを感じる場合は、軸をとりましょう。

海藻類

ひじきは水で戻してから1〜2cm長さに切る

ひじきの煮物を作るときは、水に戻したひじきを1〜2cm長さに切ります（芽ひじきなら、切らずにそのままでもOK）。ほかの具材もひじきの長さに合わせて1cm角にします。ゆで大豆を入れる場合は、できれば薄皮をむきましょう。煮汁を多めにしてやわらかく煮ます。飲み込みにくい場合は白あえにすると、口の中でまとまり、飲み込みやすくなります。

●酢の物は、三倍酢をだし汁で薄める●

酢はむせやすいので、三倍酢をだし汁で薄めて調整しましょう。また、酢を加熱して軽く沸かすと酸味が少しやわらぎます。

気をつけて！

もずく酢は、ドロッとしたもずくが、かたまりのままのどに落ちていくことが多く、誤嚥しやすいので、できれば避けましょう。

Side Dish

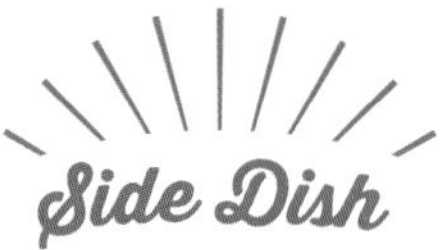

副菜

食べにくい野菜、いも類、海藻類なども、長めに加熱してやわらかくしたり、切り方に工夫をしたりすれば、食べやすくなるので挑戦してみましょう。

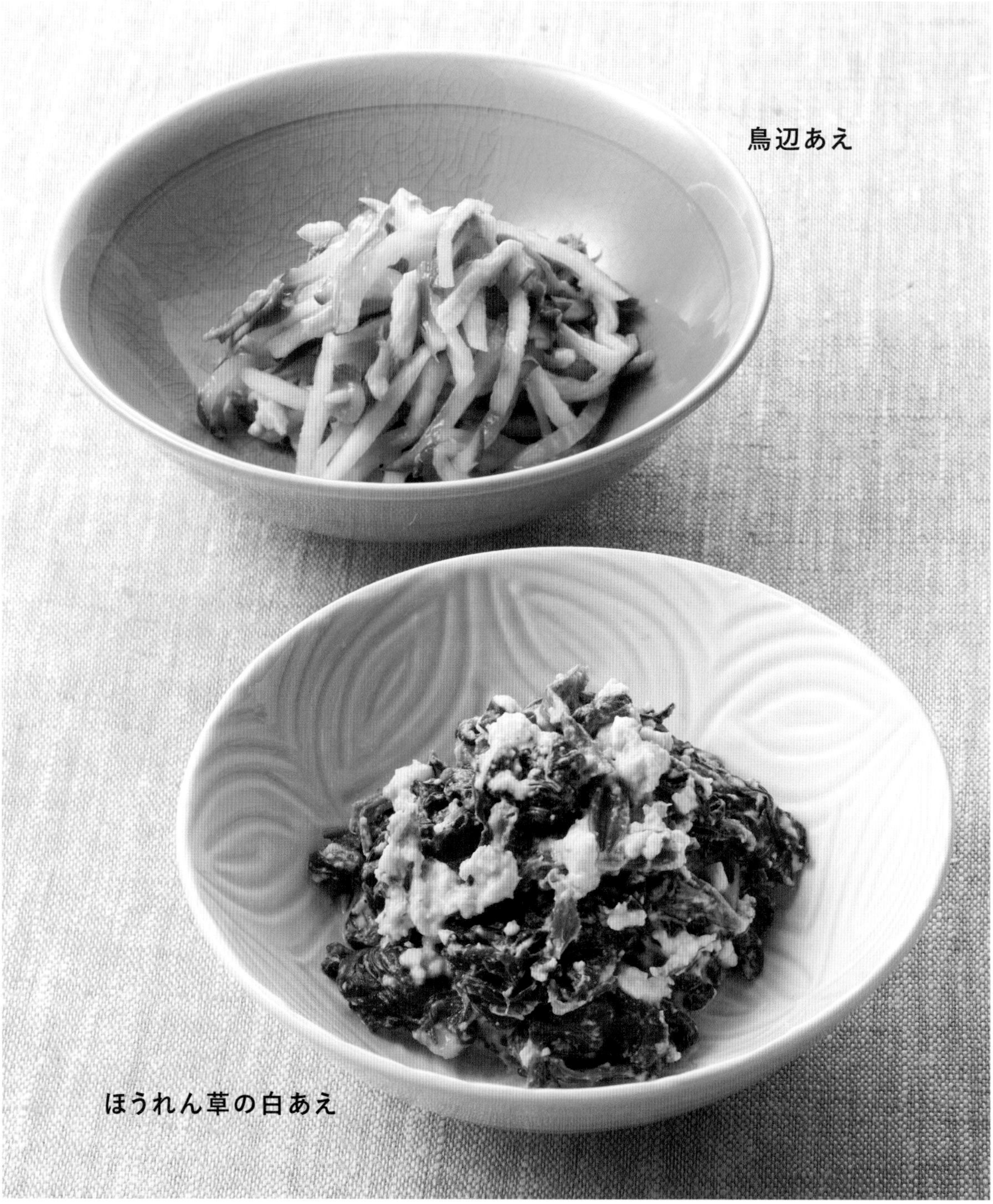

鳥辺あえ
ほうれん草の白あえ

むせやすい人➡おすすめ　かみにくい人➡おすすめ

サラダチキンで作る鶏の酢の物

鳥辺（とりべ）あえ

1人分
エネルギー
73
kcal
食塩相当量
0.8
g

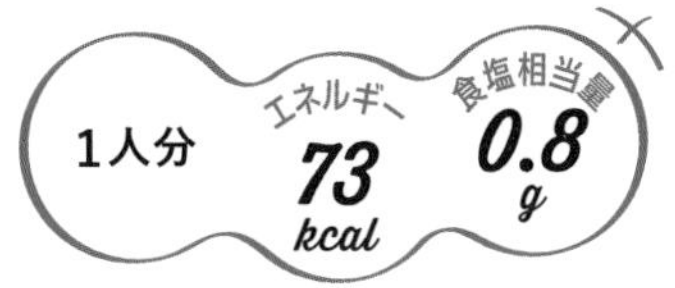

材料（作りやすい分量・2人分）

サラダチキン（市販）……80g
まいたけ……40g
大根（5mm厚さの輪切り）……2枚
きゅうり……1/4本（25g）
A
- 酢……大さじ1と1/2
- 砂糖……大さじ1/2
- しょうゆ……小さじ1/2
- 片栗粉……小さじ1/2

作り方

1. サラダチキンは切って細かく裂く。まいたけは小房に分けて細かく裂き、大根、きゅうりは4～5mm幅のせん切りにして塩（分量外）をふる。
2. 鍋にAを入れて弱火にかけ、とろりとさせる（吉野酢）。
3. ボウルに1を入れて酢（分量外）をふりかけて混ぜて水けを絞り、2の吉野酢であえて器に盛る。

ポイント＆アドバイス

- 酢の物はむせやすいが、合わせ酢に片栗粉を加えたとろみのある吉野酢であえると、食べやすくなる。
- 市販のサラダチキンを利用すれば、鶏肉を加熱する面倒な工程がなく、手軽に作ることができる。

むせやすい人➡おすすめ　かみにくい人➡おすすめ

白あえにすると葉もの野菜も食べやすい

ほうれん草の白あえ

1人分
エネルギー
177
kcal
食塩相当量
0.8
g

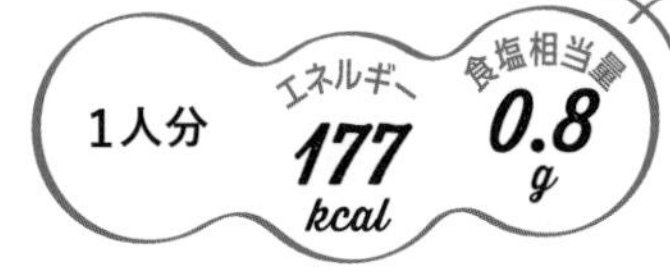

材料（1人分）

ほうれん草……100g
豆腐……1/8丁
A
- 練りごま（白）……大さじ1
- 白みそ……大さじ1/4
- 砂糖……大さじ1/4
- 塩……少量

作り方

1. ほうれん草は根元を落とし、流水でよく洗う。鍋にたっぷりの湯を沸かし、根元からゆで、冷水にとって冷まし、水けを絞って2cm長さに切る。
2. 豆腐はキッチンペーパーに包んでよく水けをきる。
3. すり鉢（またはボウル）に2とAを入れ、よく混ぜ合わせ、1のほうれん草を加えてあえ、器に盛る。

ポイント＆アドバイス

- ほうれん草は、やわらかくゆでて2cmほどに切ると食べやすい。
- 白あえにすると、ほうれん草も口の中でまとまりやすくなる。
- 市販のほうれん草のお浸しの惣菜を食べやすい大きさに切り、電子レンジで加熱してよりやわらかくし、白あえにしてもよい。
- ほうれん草は、バラで冷凍したものを常備しておくと便利。

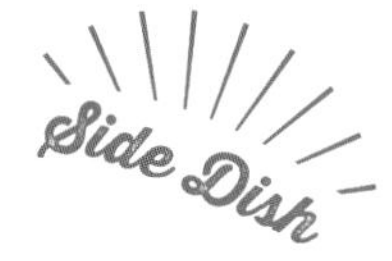

むせやすい人➡ おすすめ　かみにくい人➡ おすすめ

しっとりやわらかい

じゃがいものきんぴら

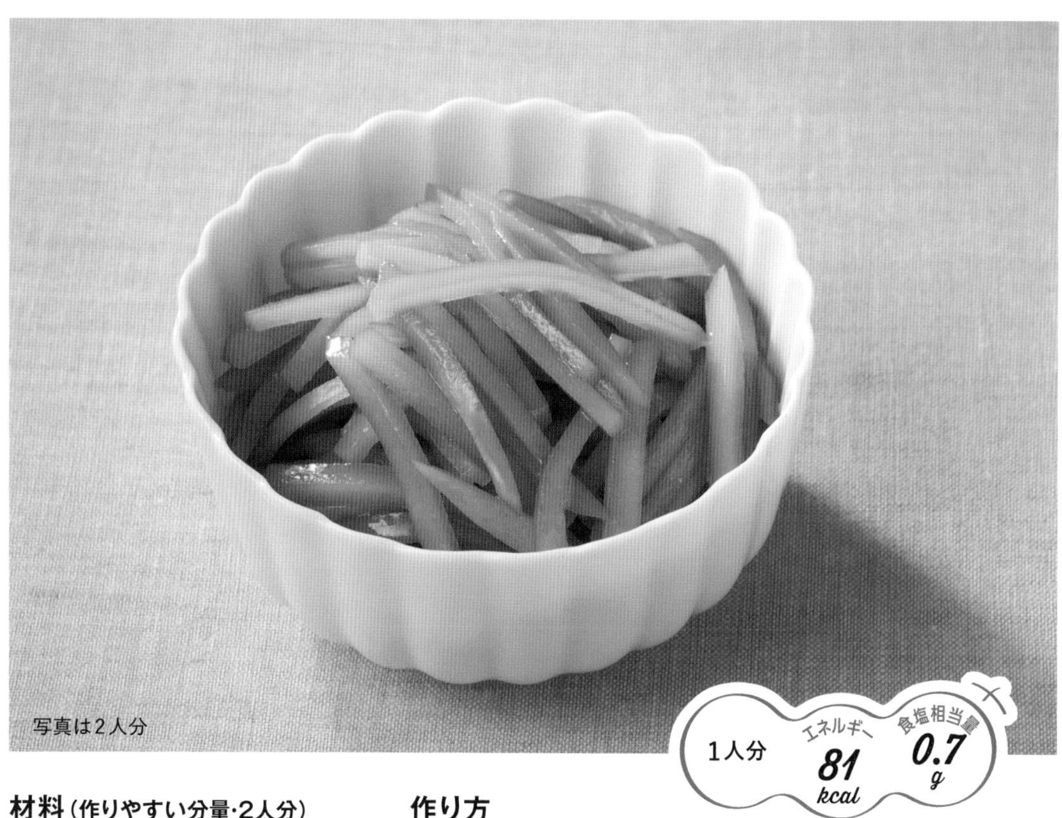

写真は2人分

1人分　エネルギー 81 kcal　食塩相当量 0.7 g

材料（作りやすい分量・2人分）

じゃがいも …… 1個

A
- 砂糖 …… 大さじ1/2
- みりん …… 大さじ1/2
- しょうゆ …… 大さじ1/2

ごま油 …… 適量

作り方

1. じゃがいもは皮をむいて細切りにし、ボウルにかぶるくらいの水に入れてさらした後、ざるにあげて水けをきる。
2. フライパンにごま油を中火で熱し、*1*を入れて炒める。
3. じゃがいもに火が通り、透き通ってきたらAを入れて炒め合わせ、器に盛る。

ポイント&アドバイス

- にんじんやごぼうのきんぴらは、やわらかくなるまで煮る必要があるが、じゃがいもなら炒めるだけでやわらかく仕上がり、調理も簡単。
- じゃがいもは自分の食べやすい長さに切る。
- やわらかく仕上げるために、じゃがいもは透き通るまでしっかり火を通す。

むせやすい人➡ おすすめ　かみにくい人➡ おすすめ

口の中でべたつかない
れんこんもち

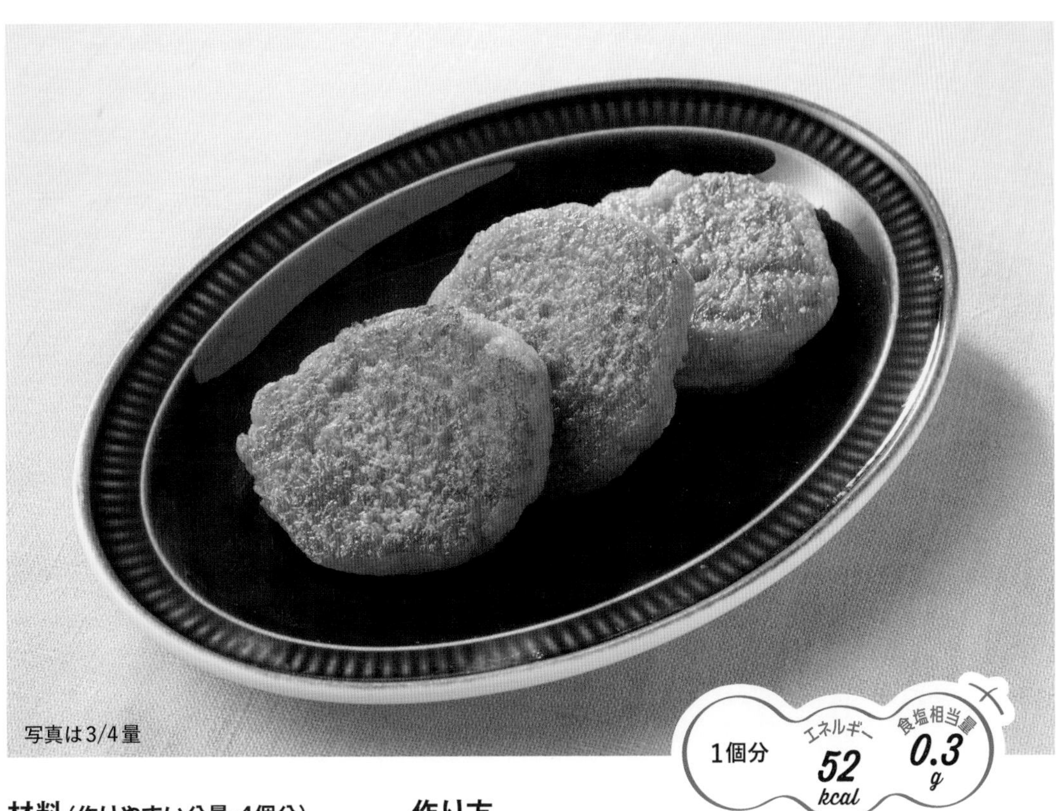
写真は3/4量

1個分　エネルギー 52 kcal　食塩相当量 0.3 g

材料（作りやすい分量・4個分）

れんこん……200g
A
- 片栗粉……小さじ2
- しょうゆ……小さじ1
- みりん……小さじ1
- 塩……少量

サラダ油……小さじ1

作り方

1 れんこんは皮をむき、おろし器ですりおろし、軽く水けを絞る。

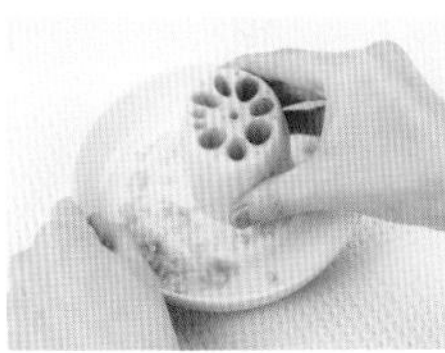

2 ボウルに1、Aを入れてよく混ぜる。

3 フライパンに油を中火で熱して、2を4等分したものをスプーンで落とし、形を整え、両面にこんがりと焼き色がつくまで焼く。

ポイント＆アドバイス

- すりおろしたれんこんは、加熱するとモチモチした食感になるが、もちのように伸びたり、ベタついたりしないので、かみやすく飲み込みやすい。
- 飲み込むのが難しい人は、あんかけにしてとろみをつける工夫で食べやすくなる。

Side Dish

むせやすい人➡ 気をつけて　かみにくい人➡ おすすめ

欧米で人気の定番料理を食卓に

サーモンケーキ

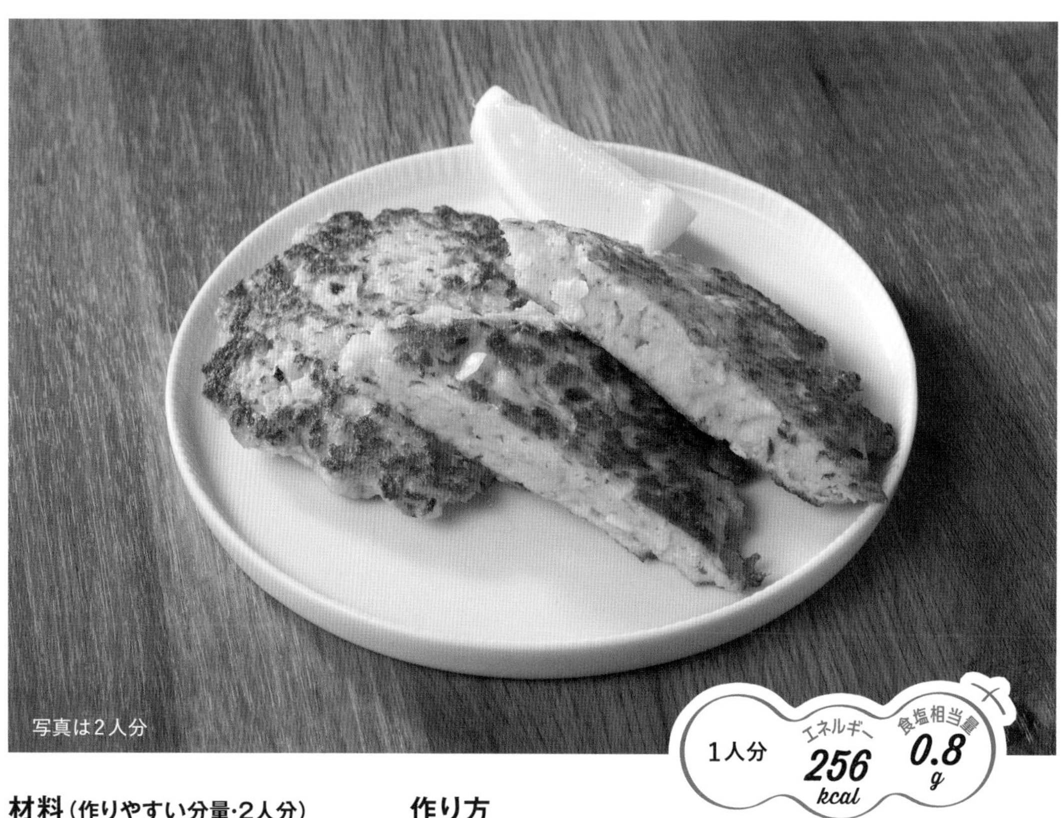

写真は2人分

1人分　エネルギー 256 kcal　食塩相当量 0.8 g

材料（作りやすい分量・2人分）

サケ缶（水煮）……100g
玉ねぎ……50g
A
- 卵……1個
- 牛乳……大さじ2
- パン粉……カップ1/2
- 小麦粉……大さじ2
- マヨネーズ……大さじ1

オリーブ油……大さじ1/2
レモン（くし切り）……1個

作り方

1. 玉ねぎはみじん切りにする。
2. ボウルに1、サケ、Aを入れてよく混ぜ合わせる。
3. フライパンにオリーブ油を中火で熱し、2の生地をスプーンですくって丸く落として両面を焼く。これをもう1枚作る。
4. 器に3を盛りつけ、レモンを絞っていただく。

ポイント&アドバイス

- やわらかいサケの水煮と玉ねぎをつなぎでまとめているので、口の中でばらつかない。
- むせるときは、あんをかけてとろみを加えてもよい。

むせやすい人➡ おすすめ　かみにくい人➡ おすすめ

冷凍のミックス野菜で作る惣菜ケーキ

野菜のケークサレ

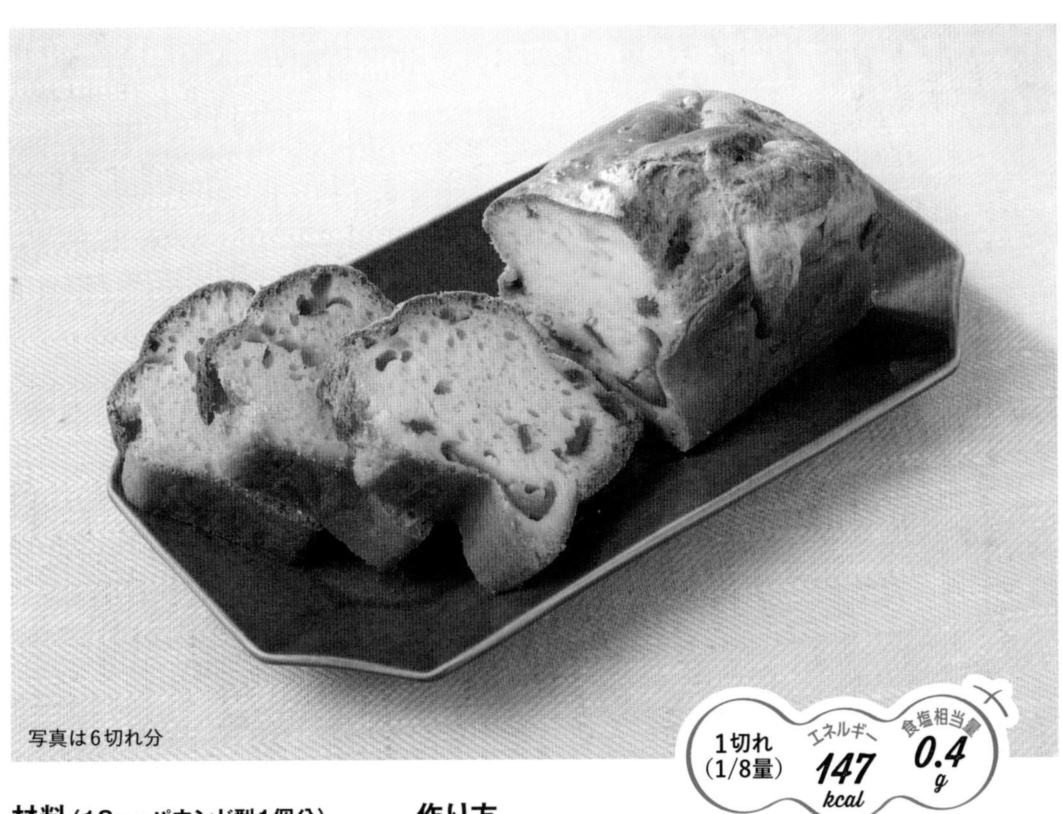
写真は6切れ分

1切れ（1/8量）　エネルギー 147 kcal　食塩相当量 0.4 g

材料（18cmパウンド型1個分）

冷凍ミックス野菜*（市販）…… 140g
ホットケーキミックス …… 200g

A
- 牛乳 …… 3/4カップ
- 卵 …… 1個
- オリーブ油 …… 大さじ1
- 粉チーズ …… 大さじ1
- マヨネーズ …… 大さじ1

*パプリカが入っている冷凍グリル野菜を使用。

作り方

1 野菜は電子レンジで解凍し、食べやすい大きさに切る。

2 ボウルにホットケーキミックス、Aを入れてよく混ぜ、1を加えてさっくりと混ぜる。

3 クッキングシートを敷いたパウンドケーキ型に2を流し入れ、180°Cに予熱したオーブンで50分焼く。

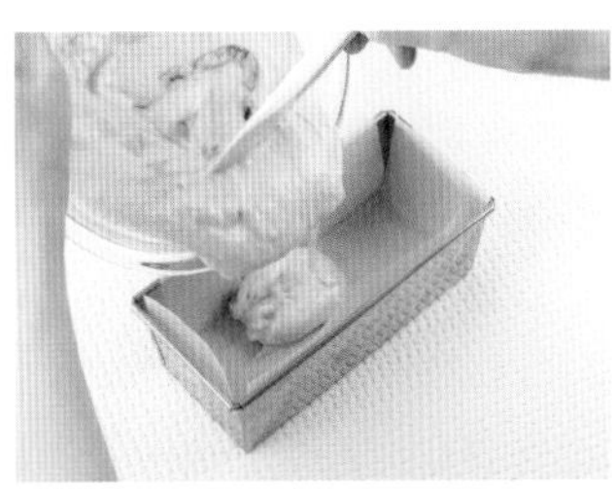

ポイント&アドバイス

- 野菜がケーキの中に食べやすい大きさで入っているので、食べやすい。
- やわらかく、しっとりしているので、かみやすく、むせにくい。
- 甘くない惣菜ケーキは、軽食にもおすすめ。

むせやすい人➡ 気をつけて　かみにくい人➡ おすすめ

味がよく染みてほっこり

そら豆とエビのくず煮

1人分
エネルギー
140
kcal
食塩相当量
1.4
g

材料（2人分）

冷凍そら豆（市販）…… 80g
むきエビ …… 100g
長ねぎ …… 3cm長さ
A「塩 …… 少量
　L酒 …… 小さじ1
B 鶏ガラスープの素 …… 小さじ1/5
　水 …… 1/3カップ
　酒 …… 小さじ1
　塩 …… 小さじ1/3
　砂糖 …… 少量
水溶き片栗粉 …… 小さじ2
ごま油 …… 大さじ1

作り方

1 そら豆は熱湯をかけて解凍し、皮をむく。ねぎはみじん切りにする。

2 エビは身を包丁の腹でつぶし、Aをふる。

3 鍋にごま油を弱火で熱し、ねぎを炒め、香りが立ってきたらそら豆とエビを加えてさっと炒め合わせる。

4 3にBを加え、煮立ったら水溶き片栗粉を加えて混ぜ、とろみをつける。

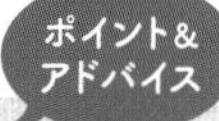
ポイント&アドバイス

- エビの腹側の強い筋肉を包丁の腹でつぶすことで、やわらかくなり、味も染みやすくなる。
- とろみをつけてもむせてしまうときは、そら豆もつぶしてペースト状にする。

むせやすい人➡ 気をつけて　かみにくい人➡ おすすめ

缶詰のやわらかい野菜でお手軽に

ホワイトアスパラガスのわさびあえ

1人分　エネルギー 22 kcal　食塩相当量 1.4 g

材料（1人分）

ホワイトアスパラガス（瓶または缶）
　…… 4本
A「おろしわさび …… 少量
　Lしょうゆ …… 小さじ1
おろしわさび …… 適宜

作り方

1 アスパラガスは3cm長さに切る。

2 ボウルに1と混ぜ合わせたAをあえる。

3 器に2を盛り、お好みでわさびを添える。

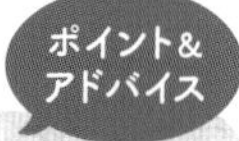

ポイント&アドバイス

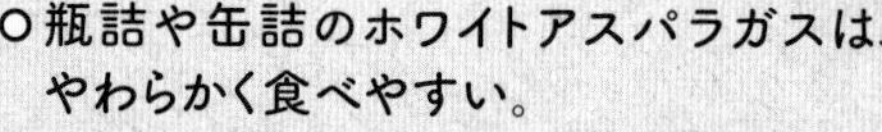

- 瓶詰や缶詰のホワイトアスパラガスは、やわらかく食べやすい。
- 缶詰特有のにおいが気になる場合は、わさびじょうゆのように香味をきかせるとおいしくいただける。なお、わさびの刺激でむせる場合は、しょうゆのみにするとよい。

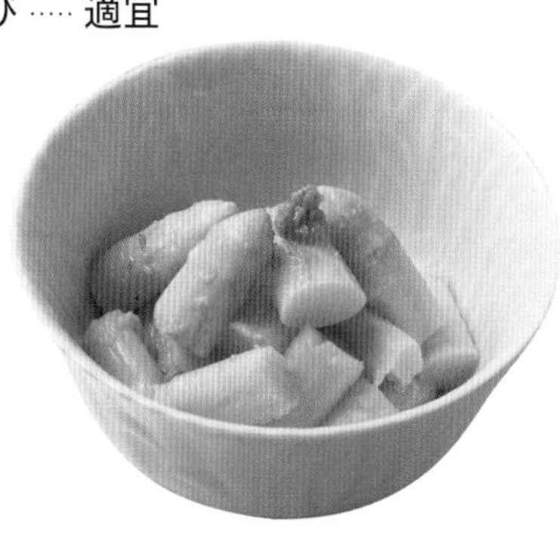

むせやすい人➡ おすすめ　かみにくい人➡ おすすめ

じゃがいもを煮込んでとろみをプラス

肉じゃが

1人分　エネルギー 251 kcal　食塩相当量 1.6 g

材料（1人分）

牛薄切り肉……40g
じゃがいも……小1個（80g）
玉ねぎ……1/6個（40g）
にんじん……1/5本（20g）
サラダ油……小さじ1
だし汁……1カップ
A［砂糖……小さじ1
　しょうゆ……大さじ1/2
　みりん……小さじ1/2］
さやえんどう……1枚

作り方

1 じゃがいもは皮をむいて2cm角に切り、水にさらす。玉ねぎ、にんじんは皮をむいて2cm角に切る。さやえんどうは筋を除いてさっとゆで、せん切りにする。

2 小鍋に油を弱火で熱し、2cm四方に切った牛肉をさっと炒めて色が変わったら、じゃがいも、玉ねぎ、にんじんを加えて炒め合わせる。

3 2にだし汁を加えてしばらく煮る。じゃがいもがやわらかくなったらAを加え、さらに汁けが半量になるまで煮詰める。

4 3を器に盛り、さやえんどうを散らす。

ポイント&アドバイス

- 肉と野菜は、ひと口大に切って、食べられるやわらかさになるまで、コトコト煮込む。
- 煮込むことで、じゃがいものでんぷんが溶け出てトロッとなるので、むせやすい人でも食べやすくなる。

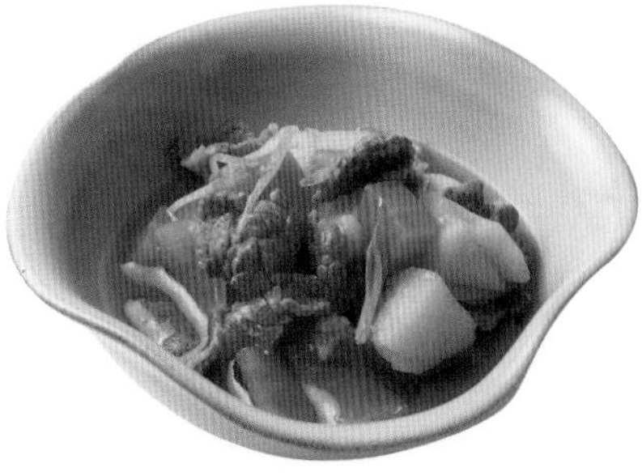

むせやすい人➡ 気をつけて　かみにくい人➡ おすすめ

めかぶは細かく刻んでネバネバに

めかぶとうどの酢の物

1人分　エネルギー 32 kcal　食塩相当量 0.8 g

材料（1人分）

めかぶ（生）……50g
うど……30g
A［酢……小さじ1
　だし汁……小さじ1
　みりん……小さじ1
　しょうゆ……小さじ1/2
　塩……少量］

作り方

1 めかぶは細かく切り、うどは3cm長さのせん切りにする。

2 ボウルにAを入れて混ぜ合わせ、1を加えてあえる。

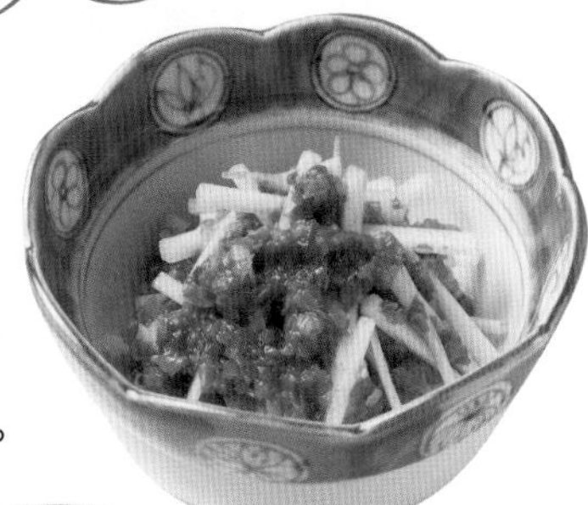

ポイント&アドバイス

- めかぶは刻んで包丁でたたくことで粘りが出て、飲み込みやすくなる。
- むせやすい人は酢でむせることが多いので、好みを優先しつつ、だし汁を多めにするなど調整する。
- めかぶは、他の食材とあえ、ひと口の量を少なくして注意して食べる。

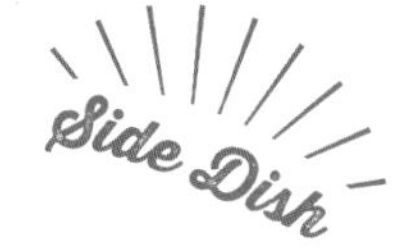

むせやすい人➡ 気をつけて　かみにくい人➡ おすすめ

ゼラチンで具材を固めた一品

フィッシュタンバール

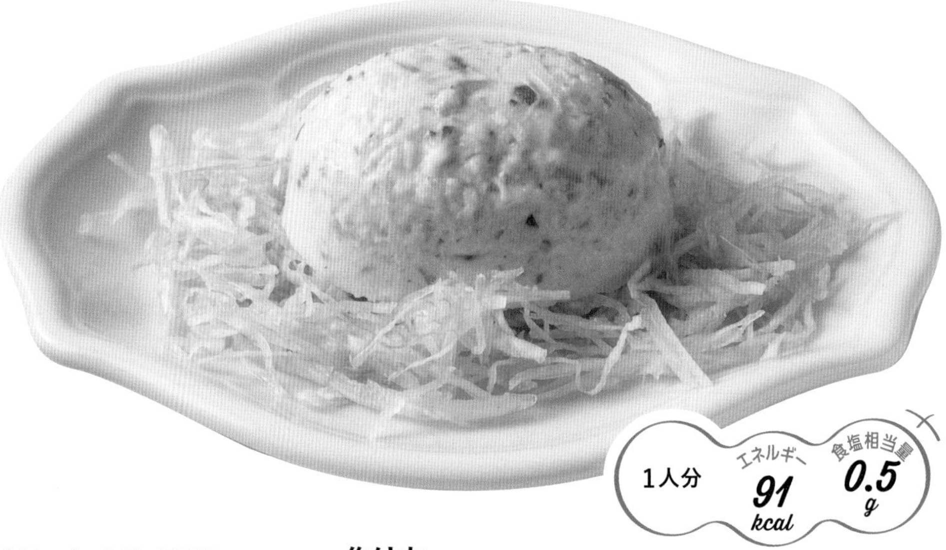

1人分　エネルギー 91kcal　食塩相当量 0.5g

材料（タンバール型*1個分）

ツナ（水煮缶）…… 20g

A
- きゅうり …… 1/5本（20g）
- 玉ねぎ …… 10g
- トマト …… 小1/6個（15g）
- パセリ（みじん切り）…… 少量
- マヨネーズ …… 大さじ2/3

B
- 粉ゼラチン …… 2g
- 水 …… 大さじ2

塩・こしょう …… 各少量

レタス …… 1枚（70g）

*大き目の丸い型。またはセルクル（底のない枠だけの型）でもよい

作り方

1. ツナ缶の汁（大さじ1）を別容器に取り分けておく。汁けをきったツナは細かくほぐす。きゅうりは塩もみし、さっと洗ってみじん切りにする。玉ねぎはみじん切りにして水にさらし、水けを絞る。トマトは皮をむき、種を除いて、5㎜角に切る。レタスは3 ～ 4㎝長さのせん切りにする。
2. ボウルにツナとAを入れてあえる。
3. 小鍋に1で取り分けたツナ缶の汁とBを入れて弱火にかける。ゼラチンが溶けたら塩・こしょうで味をととのえる。
4. 2に3を加えて混ぜ合わせ、内側を水で濡らしたタンバール型に流し入れ、氷水で冷やし、粗熱がとれたら冷蔵庫で冷やし固める。
5. 器にレタスを敷き、4を型から出して盛る。

ポイント&アドバイス

- ゼラチンがツナや野菜をまとめるので、食塊を形成しやすくなり、飲み込みやすくなる。
- タンバールとは、広口の円筒型の型にほぐした魚の身や、みじん切りにした野菜を詰めた料理のこと。実際に使う型はどんな形でもよい。

むせやすい人➡おすすめ　かみにくい人➡おすすめ

じっくり煮込んで味わい深く

里いもの煮ころがし

1人分　エネルギー 144kcal　食塩相当量 1.4g

材料（1人分）

里いも …… 小5個（150g）
だし汁 …… 2/3カップ
A［みりん …… 大さじ1
　 酒 …… 大さじ1/2
しょうゆ …… 大さじ1/2
水溶き片栗粉 …… 小さじ1
ゆずの皮（すりおろし）…… 少量

ポイント＆アドバイス

- 煮汁に水溶き片栗粉を加えると、とろみがついて飲み込みやすくなる。
- 里いもは、下ごしらえ済みの冷凍を使うと時短になって便利。
- ゆずを散らすと香りはよいが、特に散らさなくてもよい。

作り方

1. 里いもは皮をむき、縦横半分に切ってボウルに入れ、塩少量（分量外）を入れてもみ、ぬめりをとった後、流水で洗ってざるにあげる。
2. 鍋に1を入れて、水（分量外）をひたひたになるまで加えて強火にかけ、沸騰したら約2分ゆでてからざるにあげる。
3. 鍋に里いもを戻し入れ、だし汁を加えて中火で煮立てる。弱火にして約10分煮たら、Aを加えてさらに約10分煮る。
4. 里いもがやわらかくなったら、しょうゆを加えて3～4分煮て、いったん取り出し、鍋の煮汁に水溶き片栗粉を加えてとろみをつけ、里いもを戻し入れて全体にからめる。
5. 器に盛り、あればゆずの皮のすりおろしを散らす。

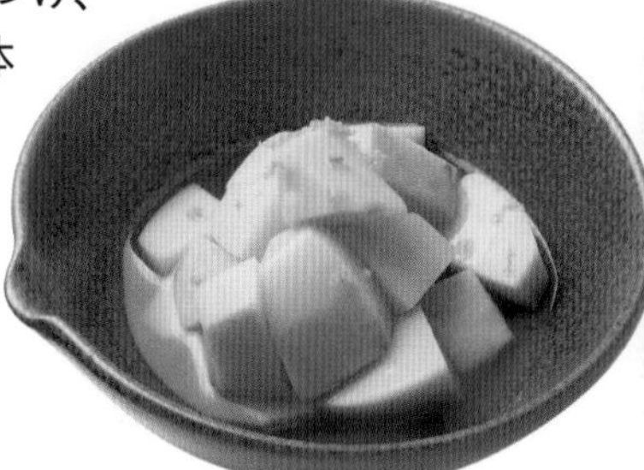

むせやすい人➡気をつけて　かみにくい人➡おすすめ

歯ざわりを楽しめる

山いもときゅうりの和風サラダ

1人分　エネルギー 116kcal　食塩相当量 0.9g

材料（1人分）

やまといも（軽くたたく）…… 50g
きゅうり …… 1/4本（25g）
塩 …… 少量
梅干し …… 1/2個
A［サラダ油 …… 小さじ2
　 酢 …… 小さじ1と1/3
　 しょうゆ …… 小さじ1/2

作り方

1. 山いもは皮をむいて4cm長さの拍子木切りにする。きゅうりは縦半分にし、細かく切り目を入れてから塩をまぶす。しんなりとしたら水洗いしてひと口大に切る。梅干しは種を除き、包丁の刃でたたいて細かくする。
2. ボウルに梅干しとAを混ぜ合わせ、山いもときゅうりを加えてあえる。

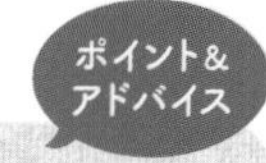

- かみ切りやすい山いもは、少しの咀嚼力で砕けるので、かけらで誤嚥しないように気をつけながら食べる。

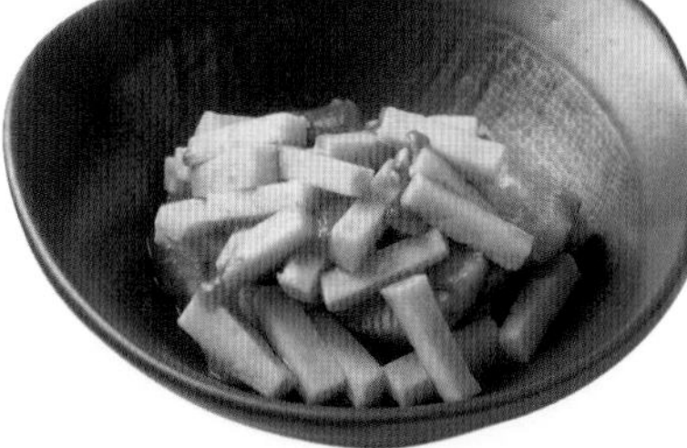

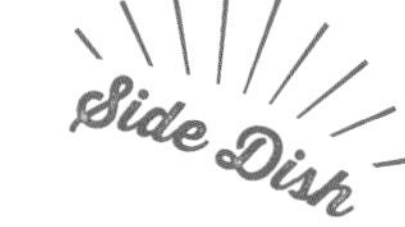

むせやすい人➡ 気をつけて　かみにくい人➡ おすすめ

ゴロゴロ野菜をやわらかく煮て

野菜のボルシチ風

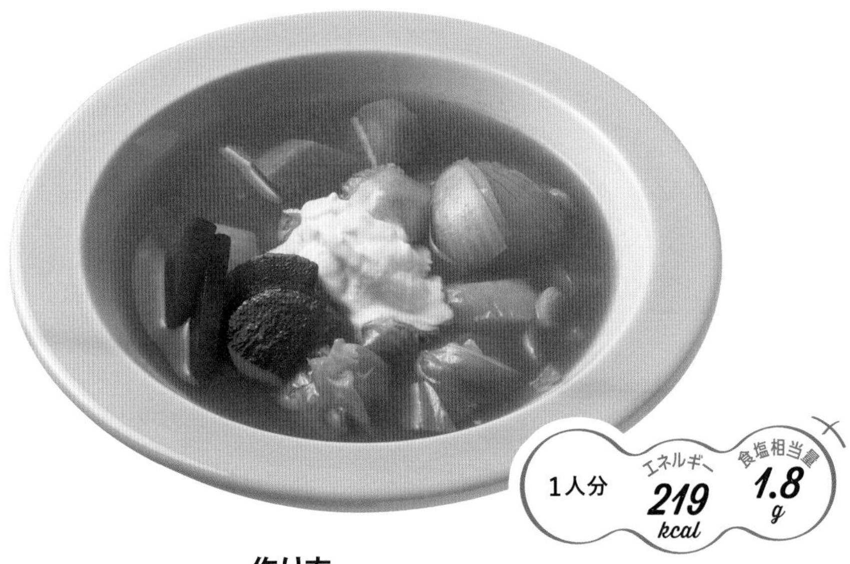

1人分　エネルギー 219 kcal　食塩相当量 1.8 g

材料（1人分）

にんじん …… 1/4本（25g）
玉ねぎ …… 1/4個（60g）
じゃがいも …… 小1個（80g）
セロリ …… 1/8本（20g）
ビーツ（缶詰）…… 1/4缶（50g）
キャベツ …… 80g
にんにく …… 1/4かけ
バター …… 大さじ1/2

A
- トマトピューレ …… 大さじ2
- 塩 …… 小さじ1/6
- こしょう …… 少量
- ローリエ …… 1枚
- 顆粒コンソメ …… 小さじ1/2
- 水 …… 1と1/2カップ

水溶き片栗粉 …… 大さじ2
サワークリーム …… 小さじ1

作り方

1. にんじん、じゃがいもは皮をむく。セロリは筋を除く。キャベツは芯をそぐ。にんにくはみじん切りにする。
2. 鍋にバターを入れて弱火で熱して溶かし、にんにくを炒める。香りが立ったら、にんじん、玉ねぎ、じゃがいも、セロリ、キャベツを加えて強火で炒め、火が通ったらビーツとAを加え、やわらかくなるまで煮込み、野菜は食べやすい大きさにスプーンなどで切り分けて器に盛る。
3. 鍋の煮汁に水溶き片栗粉を加えてとろみをつけ、野菜を盛りつけた2にかけてサワークリームを添える。

ポイント＆アドバイス

- ロシア風にビーツ（赤かぶの一種）で赤く色づけした煮込み料理は、煮込む時間を変えれば、食べる人の状態に合ったやわらかさに調整できる。
- 繊維の多いセロリがかみにくいときは、盛りつける際に5㎜ほどの厚さに切るか、除くようにする（あらかじめ入れなくてもよい）。
- 飲み込みやすくするには、じゃがいもが煮くずれるほど火を通して煮汁にとろみをつけるとよい。

むせやすい人➡おすすめ　かみにくい人➡おすすめ

白菜をとろみでまとめて

白菜のカニあんかけ

1人分　エネルギー 174 kcal　食塩相当量 2.2 g

材料（1人分）

白菜 …… 1枚半（150g）
カニ（缶詰）…… 1/2缶（40g）
サラダ油 …… 大さじ1
しょうが（みじん切り）
…… 小さじ1
A
- 鶏ガラスープの素 …… 小さじ1/3
- 水 …… 1/2カップ
- 塩 …… 小さじ1/6
- こしょう …… 少量

水溶き片栗粉
…… 大さじ1
冷凍グリーンピース
（市販）…… 適宜

作り方

1. 白菜は葉と芯に切り分ける。葉はひと口大に、芯は隠し包丁（21ページ参照）を入れてから繊維を断つように3cm長さの1cm幅に切ってさっとゆでる。カニは軟骨を除いてほぐす。グリーンピースは熱湯をかけて解凍し、皮をむく。
2. 鍋に油を弱火で熱し、しょうがを炒めて香りが立ったら、白菜、カニの順に加えてさっと強火で炒め合わせ、Aを加える。煮立ったら水溶き片栗粉を加えて混ぜる。
3. 2を皿に盛り、グリーンピースを散らす。

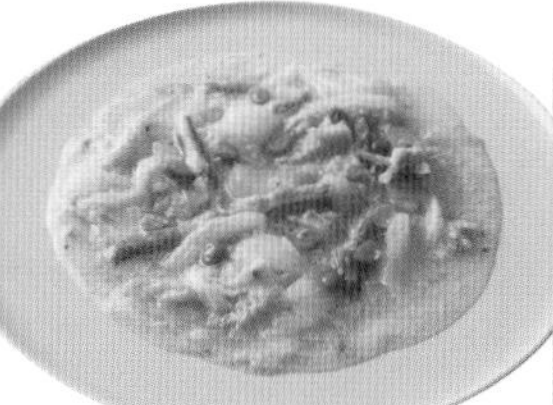

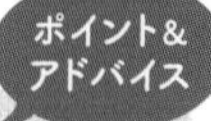

- 白菜の芯は繊維がかみ切りにくいので、あらかじめ隠し包丁を入れておく。
- グリーンピースの皮が口に残ってしまうのを避けるため、皮をむく。または最初から入れなくてもよい。

むせやすい人➡おすすめ　かみにくい人➡おすすめ

レンジで簡単にできる

ポテトサラダ

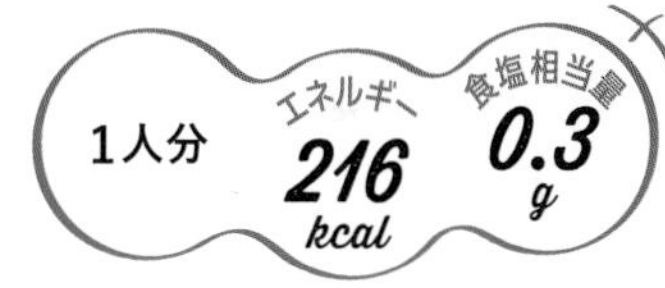

材料（1人分）

じゃがいも …… 1個（100g）
玉ねぎ …… 20g
にんじん …… 2cm
冷凍グリーンピース（市販）
…… 大さじ1
A
- マヨネーズ …… 大さじ1
- サワークリーム …… 大さじ1

作り方

1. じゃがいもは洗ってラップで包み、電子レンジ（600W）で4分加熱する。熱いうちに皮をむき、ボウルに入れてフォークで粗くつぶす。
2. 玉ねぎはすりおろし、耐熱皿にのせて電子レンジ（600W）で30秒加熱する。にんじんは皮をむいて2mm厚さのいちょう切りにし、電子レンジ（600W）で40秒加熱する。グリーンピースは熱湯をかけて解凍し、皮をむく。
3. ボウルに1、2、Aを入れて混ぜ合わせる。

ポイント&アドバイス

- にんじんは、あまり薄くすると、かみ切りにくくなるので、4mm厚さくらいにする。
- きゅうりを入れてもよいが、その場合はにんじん同様、あまり薄切りにしないようにする。
- グリーンピースは、皮が口に残らないように皮をむいて入れる。

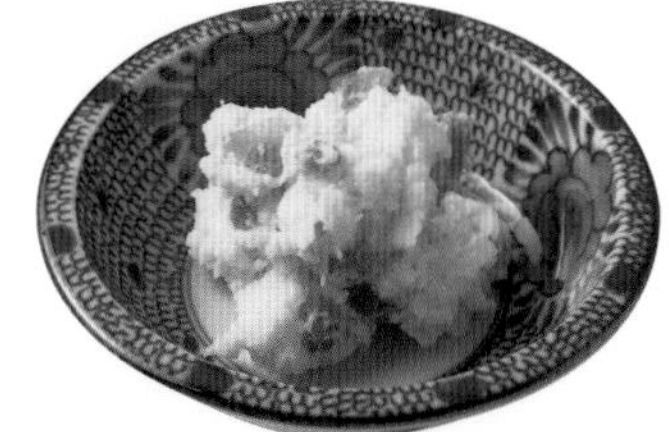

むせやすい人➡ おすすめ　かみにくい人➡ 気をつけて

春菊の葉先だけを使った

春菊のごまあえ

1人分　エネルギー 62 kcal　食塩相当量 0.6 g

材料（1人分）

春菊（葉のみ）…… 60g

A
- 黒練りごま …… 小さじ1
- 砂糖 …… 小さじ1/2
- しょうゆ …… 小さじ1/2

黒すりごま …… 少量

作り方

1 春菊は沸騰湯でゆで、ざるに上げて冷水にさらし、水けを絞って、食べやすい長さに切る。

2 ボウルにAを入れて混ぜ合わせ、1を加えてさっとあえる。

3 器に盛り、すりごまをふる。

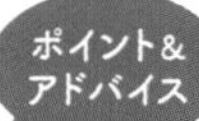

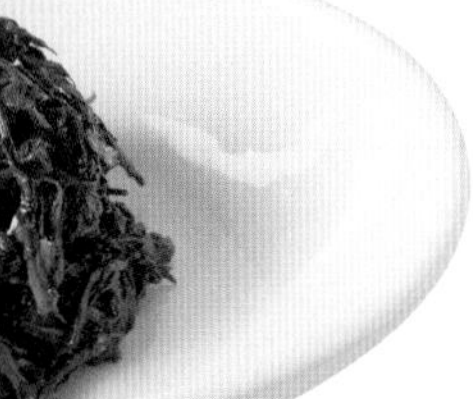

- 春菊は、食べやすいように葉先を摘んでやわらかくゆでる。ただし、かみにくい場合は、よりやわらかいほうれん草に変えても。
- ごまの粒は、歯の間に入り込むことがあるので、あえ衣には練りごまを使う。

むせやすい人➡ 気をつけて　かみにくい人➡ おすすめ

クリーム状のピーナッツを使った

ほうれん草のピーナッツあえ

1人分　エネルギー 126 kcal　食塩相当量 0.5 g

材料（1人分）

ほうれん草（葉のみ）…… 50g

A
- ピーナッツバター（無糖・クリーム状のもの）…… 大さじ1
- しょうゆ …… 小さじ1/3
- だし汁 …… 小さじ2
- 砂糖 …… 小さじ2/3

作り方

1 ほうれん草は沸騰湯でゆで、ざるにあげて冷水にさらし、水けを絞って2cm長さに切る。

2 ボウルにAを入れて混ぜ合わせ、1を加えてあえる。

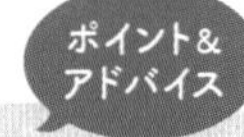

- ほうれん草がかみ切りにくい人には、葉先だけ摘んでやわらかくゆでる。茎は長めにゆでると食べられることも。
- 葉もの野菜も、ピーナッツバターなど少しとろみのあるものでまとめると食塊が作りやすいので、かみやすく飲み込みやすくなる。
- 砂糖入りのピーナッツクリームでつくる場合は、味をみながら砂糖の量を調整する。

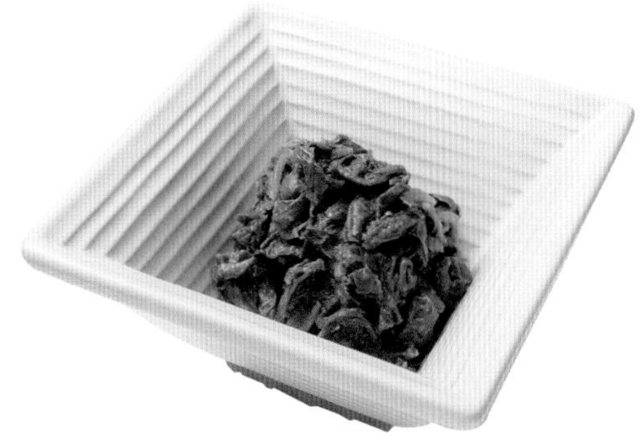

むせやすい人➡ おすすめ　かみにくい人➡ おすすめ

たっぷりと煮汁を含ませて

かぼちゃの煮物

1人分
エネルギー
88
kcal
食塩相当量
0.5
g

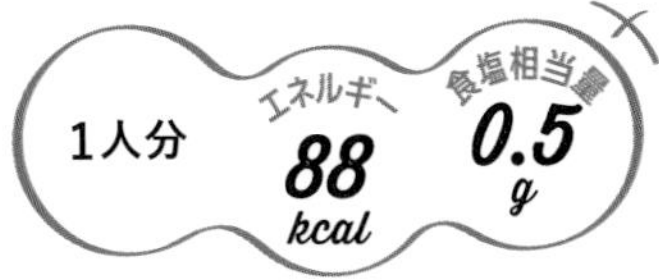

材料（作りやすい分量・2人分）

かぼちゃ …… 200g
だし汁 …… 3/4カップ
砂糖 …… 小さじ1/2
みりん …… 小さじ1/2
しょうゆ …… 小さじ1

作り方

1. かぼちゃは3cm角に切り、皮をところどころむいて面取りをする。木の葉にしてもよい。
2. 鍋に1、だし汁を入れて中火で煮立てて砂糖を加え、落としぶたをして弱火で約3分煮る。みりんとしょうゆを加え、さらに5～6分煮る。
3. 2を煮汁ごと器に盛る。

ポイント&アドバイス

- かぼちゃは、煮る時間や下処理によって、その人の状態に合わせた仕上がりにできる。
- 少しかみにくい程度なら、皮をところどころむくだけでも食べやすくなる。
- 皮を少しむいても、かたいと感じるときは、食べるときに皮を除くとよい。

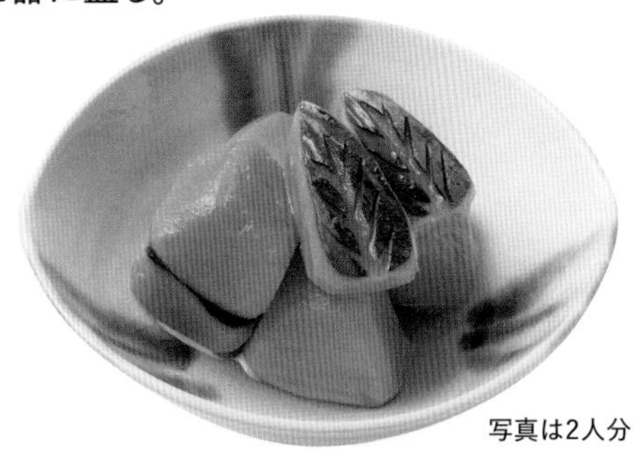

写真は2人分

むせやすい人➡ おすすめ　かみにくい人➡ おすすめ

かつらむきした大根にみそが染みる

ふろふき大根

1人分　エネルギー 90 kcal　食塩相当量 1.9 g

材料（1人分）

大根 …… 3cm長さ
昆布 …… 5cm長さ
［練りみそ］（作りやすい分量）
A
みそ …… 大さじ1と2/3
砂糖 …… 大さじ1と2/3
みりん …… 大さじ2/3
酒 …… 大さじ1/2

作り方

1. 大根は皮を厚めにむいたあと、薄くかつらむきにむく。端からクルクルと丸めて元の形に整え、巻き終わりをつま楊枝で止める。鍋に大根を入れ、米のとぎ汁（分量外）をかぶるくらいに加えてひと煮立ちさせて、湯をきる。
2. 大根をさっと水洗いして鍋に入れ、昆布、かぶるくらいの水（分量外）を入れて中火にかけ、煮立ったら弱火にして約15分煮る。
3. 耐熱容器にAを混ぜ合わせ、ラップをかけて電子レンジ（600W）で30秒加熱し、よく練り混ぜる。
4. 2を器に盛り、3を適量かける。

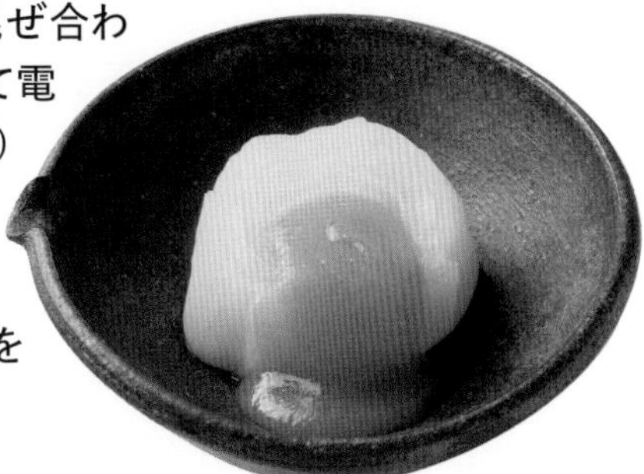

ポイント&アドバイス

- かつらむきにすると、やわらかく煮えるだけでなく、練りみそがよく染み込む。
- かつらむきが面倒な場合は、面取りをして隠し包丁を深く（1.5cmぐらい）入れて煮てもよい。

むせやすい人➡ 気をつけて　かみにくい人➡ おすすめ

色鮮やかな野菜を楽しむ

ラタトゥイユ

1人分　エネルギー 165kcal　食塩相当量 1.5g

材料（作りやすい分量・4人分）

玉ねぎ……1個
トマト……2個
なす……2本
パプリカ……2個
にんにく……1かけ
サラダ油……大さじ4
ローリエ……1枚
塩……小さじ1　こしょう……少量
イタリアンパセリ……適宜

作り方

1 玉ねぎは2cm四方に切る。トマトは湯むきして種を除き、2cm角に切る。なす、パプリカは焼き網か魚焼きグリルで焼いてから水にさらし、皮をむいて2cm四方に切る。にんにくはみじん切りにする。

2 鍋に油を弱火で熱してにんにくを入れ、香りが立ってきたら玉ねぎ、トマト、なす、パプリカを加え、中火にして軽く炒め合わせる。

3 2にローリエを加えてふたをし、弱火で約30分蒸し煮にする。塩・こしょうで味をととのえる。

4 ローリエを除いた3を器に盛り、好みでイタリアンパセリを飾る。

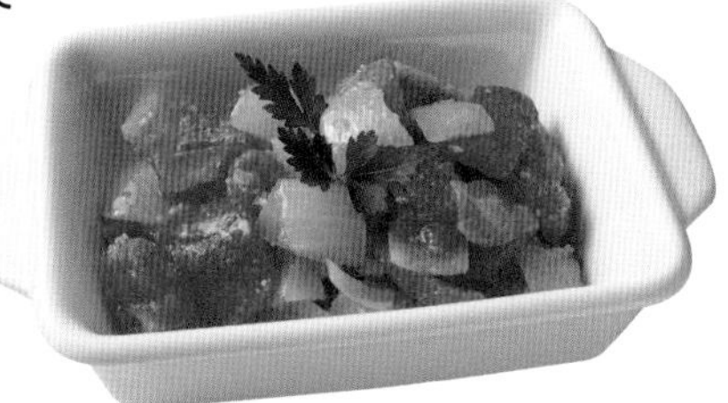

ポイント&アドバイス

- パプリカ、トマトなどは小さく切ると誤嚥することがある。かむ必要がある大きさにすると、注意して食べることができる。

むせやすい人➡ おすすめ　かみにくい人➡ おすすめ

なめらかな食感

そら豆プリン

1人分　エネルギー 68kcal　食塩相当量 0.5g

材料（作りやすい分量・プリン型2個分）

冷凍そら豆（市販）……40g
玉ねぎ……20g
バター……小さじ1
粉ゼラチン……小さじ2
水……大さじ2
A
塩・こしょう・ローリエ（粉末）……各少量
顆粒コンソメ……小さじ1/3
水……2/3カップ
牛乳……1/4カップ
B
ブイヨン……大さじ3
とろみ剤（市販）……少量

作り方

1 そら豆は熱湯をかけて解凍し、皮を除いてスプーンでつぶす。玉ねぎはみじん切りにする。粉ゼラチンは分量の水にふり入れる。プリン型は冷やしておく。

2 鍋にバターを入れて弱火で溶かし、玉ねぎを加えて透き通るまで炒める。そら豆とAを加えて2～3分煮たら裏ごしする。1のゼラチンを煮溶かし、加え混ぜる。

3 プリン型に2を注ぎ、型ごと氷水に浸して急速に冷やし固める。

4 Bをボウルに入れ、混ぜ合わせる（ソース）。

5 3の型から取り出して器に盛り、4のソースをかける。

ポイント&アドバイス

- なめらかな口当たりで、飲み込みやすい。
- 市販のとろみ剤を活用すると、ソース作りも簡単になる。

むせやすい人➡ 気をつけて　かみにくい人➡ 気をつけて

様子をみながら食べて

ジャーマンポテト

材料（1人分）

じゃがいも ····· 1個（100g）
玉ねぎ ····· 1/3個（80g）
コンビーフ ····· 1/2缶（40g）
塩・こしょう ····· 各少量
水溶き片栗粉 ····· 大さじ1
パセリ（みじん切り） ····· 小さじ1

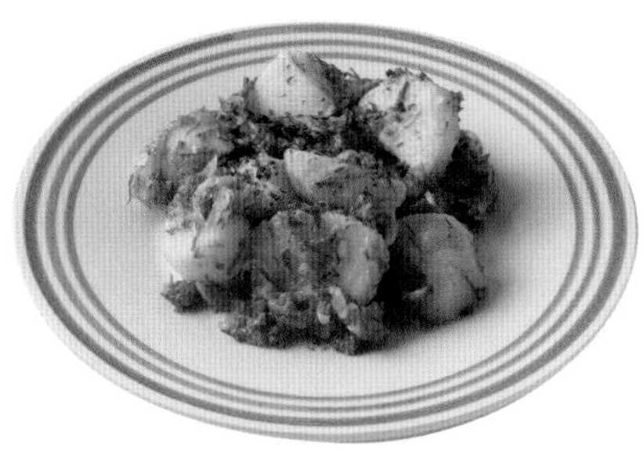

作り方

1. じゃがいもはよく洗い、ラップで包み、電子レンジ（600W）で4分加熱する。熱いうちに皮をむいて2cm角に切る。玉ねぎは薄切りにし、長さを3等分にする。コンビーフはほぐす。
2. フライパンを熱し、1を入れて炒め合わせ、塩・こしょうで味をととのえる。
3. 2に水溶き片栗粉を加えてさっと混ぜる。
4. 器に盛り、パセリを散らす。

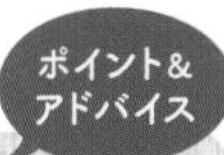

- 玉ねぎは、繊維に垂直に3等分にして、ひと口サイズにするとかみやすくなる。
- 水溶き片栗粉を加えてとろみをつけても食べにくい場合は、無理して食べなくても。

むせやすい人➡ 気をつけて　かみにくい人➡ おすすめ

作りおきにしてもOK

パプリカとなすのマリネ

1人分　エネルギー 122 kcal　食塩相当量 0.2 g

材料（作りやすい分量・4人分）

パプリカ（赤・黄）
　····· 各1個
なす ····· 4本
A
　玉ねぎ（みじん切り） ····· 80g
　酢 ····· 大さじ2
　サラダ油 ····· 1/4カップ
　レモン汁 ····· 大さじ1と1/3
　塩・こしょう ····· 各少量

作り方

1. パプリカとなすは焼き網か魚焼きグリルで焼いてから水にさらし、皮をむく。パプリカは1cm幅に切り、なすは手で裂く。
2. 保存容器にパプリカとなすを並べ入れ、混ぜ合わせたAをかける。しばらくおいて味をなじませてから、器に盛る。

＊冷蔵庫で約1週間保存可能。

ポイント&アドバイス

- 野菜は皮をむくことで食べやすくなる。
- むせやすい人は、酢にだし汁を加えて酸味を薄めるとよい。

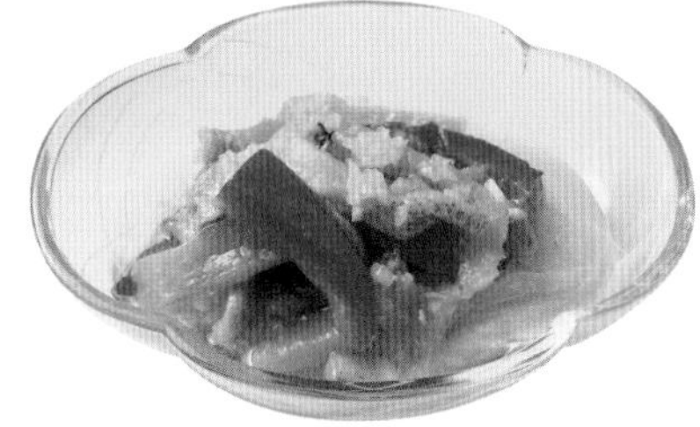

汁物のポイント

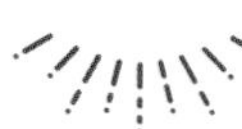

汁にとろみをつけ汁と具は別々に食べる

みそ汁や吸い物、スープなどは、水分のほか、具だくさんにすることで、さまざまな栄養をとることができます。ただし、汁はサラサラしてのどを通るスピードが速いため、むせやすく、誤嚥しやすいので注意が必要です。水溶き片栗粉を加えてとろみをつけたり、里いもや納豆など、ぬめりのある具を入れたり工夫しましょう。また、汁物の具に不向きなものは避けましょう（下記参照）。

さらに、汁と具は飲み込むタイミングが違うので、誤嚥を防ぐためにも別々に食べるようにしましょう。

汁物の具として避けたいもの

具	理由
なめこ	口の中ですべりやすく誤嚥しやすい
シジミ／アサリ	かみ切りにくく、のどに詰まりやすい
エリンギ	かみ切りにくい
油揚げ	飲み込みにくい
カリフラワー	ホロホロして口の中でまとまらない
麩	かんだときに汁が出てむせやすい
とろろこんぶ	トロッとかたまりのまま飲み込んで詰まらせたりすることがある。かむ・飲み込む両方に問題のある人は避ける。

みそ汁にとろみをつけるとき

- 水溶き片栗粉を加える。
- 粘りけのある食材（里いも、オクラ、納豆など）を具にする。
- 市販のとろみ剤（35ページ参照）を使う。

汁物の具を食べやすくする工夫

下ごしらえにひと工夫

具	工夫
長ねぎの芯／ほうれん草／菜の花／小松菜／モロヘイヤ	やわらかく煮る。モロヘイヤは、たたいて刻んでとろみを出す
春菊／玉ねぎ／もやし／かぶ／大根／うど／とうがん	繊維を切るように斜めに切る
オクラ	種を取る
トマト／れんこん／なす	皮をむいて食べやすい大きさの乱切りにする
里いも／じゃがいも／さつまいも／山いも	皮をむいて食べやすい大きさに切り、よく煮込む

食べやすく切る

具	工夫
にんじん／生揚げ	5mm長さに切る
ごぼう	たたいてから5mm厚さの斜め切りにする
青ねぎ類	小口切りにする
こんにゃく	ちぎるか、格子に切り目を入れる
生しいたけ	軸を取って太めのせん切りをする
納豆	刻むか、市販のひきわり納豆を使う

そのほかの工夫

具	工夫
タケノコ	やわらかい部分を使う
キャベツ／白菜	箸で具をまとめて厚みをもたせて食べる
豆腐	器の中でつぶしてから食べる
エリンギ	軸が食べにくいときは笠だけにする
わかめ	やわらかく戻す。長ければ3cm長さに切る

豆腐のみそ汁

非常にむせやすい人は、豆腐を均一につぶしてからみそ汁に加えましょう。最後に水溶き片栗粉でとろみをつけると、さらに飲み込みやすくなります。

けんちん汁

こんにゃくは、かみにくければ手綱こんにゃく（短冊に切ったこんにゃくの真ん中に切り目を入れて、片端を切れ目にクルリとくぐらせる）にします。飲み込みにくい人はこんにゃくは避けましょう。にんじんや大根、里いもは皮をむいて5～8mm厚さに切ってやわらかく煮て、豆腐はつぶし加えます。最後に水溶き片栗粉でとろみをつけると、飲み込みやすくなります。

納豆汁

納豆は、ひきわりのほうが納豆の粘りけがとろみになって飲み込みやすくなります。ただし、むせがひどい人は避けましょう。

ミネストローネ

にんじん、じゃがいも、玉ねぎなどの具は、みじん切りにするとボロボロしてかみにくくなるので、1cm角程度に切るようにします。

コーンポタージュ

缶詰のクリームタイプのコーンを使うと、ミキサーがなくても簡単に作れます。ただし、薄皮があるとむせるので、裏ごししましょう。

Soup

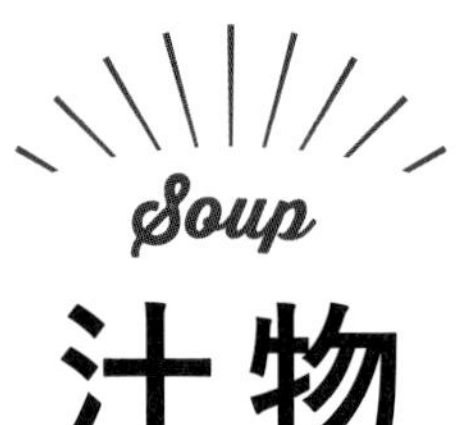

汁物

とろみをつけると、汁がゆっくりとのどに送り込まれるので、飲み込むタイミングがとりやすく、むせにくくなります。冷めるととろみが強くなるので、熱いうちに飲みましょう。

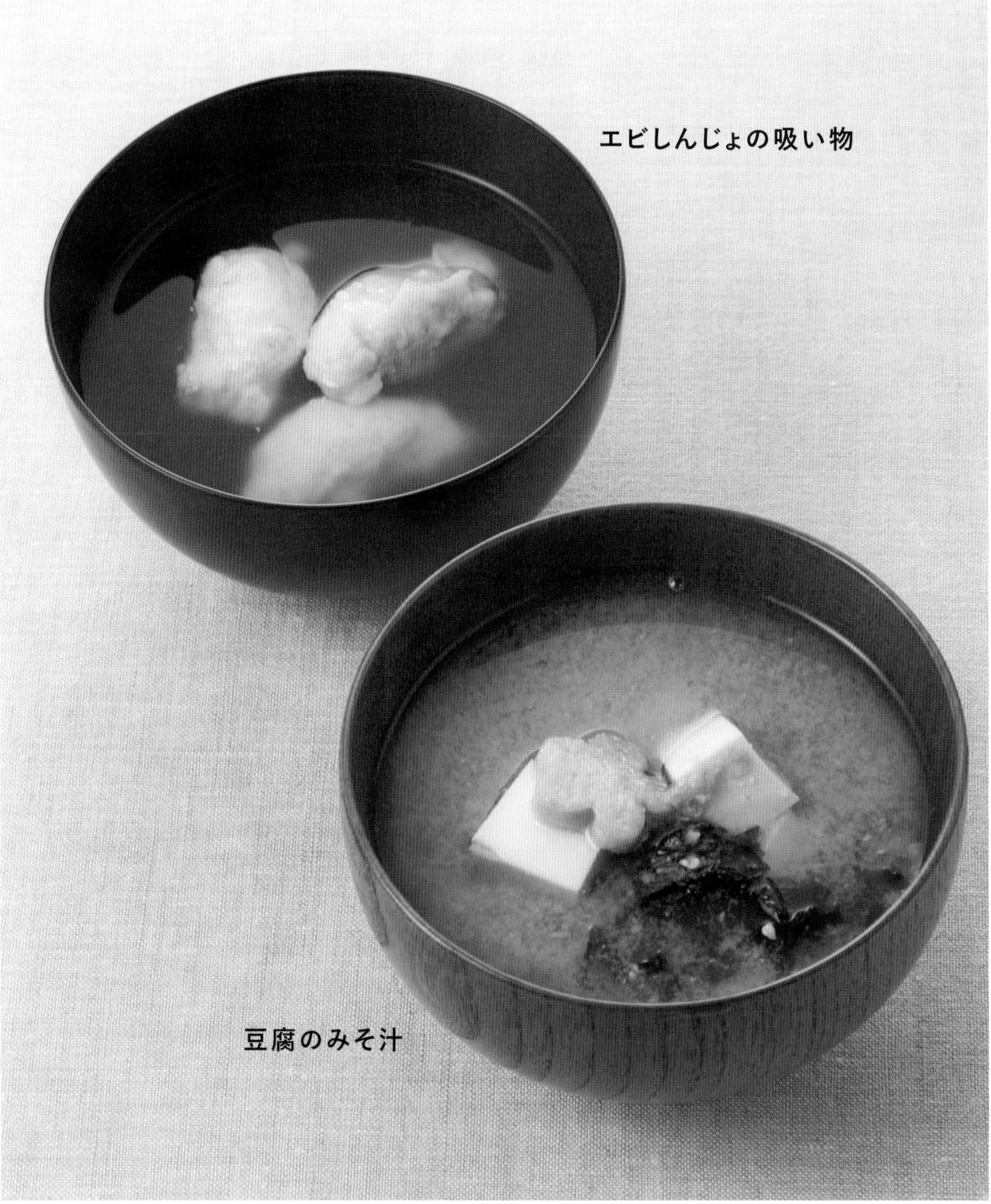

エビしんじょの吸い物
豆腐のみそ汁

むせやすい人➡ おすすめ　かみにくい人➡ おすすめ

とろみをつけた上品な汁物

エビしんじょの吸い物

1人分
エネルギー
76
kcal
食塩相当量
1.1
g

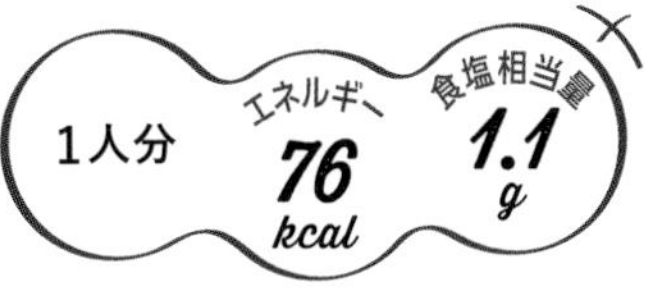

材料（作りやすい分量・2人分）

むきエビ……小10尾（100g）

A
- 塩……少量
- みりん……小さじ1/2

長いもすりおろし（とろろ）……20g

片栗粉……小さじ1

B
- だし汁……2カップ
- 薄口しょうゆ……小さじ1/4
- 塩……小さじ1/6

水溶き片栗粉……大さじ2

作り方

1. エビはブレンダーで細かくしてボウルに入れ、Aを加えて混ぜ、とろろ、片栗粉を加える。

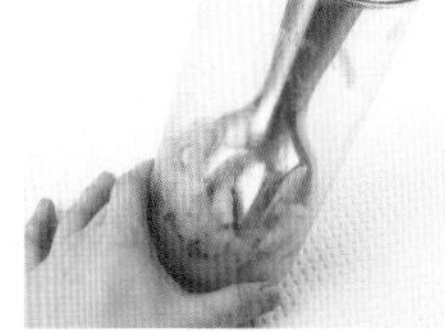

2. 鍋に湯を沸かし、1をスプーンですくって落とし、浮き上がってきたら椀に入れる。
3. 鍋にBを入れて中火で煮立て、水溶き片栗粉でとろみをつけ、2の椀に注ぐ。

ポイント＆アドバイス

- 最後に水溶き片栗粉または市販のとろみ剤でとろみをつけると、飲み込みやすくなる。
- 長いもは、冷凍の小分けパックを使うと便利。

むせやすい人➡ おすすめ　かみにくい人➡ おすすめ

みそ玉を使っておくと便利

豆腐のみそ汁

1人分
エネルギー
57
kcal
食塩相当量
2.1
g

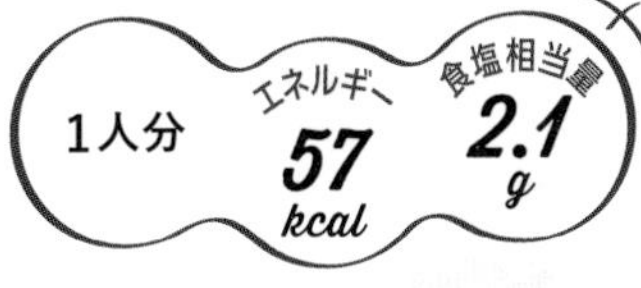

材料（1人分）

みそ玉（1個分）

A
- みそ……大さじ1弱
- カツオ節……小2/3パック（1g）
- 乾燥わかめ……小さじ1/2
- 花麩……1個
- 和風だしの素……小さじ1/4（1g）

熱湯……1カップ弱（180mL）

絹ごし豆腐……1/8丁

作り方

1. ボウルにAを入れて混ぜ合わせる。
2. 豆腐はさいの目に切る。
3. 椀に1を入れて熱湯を注ぎ、よく混ぜて2の豆腐を加える。

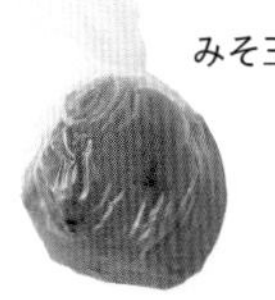

みそ玉

ポイント＆アドバイス

- みそ玉1個分をラップに包んだものを、あらかじめいくつか作って冷蔵しておくと、1人分のみそ汁が簡単に作れる。
- 市販のとろみ剤を加えると、とろみのあるみそ汁になる。
- むせやすい人は豆腐をつぶして加える。
- 麩は、かんだときに汁が出てむせることがあるので、むせやすい人はみそ玉に入れない。

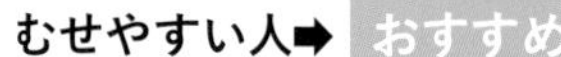

かみにくい人➡ おすすめ

ふわふわでクリーミー

とうもろこしと卵白スープ

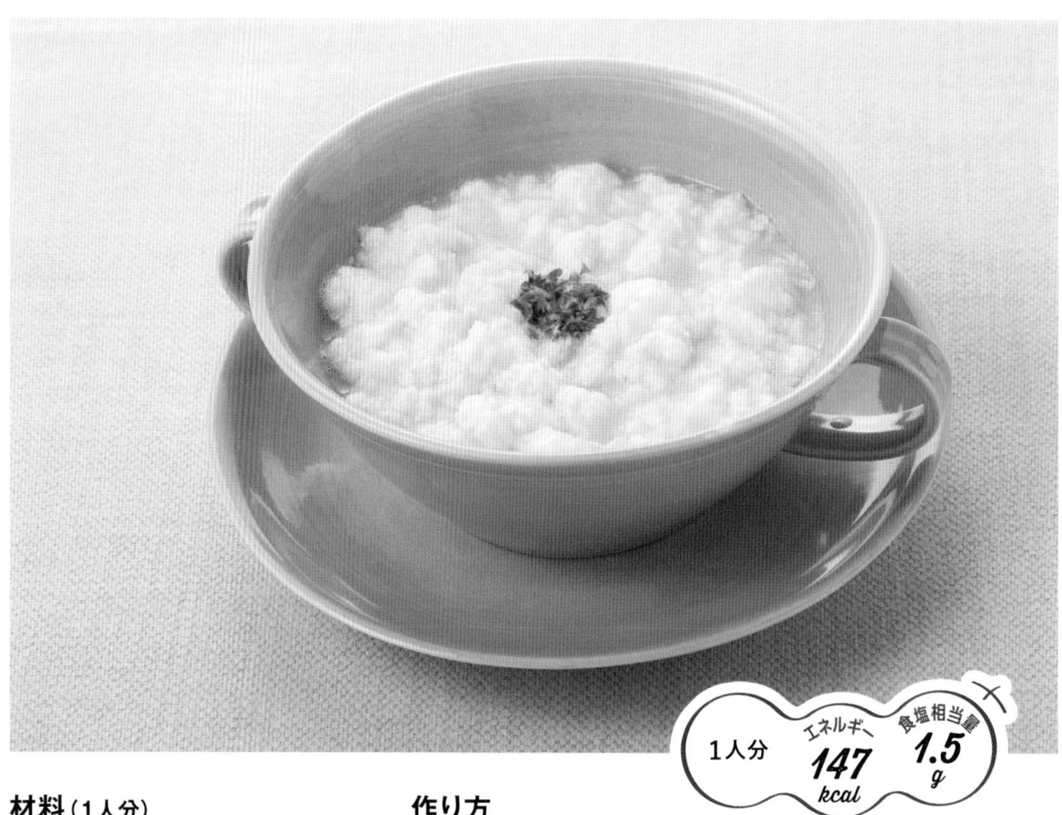

材料（1人分）

クリームコーン（缶詰）
……1/2缶（約100g）
A ┌ 中華だしの素……小さじ1/3
└ 水……1カップ
塩・こしょう……各少量
水溶き片栗粉……大さじ1
卵白……1/2個分
牛乳……大さじ1
生クリーム……大さじ1/2
パセリ（みじん切り）……適量

作り方

1. 鍋にクリームコーンと混ぜ合わせたAを入れて中火にかけ、塩・こしょうで味をととのえ、水溶き片栗粉を加える。
2. ボウルに卵白を入れてよく泡立て、牛乳、生クリームを加える。
3. 1に2を加えて器に注ぎ、あればパセリを散らす。

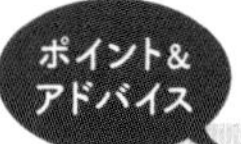

- とろみのあるクリームコーン缶を使うことで、飲み込みやすくなる。
- 泡立てた卵白と一緒にスープが口の中に入り、口当たりよく食べやすい。
- 彩りとして、パセリ以外にもあおさや青のりを散らしてもOK。ただし、むせる場合は、状態をみて除く。

むせやすい人➡ おすすめ　かみにくい人➡ おすすめ

なめらかな口当たり

冷製かぼちゃスープ

1人分
エネルギー
105
kcal
食塩相当量
1.0
g

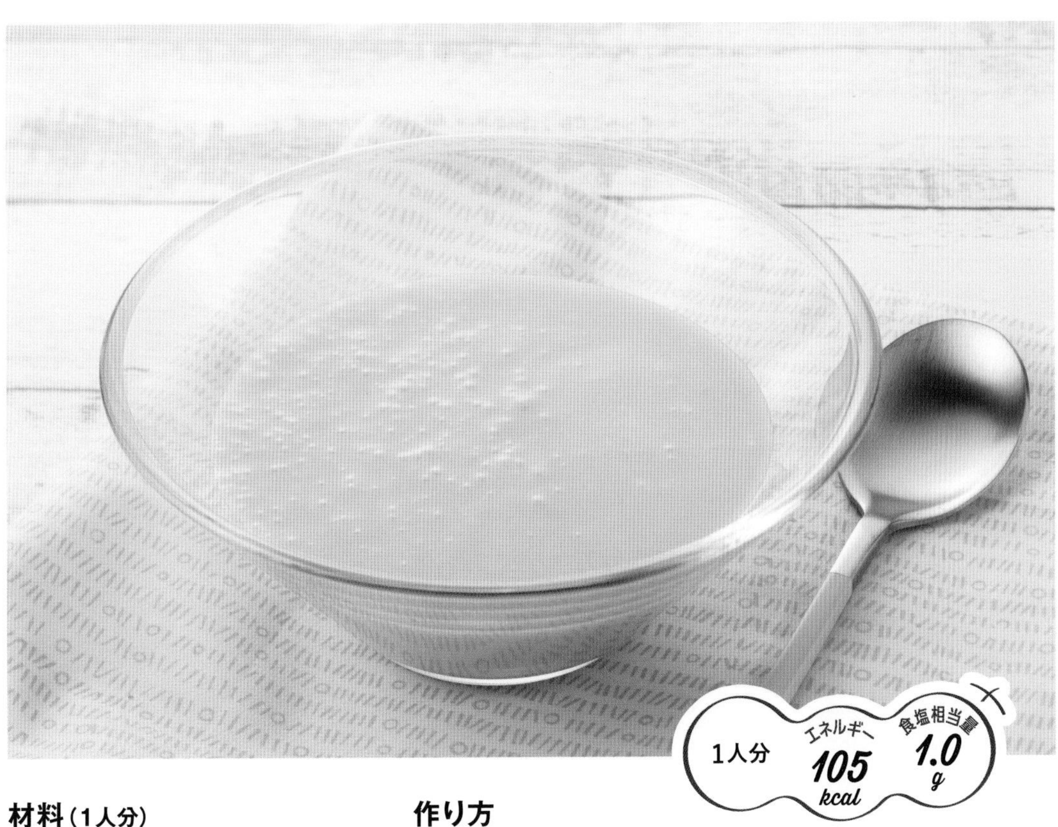

材料（1人分）

かぼちゃ※ ····· 50g

A
- 牛乳 ····· 1/2カップ
- 顆粒コンソメ ····· 小さじ1/2
- 塩・こしょう ····· 各少量

※市販の冷凍かぼちゃでもよい。

作り方

1 かぼちゃは皮を除き、適当な大きさに切る。耐熱皿にのせ、軽くラップをかけて電子レンジ（600W）で1分20秒加熱する。

※冷凍かぼちゃの場合は解凍のみで加熱の必要はなし。

2 ミキサーに1、Aを入れ、なめらかになるまで撹拌（かくはん）する。

3 2を器に注ぎ、冷蔵庫で冷やす。

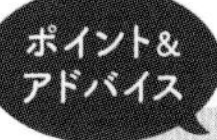

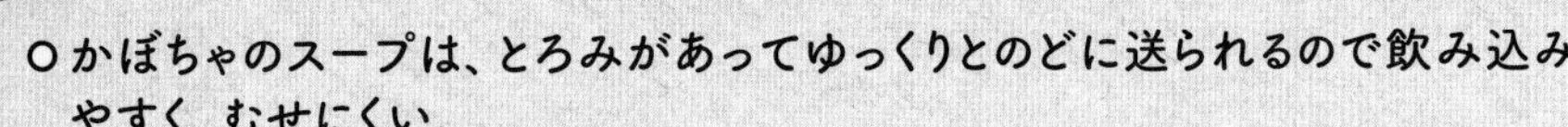

- かぼちゃのスープは、とろみがあってゆっくりとのどに送られるので飲み込みやすく、むせにくい。
- ミキサーでなめらかにしたら、鍋に入れて温めても。
- 冷凍のかぼちゃを使うと、種を取ったり切ったりする手間が省ける。

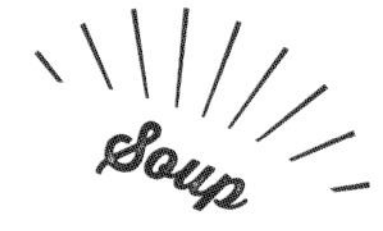

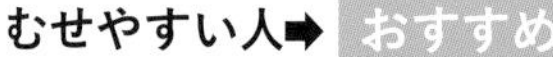

むせやすい人➡ おすすめ　かみにくい人➡ 気をつけて

かぶを器に仕立てて

かぶの射込みわん

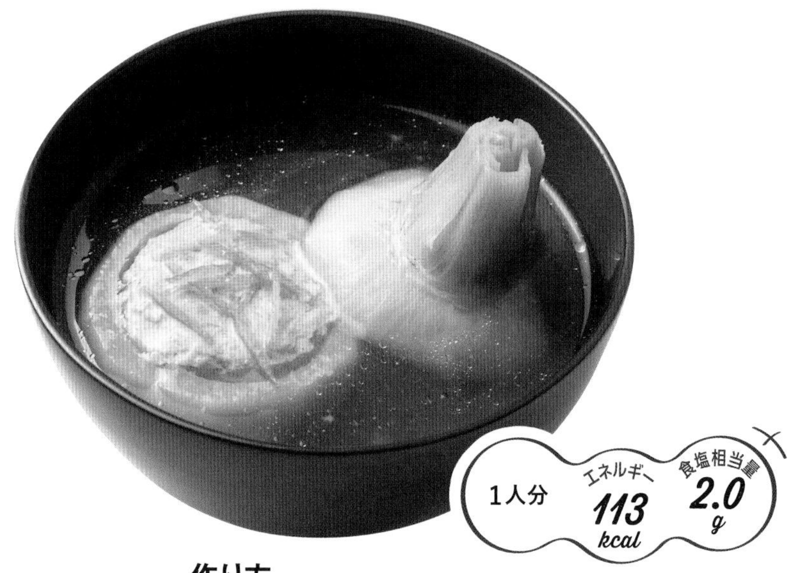

1人分　エネルギー 113 kcal　食塩相当量 2.0 g

材料（1人分）

かぶ …… 1個（70g）

A
- 昆布 …… 3cm×3cm
- だし汁 …… 2カップ
- 薄口しょうゆ …… 小さじ1と1/2

B
- 鶏ひき肉 …… 25g
- 塩 …… 少量
- しょうゆ …… 少量
- 小麦粉 …… 少量
- 溶き卵 …… 大さじ1/2

水溶き片栗粉 …… 大さじ2

ゆずの皮（せん切り） …… 小量

ポイント&アドバイス

- かぶは煮る時間を少し長くしただけでも、煮くずれるほどにやわらかくなるので、食べやすい。
- 箸で食べやすい大きさに切ることができる。
- 茎もやわらかいが、食べにくい人は残してもらう。

作り方

1 かぶは茎を3cm程度残して切る。根の先を切り落として底を平らにし、皮をむく。茎から1cm程度のところを横に切り、切り口に包丁の先端で円形に筋を入れ、小さめのスプーンで中身をくり抜く。

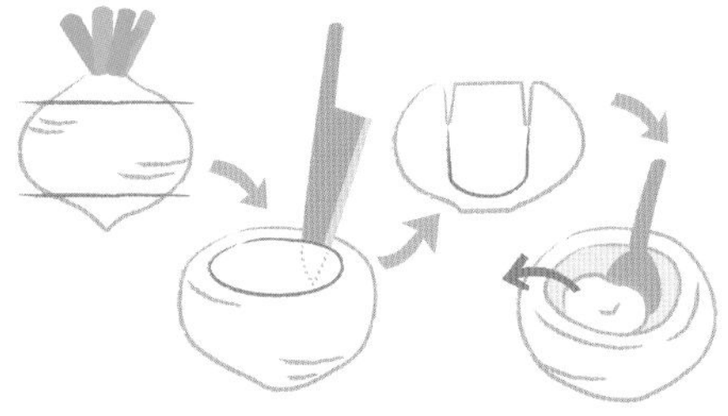

2 鍋に1、Aを入れて中火にかけ、ひと煮立ちしたら火を止めて昆布を取り除く。

3 ボウルにBを入れ、なめらかになるまで混ぜる。

4 2の鍋からかぶを取り出し、くり抜いた部分に3を詰める。

5 具を詰めた側を下にし、2の鍋に戻し入れ、かぶの上部も加え、落としぶたをして4～5分煮て、やわらかくなったらかぶを取り出して大きめの椀に盛る。

6 鍋に残った煮汁に水溶き片栗粉を加えて火にかけ、とろみをつける。煮汁を椀に適量注ぎ、ゆずの皮を散らす。

むせやすい人➡ 気をつけて　かみにくい人➡ おすすめ

みそ汁にはとろみをつけて

わかめと玉ねぎのみそ汁

1人分　エネルギー 44kcal　食塩相当量 1.7g

材料（1人分）

わかめ（塩蔵）…… 3g
玉ねぎ …… 1/8個（30g）
だし汁 …… 3/4カップ
みそ …… 小さじ2
水溶き片栗粉 …… 大さじ1

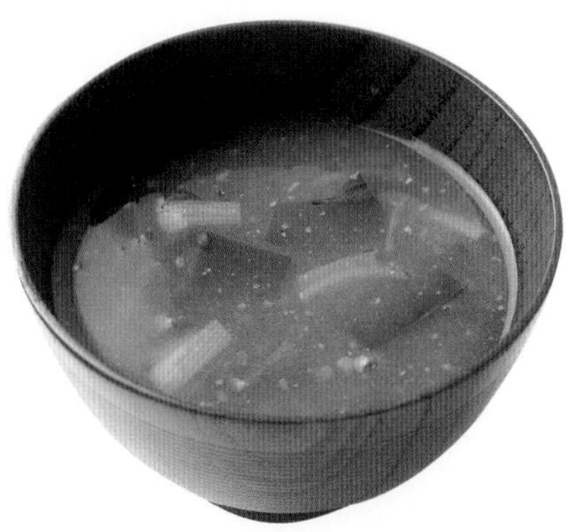

作り方

1 わかめは水に浸して戻し、1㎝幅に切る。玉ねぎは薄切りにして、長さを3等分にする。

2 鍋にだし汁と玉ねぎを入れて中火にかける。煮立ったらみそを溶かし入れ、わかめ、水溶き片栗粉を加えてさっと煮る。

ポイント＆アドバイス

- わかめは十分に水に戻してふっくらさせるのがポイント。
- 水溶き片栗粉や市販のとろみ剤を加え、とろみをつけると、むせずに食べやすい。

むせやすい人➡ おすすめ　かみにくい人➡ おすすめ

すりおろしにんじんでとろみを

豆腐のすり流し汁

1人分　エネルギー 102kcal　食塩相当量 2.1g

材料（1人分）

絹ごし豆腐 …… 50g
にんじん …… 20g
三つ葉 …… 1本
A ┌ 白みそ …… 小さじ1
　 └ 赤みそ …… 小さじ2
だし汁 …… 3/4カップ
水溶き片栗粉 …… 大さじ2

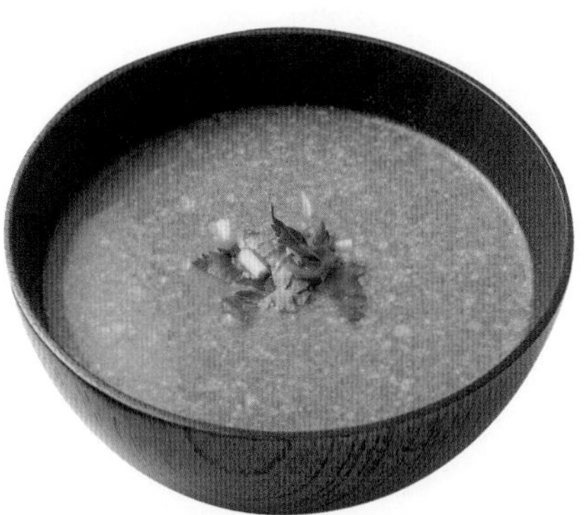

作り方

1 豆腐は水きりをし、粗く切る。にんじんはすりおろす。三つ葉は1㎝長さに切る。

2 ボウルに豆腐、にんじん、Aを加えて混ぜ、だし汁を徐々に加えながらよく混ぜ合わせる。

3 2を鍋に入れて中火にかける。水溶き片栗粉を加え、とろみをつけたら火を止める。

4 椀に3を注ぎ、三つ葉を飾る。

ポイント＆アドバイス

- 豆腐を粗く切ってくずしておくと、誤嚥をしにくくなる。
- すりおろしたにんじんを加えると、とろみが増して飲み込みやすくなる。

むせやすい人➡ 気をつけて　かみにくい人➡ おすすめ

じゃがいもでとろみをつける
ミルクみそ汁

材料（1人分）

じゃがいも……1/2個（50g）
玉ねぎ……1/8個（30g）
わかめ（塩蔵）……3g
だし汁……1/3カップ
牛乳……1/2カップ
みそ……小さじ2

作り方

1. じゃがいもは皮をむいて5㎜厚さのいちょう切りにし、水にさらす。玉ねぎは薄切りにし、さらに食べやすい大きさに切る。わかめは水で戻し、1㎝幅に切る。
2. 鍋にだし汁、じゃがいも、玉ねぎを入れて中火にかける。じゃがいもがやわらかくなったらわかめ、みそ、牛乳を加え合わせ、ひと煮立ちしたら火を消す。

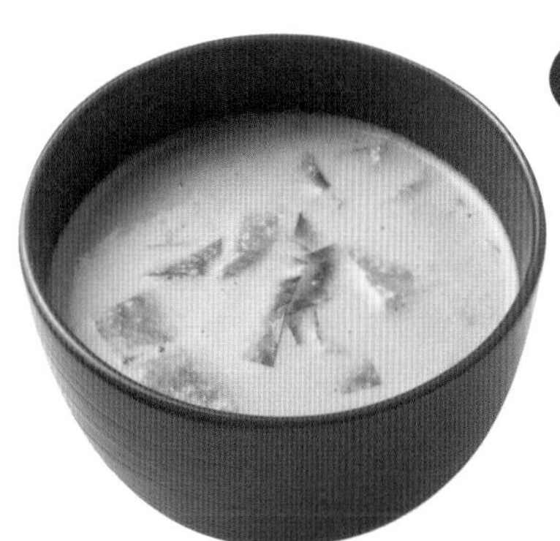

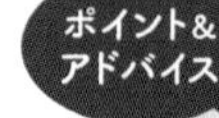

- 具をみじん切りにすると食べやすそうに見えるが、かえってむせやすくなる。やわらかいが、かんでいるという意識を持たせるように、少し厚みをもたせて切るとよい。
- じゃがいもをやわらかく煮込むことでとろみが出る。
- みそ汁に牛乳を加えると、味がマイルドになるほか、栄養価もアップする。

むせやすい人➡ おすすめ　かみにくい人➡ おすすめ

ひきわり納豆の粘りけを生かして
納豆汁

1人分　エネルギー 79 kcal　食塩相当量 1.3 g

材料（1人分）

ひきわり納豆……1/2パック
絹ごし豆腐……1/8丁
青ねぎ……1本
だし汁……3/4カップ
みそ……大さじ1/2

作り方

1. 豆腐は1㎝角に切る。青ねぎは小口切りにする。
2. 鍋にだし汁を入れて中火で煮立て、納豆を加える。ひと煮立ちしたら青ねぎ、豆腐を加える。
3. 2にみそを溶かし入れ、再び煮立ったら火を止める。

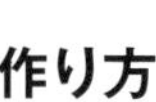

- 納豆の粘りけととろみで、飲み込みやすくなる。
- ひきわり納豆がなければ、普通の納豆を包丁で刻んでもよい。

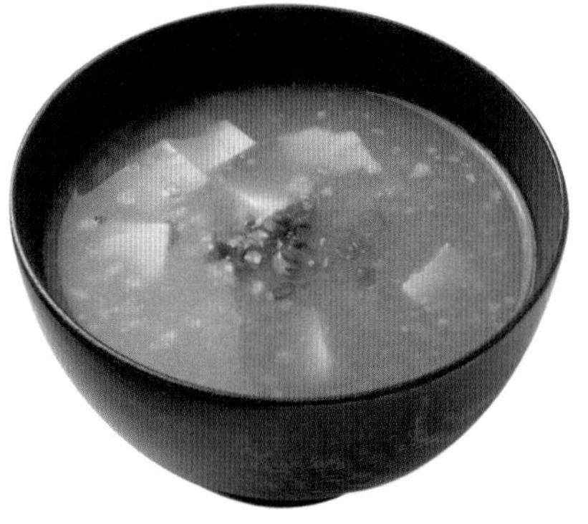

むせやすい人➡ 気をつけて　かみにくい人➡ おすすめ

肉汁のだしをきかせて

鶏団子とかぶの汁

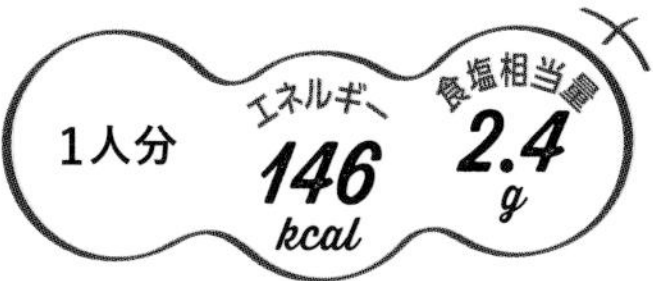

材料（1人分）

かぶ（根）…… 大1個（70g）
かぶ（葉）…… 少量
にんじん …… 1/4本（25g）
しめじ …… 1/4パック
A［鶏ひき肉 …… 50g
　溶き卵……大さじ1
　塩 …… 少量］
B［だし汁 …… 1と2/3カップ
　塩・しょうゆ …… 各小さじ1/4］

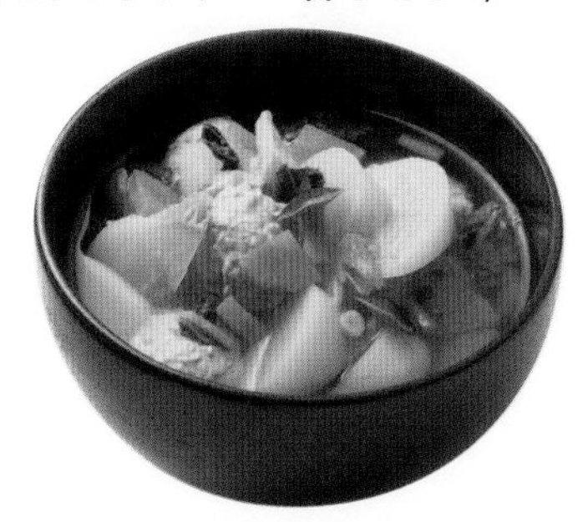

作り方

1. かぶは皮をむいて12等分に切り、かぶの葉はゆでて小口切りにする。にんじんは5～6㎜厚さのいちょう切りにする。しめじは石づきを除き、小房に分けて長さを半分に切ってからさっとゆでる。
2. ボウルにAを入れて練り混ぜ、鶏団子のたねを作る。
3. 鍋にBを入れて強火にかけ、煮立ったら2をスプーンで丸く形を整えながら落とし入れる。あくを除きながら煮て、鶏団子が浮き上がったら1を加えてやわらかくなるまで煮る。
4. 椀に3を注ぎ入れ、かぶの葉を散らす。

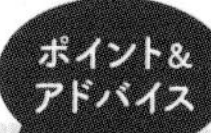

- かぶの葉がむせる人は、先に汁を飲み、残りの具にかぶの葉を散らすか、使わないほうが安全。
- にんじんは、5～6㎜厚さに切り、やわらかくなるまで煮れば、かみにくい人でも食べやすくなる。

むせやすい人➡ おすすめ　かみにくい人➡ おすすめ

夏は冷やして、冬は温かく

とろろ汁

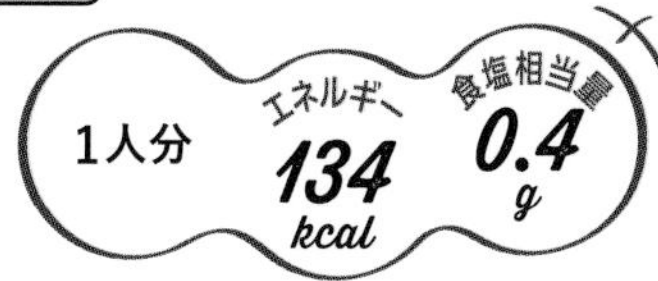

材料（1人分）

やまといも …… 100g
だし汁 …… 1/2カップ
薄口しょうゆ …… 小さじ1/3
うずらの卵黄 …… 1個
青のり …… 少量

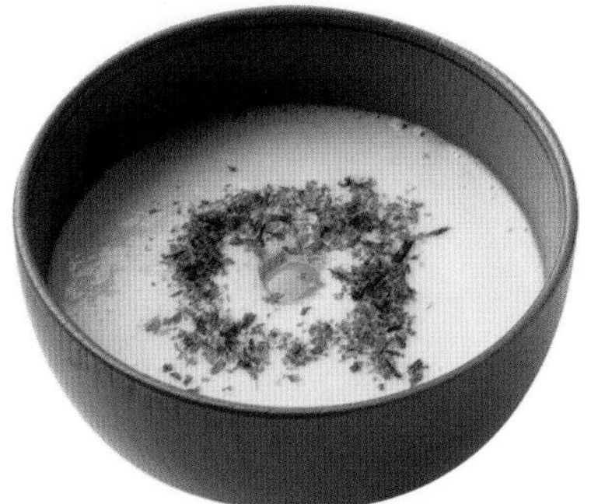

作り方

1. やまといもは皮をむき、酢水（分量外）にしばらく浸してから水けをきり、すりおろす。
2. 鍋にだし汁を入れて中火にかけ、しょうゆを加えたら煮立つ直前に火を止める。
3. ボウルに1を入れ、2を少しずつ加えながら混ぜて溶きのばす。
4. 椀に3を盛り、うずらの卵黄を落とし、青のりを散らす。

ポイント&アドバイス

- やまといもは、すりおろすととろみが出るので、むせやすい人でも食べやすい。
- とろろ汁をごはんにかければ、口の中でまとまりやすいので、食べやすくなる。むせやすい人は、ごはんととろろをしっかり混ぜ合わせて食べるようにする。

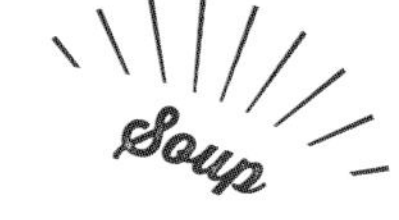

むせやすい人➡ 気をつけて　かみにくい人➡ おすすめ

パスタ入りのトマト野菜スープ

ミネストローネ

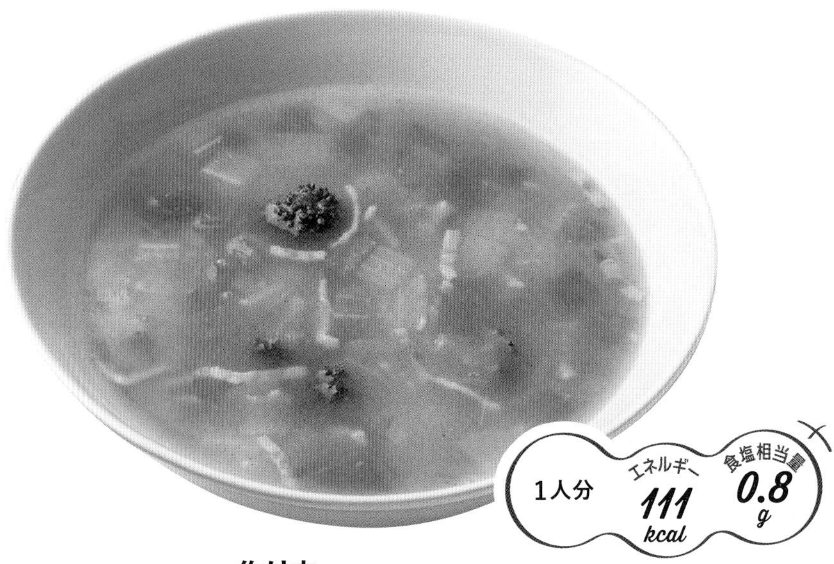

1人分　エネルギー 111kcal　食塩相当量 0.8g

材料（1人分）

ベーコン……1/4枚（5g）
じゃがいも……30g
にんじん……20g
玉ねぎ……20g
セロリ……20g
トマト……小1個
ブロッコリー……小5房（50g）
スパゲティ……1本
バター……小さじ1/2
A［顆粒コンソメ……小さじ1/3
　 水……1カップ
塩・こしょう……各少量
水溶きコーンスターチ……小さじ2

作り方

1 ベーコンは細切りにする。じゃがいも、にんじんは皮をむいて1cm角に、玉ねぎはみじん切りに、セロリは薄切りにする。トマトは皮をむいて種を取り、1cm角に切る。スパゲティは1cm長さに折る。ブロッコリーは耐熱皿にのせ、ラップをかけて電子レンジ（600W）で1分加熱する。

2 鍋にバターを入れて弱火で溶かし、ベーコン、じゃがいも、にんじん、玉ねぎ、セロリを中火で炒める。

3 **2**に**A**を加え、煮立ったら弱火にし、あくを除きながら5～6分煮る。トマトとスパゲティを加え、さらに約10分煮て、塩・こしょうを加えて味をととのえ、水溶きコーンスターチを加えてひと煮立ちさせる。

4 器に**3**を盛り、ブロッコリーを添える。

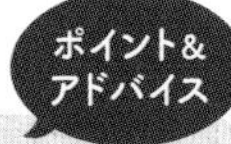

- 具はみじん切りにすると、かえってポロポロして食べにくいので、少し厚みをもたせて切るようにする。
- ブロッコリーは、やわらかくなるまで加熱し、もし食べにくいなら除く。

むせやすい人➡ おすすめ　かみにくい人➡ おすすめ

市販の焼きいもを使った
さつまいもの簡単ポタージュ

1人分　エネルギー 300 kcal　食塩相当量 0.6 g

材料（1人分）

焼きいも（市販）
……小1/2本（165g）
玉ねぎ……20g
A
- 顆粒コンソメ……小さじ1/6
- 水……1/4カップ
- 牛乳……1/3カップ

塩・こしょう……各少量

作り方

1. 焼きいもは皮をむいて裏ごしする。玉ねぎはすりおろす。
2. 耐熱ボウルに1、Aを入れてラップをかけ、電子レンジ（600W）で2分30秒加熱し、塩・こしょうで味をととのえる。

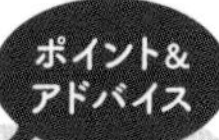

- 市販の焼きいもを使うと、ゆでる手間が省ける。さつまいもの皮をむいて水からやわらかくゆでてもよい。
- 玉ねぎはすりおろして使うことでなめらかに仕上がり、口の中に残らない。

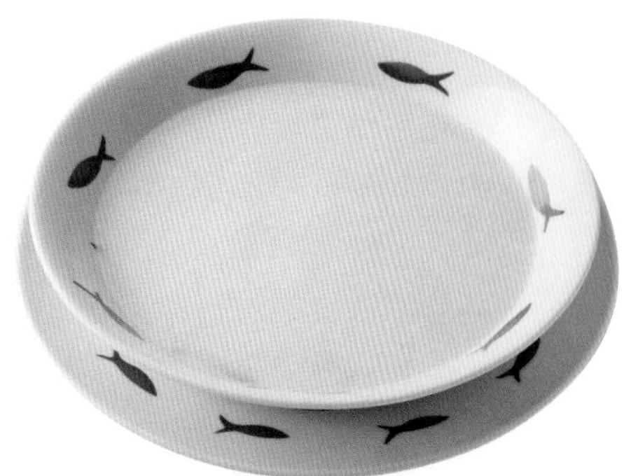

むせやすい人➡ おすすめ　かみにくい人➡ おすすめ

電子レンジで簡単調理
クリームコーンの簡単ポタージュ

1人分　エネルギー 136 kcal　食塩相当量 1.3 g

材料（1人分）

クリームコーン（缶詰）
……1/2缶（95g）
玉ねぎ……20g
A
- 顆粒コンソメ……小さじ1/6
- 水……1/4カップ
- 牛乳……1/3カップ

塩・こしょう……各少量
クルトン（市販）……少量

作り方

1. クリームコーンは裏ごしする。玉ねぎはすりおろす。
2. 耐熱ボウルに1、Aを入れてラップをかけ、電子レンジ（600W）で2分30秒加熱し、塩・こしょうで味をととのえる。
3. 器に2を盛り、クルトンを浮かべる。

ポイント&アドバイス

- クリームコーンはそのまま食べると細かい皮などが口の中に残ることがあるため、万能こし器でこすと、より食べやすくなる。
- クルトンでむせる人は、ポタージュによく浸してから食べるようにするか、除く。

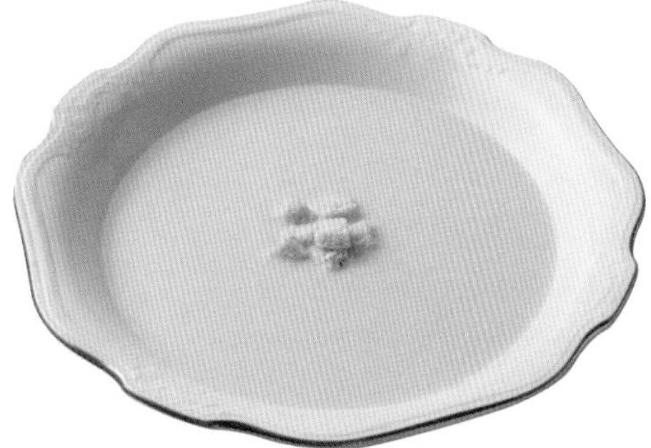

むせやすい人➡ おすすめ　かみにくい人➡ おすすめ

炒めた玉ねぎを煮込んでとろみを出す

オニオングラタンスープ

1人分　エネルギー 157 kcal　食塩相当量 1.3 g

材料（1人分）

玉ねぎ …… 1/2個（20g）
バター …… 大さじ1/2
A ┌ 粉チーズ …… 大さじ1
　│ 顆粒コンソメ …… 小さじ1/2
　└ 水 …… 1と1/2カップ
フランスパン …… 1切れ（1㎝厚さ）
にんにく …… 1/2かけ
粉チーズ …… 大さじ1
パセリ（みじん切り） …… 小さじ1/2

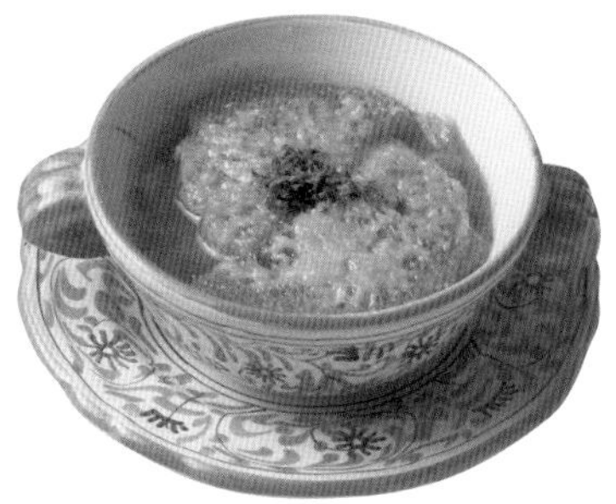

作り方

1. 鍋にバターを入れて弱火で溶かし、薄切りにした玉ねぎを加え、弱火でじっくりとあめ色になるまで炒める。
2. *1*にAを加え、あくを除きながら約10分煮込む。
3. フランスパンの切り口ににんにくの切り口をこすりつけてから、オーブントースターでこんがりと焼く。
4. 耐熱容器に*2*を注いで*3*を浮かべ、粉チーズをふってオーブントースターで約3分焼く。チーズが溶けたらパセリを散らす。

ポイント&アドバイス

○玉ねぎがとろとろになるので、むせやすい人でもかみにくい人でも食べやすい。
○スープに浮かべるフランスパンは、しっとりとなるまで待って食べると、無理なくおいしく食べられる。

むせやすい人➡ おすすめ　かみにくい人➡ おすすめ

きのこの香り豊かなスープ

まいたけポタージュ

1人分　エネルギー 121 kcal　食塩相当量 0.8 g

材料（1人分）

まいたけ（粗く刻む） …… 1/4パック
じゃがいも …… 小1/4個（20g）
バター …… 小さじ1
にんにく（粗く刻む） …… 1/4かけ
玉ねぎ（粗く刻む） …… 15g
セロリ（粗く刻む） …… 10g
青ねぎ（小口切り） …… 少量
A ┌ 顆粒コンソメ …… 小さじ1/3
　└ 水 …… 1カップ
牛乳 …… 1/2カップ
塩・こしょう …… 各少量

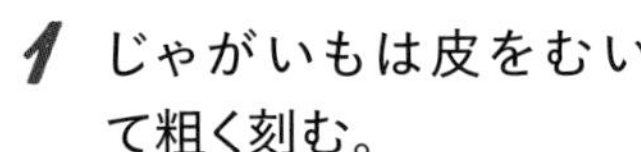

作り方

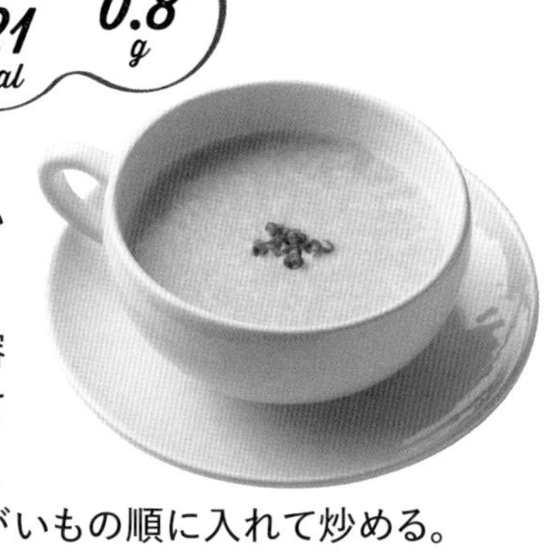

1. じゃがいもは皮をむいて粗く刻む。
2. 鍋にバターを弱火で溶かし、にんにくを加えて香りが出たら、玉ねぎ、セロリ、まいたけ、じゃがいもの順に入れて炒める。
3. Aを混ぜ合わせて*2*に加え、じゃがいもがやわらかくなるまで煮込む。
4. *3*をミキサーにかけてなめらかにしたら鍋に戻し入れる。牛乳を加えて中火にかけ、塩・こしょうで味をととのえる。器に盛り、青ねぎを散らす。

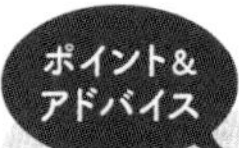

ポイント&アドバイス

○とろみのあるポタージュは、どんな症状の人でも食べやすい。

むせやすい人➡ 気をつけて　かみにくい人➡ おすすめ

骨つき鶏肉をトロトロに煮る

鶏肉とレタスの中国風スープ

1人分　エネルギー 132kcal　食塩相当量 0.8g

材料（作りやすい分量・2人分）

鶏手羽先 …… 200g（骨つき）
ねぎ（青い部分）…… 10cm
しょうが …… 少量
水 …… 2カップ
A 塩・こしょう …… 各少量
A しょうゆ …… 小さじ1
レタス …… 2枚

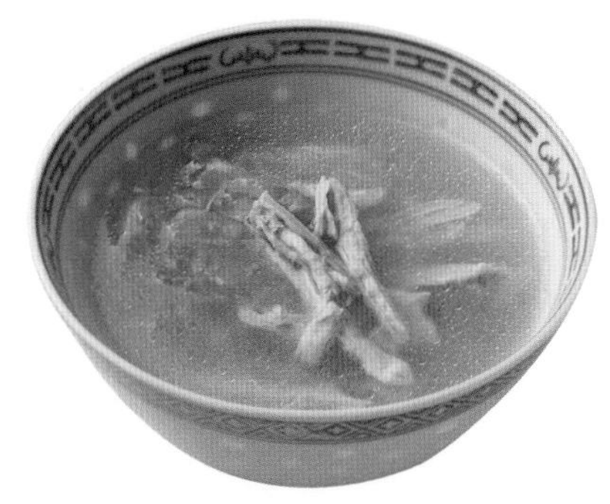

作り方

1 鍋に鶏肉とねぎ、皮をむいたしょうが、水を入れて強火にかける。あくを除きながら鶏肉がほぐれる程度のやわらかさになるまで弱火で約30分煮る。

2 鍋からねぎとしょうがを取り出す。鶏肉は取り出して骨を取り除き、箸などを使って身をほぐしたら鍋に戻す。

3 2にAを加えて味をととのえる。レタスを手でちぎって加え、ひと煮する。

ポイント&アドバイス

- 骨付き鶏肉を長く煮込むと、うま味が十分に引き出されるだけでなく、骨の周りの肉がほろほろとはがれるようにやわらかくなるので、食べやすくなる。
- むせやすいときは、具を先に食べ、スープに水溶き片栗粉や市販のとろみ剤を加えて食べるとよい。

むせやすい人➡ おすすめ　かみにくい人➡ おすすめ

トマトを卵でまとまりやすく

トマトと卵の中国風スープ

1人分　エネルギー 65kcal　食塩相当量 1.7g

材料（作りやすい分量・2人分）

トマト …… 1個
卵 …… 1個
A 顆粒中華だし …… 小さじ1
A 水 …… 2カップ
酒 …… 小さじ1
しょうゆ …… 小さじ2
香菜（あれば）…… 適宜

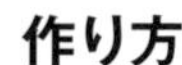

作り方

1 トマトは湯むきして横半分に切り、種を除いて粗く刻む。卵はボウルに割りほぐす。

2 鍋にAを入れて中火で煮立て、酒、しょうゆを加える。

3 穴じゃくしを通して2に溶き卵を流し入れ、半熟になって浮いてきたら火を止める。

4 器に1のトマトと3を盛り、あれば香菜を飾る。

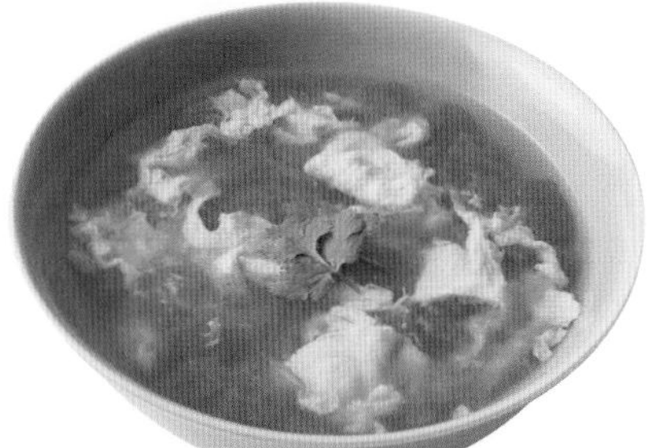

ポイント&アドバイス

- トマトは、皮をむいて種を取り除くと、舌と上あごでつぶすことができる。
- 卵と合わせることで、トマトとのまとまりがよくなって飲みこみやすくなる。

デザート・飲み物のポイント

ゼリーはかたさに注意し飲み物はとろみをつける

かむ・飲み込むことが困難で食が細くなっている人にとって、おやつは食事でとれない栄養を補給するチャンスでもあります。１日の中で上手にとりましょう。

デザートは、ゼリー、プリン、アイスクリームがトロッとして食べやすいですが、ゼリーはかたいものや、反対にゆるすぎるものは誤嚥しやすくなるので注意。スプーンですくうとフルフルと揺れるくらいの状態がよいでしょう。飲み物は、のどを通るスピードが遅く、ゴックンと飲み込む前に気管に入って誤嚥をしやすいので、とろみをつけることが大切です。

果物を食べやすくする工夫

生だと食べにくい果物はコンポートにする

かたいりんご、洋なし、桃などは、皮をむいて食べやすい大きさに切った後、砂糖とワインで煮るコンポートにするのがおすすめ。やわらかく、かみやすくなります。煮汁をじっくり煮詰めれば、とろみが出て飲み込みやすくなります。

ジュースは、バナナを入れると粘りけが出る

食べにくい果物は、ジュースにしてもよいですが、キウイフルーツやいちごなど小さな種があるものは、ジューサーにかけてから裏ごしして種を除きましょう。サラサラしたジュースには、市販のとろみ剤を入れたり、粘りけのあるバナナを加えても。

柑橘類は薄皮をむいてほぐしたり果汁をゼリーにする

みかん、オレンジ、グレープフルーツなどは、薄皮をむき、ひと口大にしたり、果汁に市販のとろみ剤を加えてジュースにしたりしてもよいでしょう。また、果汁をゼラチンで固めてゼリーにしても。その際、かたくなりすぎないように量を調整してください。寒天とゼラチンの中間の食感で口溶けがよいアガー（海藻などを主原料とした凝固剤）を使うのもおすすめです。

缶詰の果物は小さく切ってヨーグルトとあえる

シロップ漬けの果物は、食べやすい大きさに切ってヨーグルトとあえると、ヨーグルトのとろみで食べやすくなります。

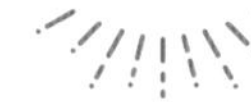

気をつけて！

ぶどうは、皮と種を取り除きます。キウイフルーツを食べるときは、必ず種を取ること。

カステラ

表面の茶色の焼き目は上あごにはりついたり、底のざらめ粒によって誤嚥したりすることがあるので、上下の焼き目を切り落とし、真ん中部分のみにして食べると安心です。また、生クリームやバニラアイスクリームをからめながら食べたり、飲み物やシロップに浸しながら食べたりすると飲み込みやすくなります。ツルツルしたおまんじゅうや蒸しパンも、表面の皮を取り除くと食べやすくなります。

クッキー

しっとりしたクッキーは、そうでないクッキーに比べてまとまりやすいですが、口の中でばらけてしまったり、パサパサして飲み込みにくい場合は、牛乳やコーヒーなどに浸しながら食べると、飲み込みやすくなります。

パンケーキ

パンケーキは、熱いうちにバターを塗ってしっとりさせ、丸い形を縦半分に切ってから、横にしてスティック状に切ってメープルシロップやはちみつをかけてしっとりさせると、かみやすく、飲み込みやすくなります。また、焼きあがったパンケーキを食べやすい大きさに切ってオレンジジュースなどをかけて染み込ませてもおいしく、飲み込みやすくなります。

おしるこ・団子

もちは、のどに詰まりやすいので、もちの代わりに、じゃがいもと白玉粉で作る「なんちゃってもち」（作り方は49ページ参照）がおすすめ。形は、平たい円盤の形にして、あんがからみやすいように中央を少しくぼませます。粒あんだと薄皮が口に残ることがあるので、こしあんを使いましょう。

牛乳

牛乳に卵を入れたミルクセーキ、アイスクリームを入れたシェイクにすると、とろみが出て飲みやすくなります。

ココア

ココア自体とろみがあるので、飲みやすいですが、牛乳だけで作ったり、生クリームやチョコレートを加えると、とろみが増し、さらに飲みやすくなります。

●飲み物を飲むときはあごが上がらないようにする●

飲むときにあごが上がると誤嚥しやすいので、飲み干すときにあごが上がらないよう、湯呑みの口径は鼻がかくれるくらい広くて底が浅いものや、底に向かって細くなっている円錐状のものを使いましょう。

コーヒー

コーヒーに生クリーム、アイスクリーム、マシュマロを入れ、それらを溶かしながら飲むと、とろみがついて飲みやすくなります。なお、コーヒーカップは、ある程度重みがあるものにすると、飲むときにゆっくりしたペースで飲めます。

このほかの飲み物

サラサラした飲み物は誤嚥しやすいので、片栗粉やくず粉、市販のとろみ剤を入れてとろみをつけましょう。

気をつけて！

飲み物が熱いと、口の中をやけどしたり、誤嚥したりするので、ある程度冷ましてから飲みましょう。

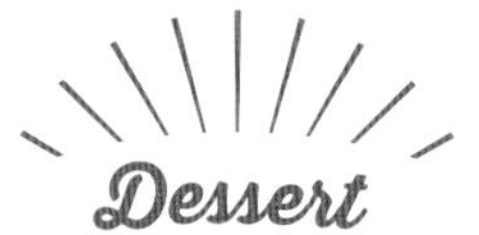

デザート

デザートは、やわらかく食べやすいものが多いので、
3回の食事でとれない栄養を補うものにするのがおすすめです。

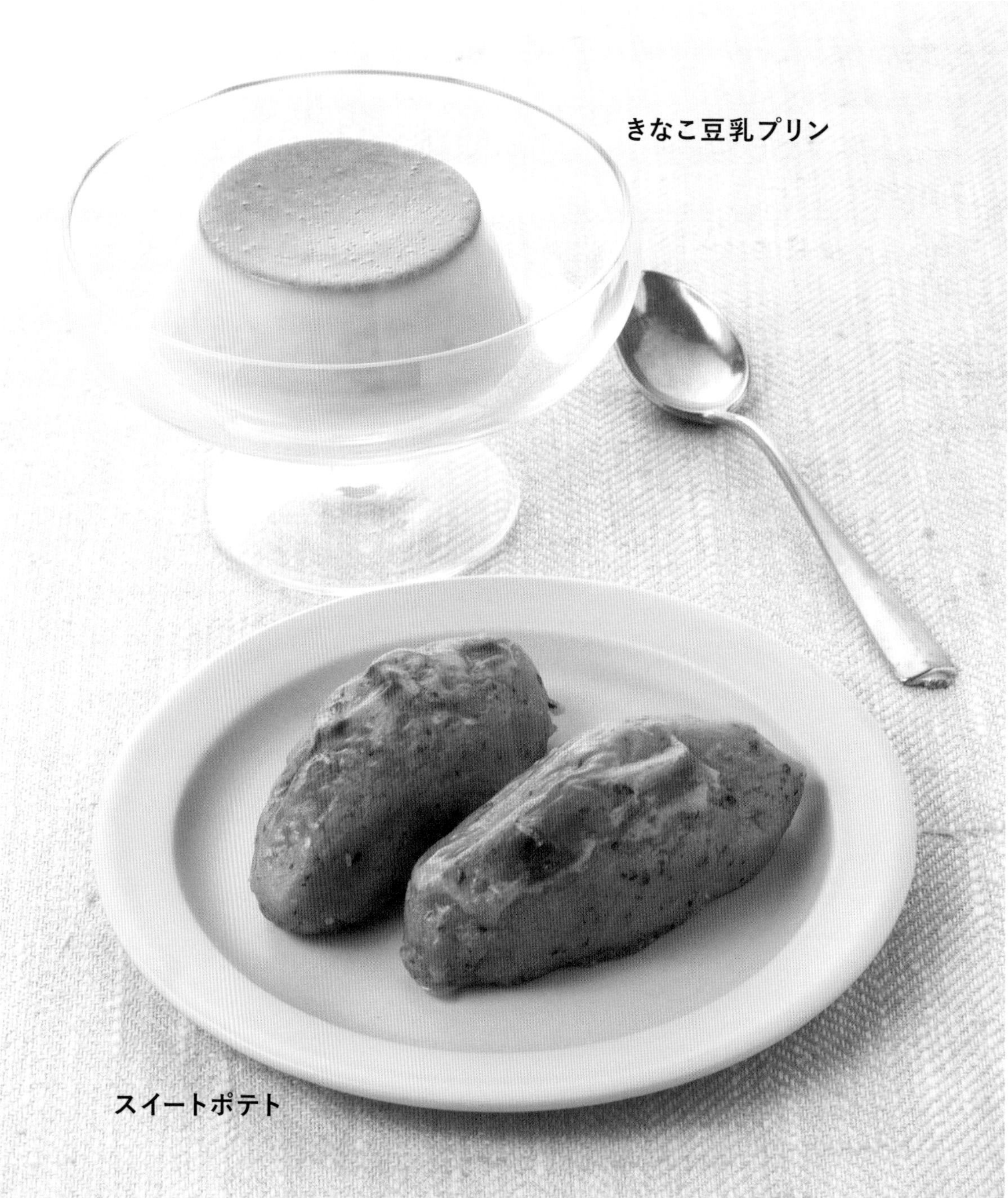

きなこ豆乳プリン

スイートポテト

むせやすい人➡ おすすめ　かみにくい人➡ おすすめ

たんぱく質がとれるおやつ

きなこ豆乳プリン

1個分
エネルギー
61
kcal
食塩相当量
0.0
g

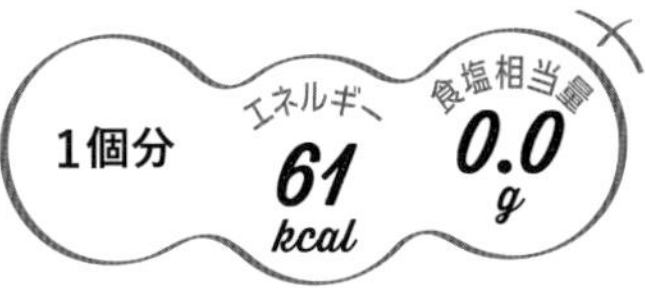

材料（作りやすい分量・2個分）

豆乳……3/4カップ
きなこ……小さじ1
砂糖……大さじ1
粉ゼラチン……4g
水……大さじ1

作り方

1 粉ゼラチンは分量の水でふやかしておく。
2 鍋に豆乳を入れて中火で熱し、沸騰直前で火を止め、きなこ、砂糖を溶かす。
3 2に1のゼラチンを入れて溶かす
4 型に3を流し入れ、粗熱がとれたら冷蔵庫で冷やし固める。

ポイント&アドバイス

- ツルンとなめらかでやわらかいプリンは、かみやすく、飲み込みやすい。
- 豆乳ときなこの大豆製品は、たんぱく質が多く含まれていて栄養価の高いおやつとしておすすめ。

むせやすい人➡ おすすめ　かみにくい人➡ おすすめ

市販のさつまいもの甘煮を使って

スイートポテト

1個分
エネルギー
187
kcal
食塩相当量
0.1
g

材料（作りやすい分量・2個分）

さつまいもの甘煮（市販）……120g
バター……大さじ1
生クリーム……大さじ2～3
卵黄……1個分

作り方

1 さつまいも、バターをフードプロセッサーに入れて攪拌（かくはん）する。
2 ボウルに1を入れ、生クリームを加えてやわらかめにのばす。
3 型（アルミカップ）に2を入れ、表面に卵黄を塗り、オーブントースターで5分焼く。

ポイント&アドバイス

- さつまいもは、フードプロセッサーでなめらかにするので食べやすい。
- 市販のさつまいもの甘煮を使うと、ゆでたり味つけしたりする手間が省けて簡単に作れる。

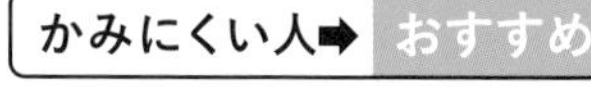

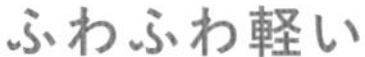

スフレパンケーキ

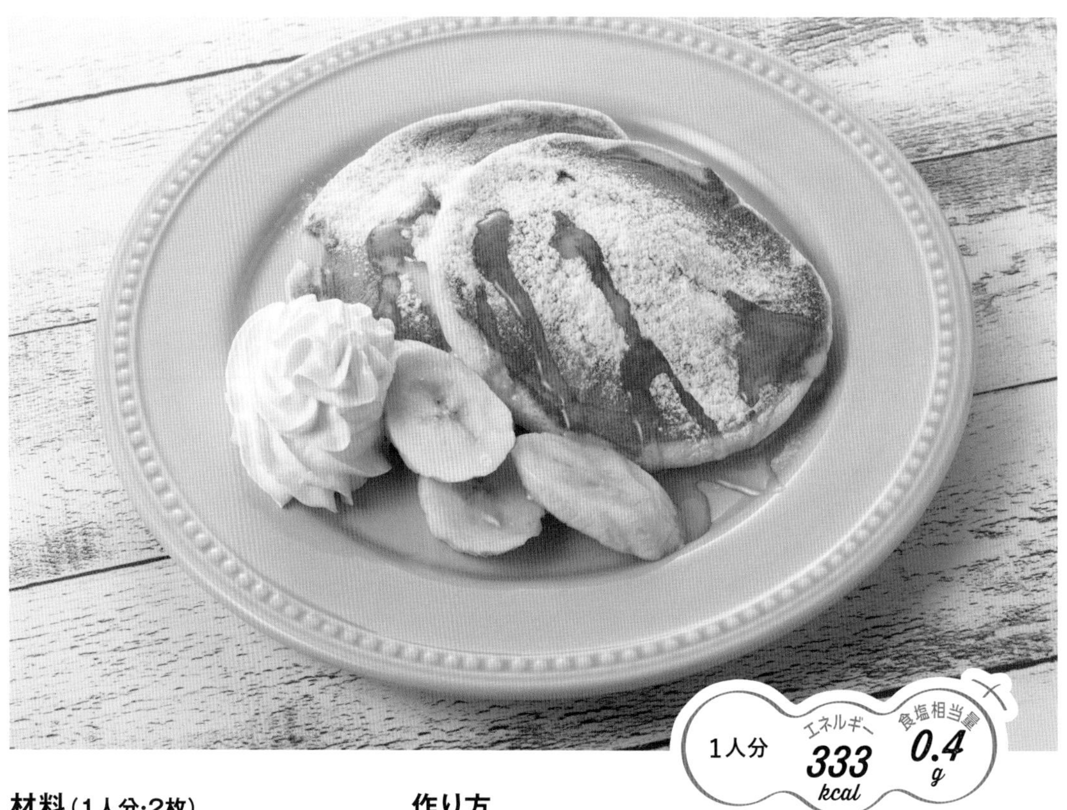

1人分 エネルギー 333 kcal 食塩相当量 0.4 g

材料（1人分・2枚）

ホットケーキミックス……15g
卵……1個
牛乳……大さじ1
砂糖……大さじ1
サラダ油……少量
バナナ……1/2本
ホイップクリーム……適量
はちみつ……適量

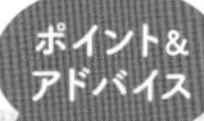

- ホイップクリームや、はちみつと一緒に食べることで、口の中でまとまりやすくなる。
- 生地にカッテージチーズを30g（1人分）混ぜてもおいしい。

作り方

1. 卵を卵黄と卵白に分ける。ボウルに卵白、砂糖を入れて泡立てる。
2. 別のボウルにホットケーキミックスを入れ、卵黄、牛乳を加えて混ぜ、*1*を加え混ぜ合わせる。
3. ホットプレート（フライパンでも）を保温しておき、油をひく。ホットプレートの温度を最も低温にし、*2*をスプーンで2カ所に落とし、湯（分量外）を少量加えて蓋をして蒸し焼きにする。裏返して、さらに湯大さじ1を加えて両面を色よく焼く。
4. 器に盛り、切ったバナナを添えて、ホイップクリーム、はちみつを好みでかけていただく。

むせやすい人➡ 気をつけて　かみにくい人➡ おすすめ

しっとりしていて食べやすい

ホワイトチョコクッキー

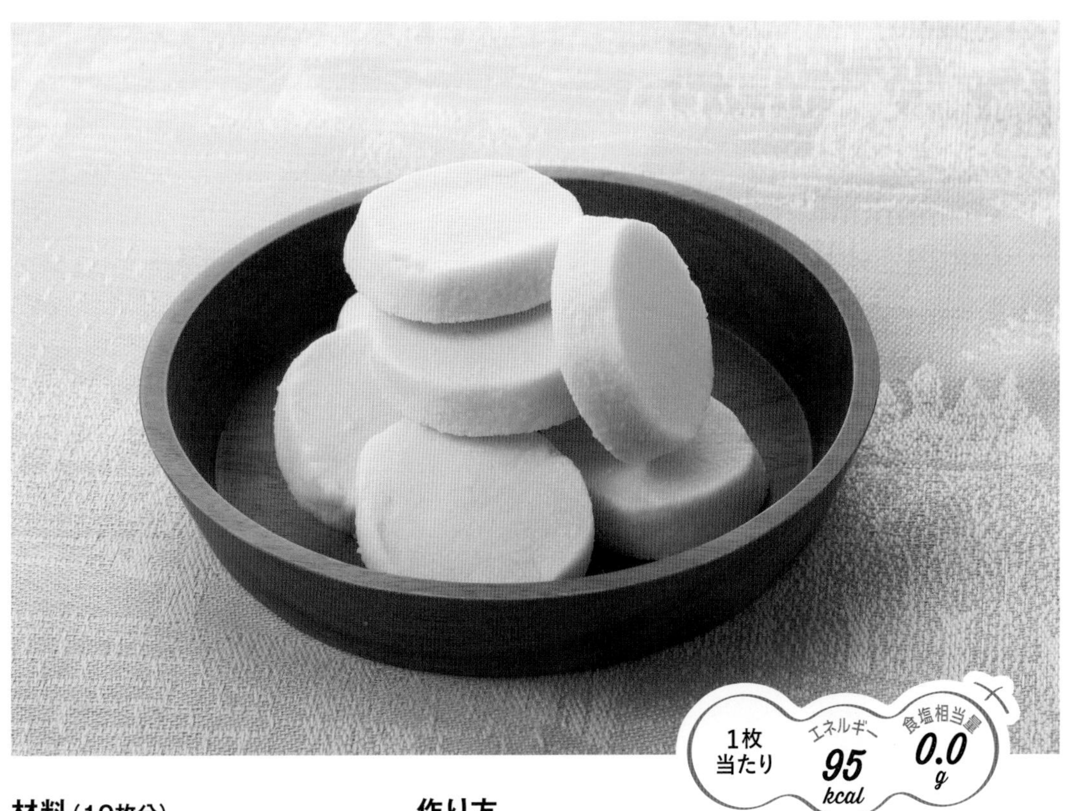

1枚当たり　エネルギー 95kcal　食塩相当量 0.0g

材料（10枚分）

ホワイトチョコレート
…… 2枚（84g）
無塩バター …… 20g
コンデンスミルク …… 20g
小麦粉 …… 50g
コーンスターチ …… 20g

ポイント&アドバイス

○しっとりとしたクッキーだが、口の中でばらけて食べにくいときは、ホットミルクなど飲み物に浸して食べると飲み込みやすくなる。

作り方

1 チョコレートは細かく刻んでボウルに入れ、バターを加えて50～60℃の熱湯で湯煎し、溶けて混ざったらコンデンスミルクを加える。

2 1のボウルに小麦粉とコーンスターチをふるいにかけながら加え、混ぜ合わせる。

3 2をラップに広げ、直径5cmほどの棒状にして包み、冷蔵庫で冷やす。固まったらラップを取って1.5cm幅に切る。

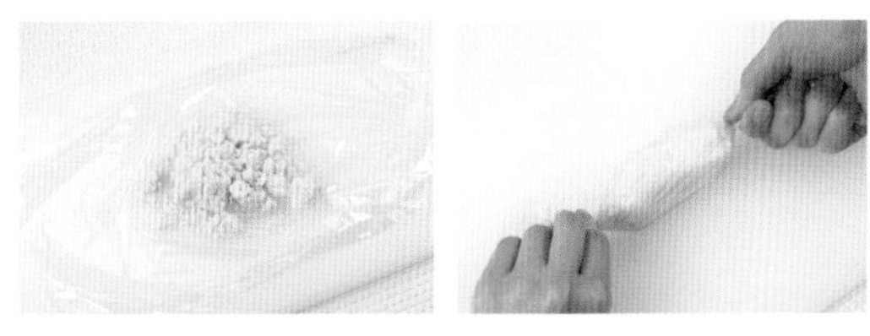

4 天板にオーブンシートを敷いて3を並べ、150℃に予熱したオーブンで約8分焼く。

むせやすい人➡ 気をつけて　かみにくい人➡ おすすめ

電子レンジで簡単に作れる

パンプディング

1人分
エネルギー
213
kcal
食塩相当量
0.5
g

材料（1人分）

食パン（6枚切り）…… 1/2枚

A
- 牛乳 …… 1/3カップ
- 溶き卵 …… 1/2個
- 砂糖 …… 大さじ1/2

ドライレーズン …… 大さじ1

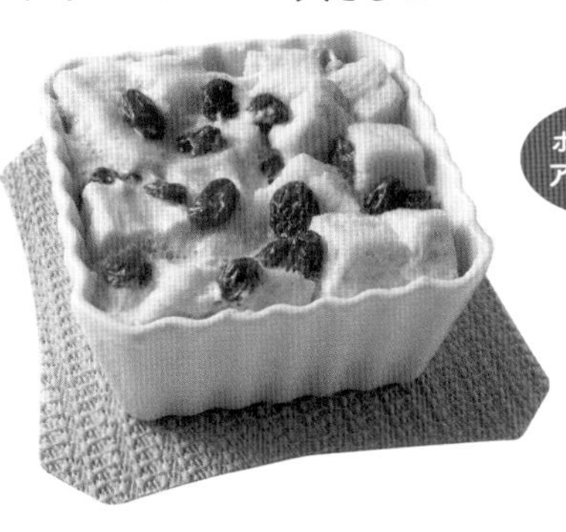

作り方

1. パンは耳を切り落として1㎝角に切る。レーズンはぬるま湯に浸す。
2. ボウルにAを混ぜ合わせてプリン液を作り、1のパンを浸してしばらくおく。
3. 2を耐熱容器に移してドライレーズンを散らし、ラップをかけて電子レンジ（600W）で2分30秒加熱する。

ポイント&アドバイス

- レーズンが飲み込みにくい場合は、細かく刻んでプリン液に混ぜ合わせてから加熱する。
- 食べやすく、栄養的にも優れているので、食欲のないときの軽食にもおすすめ。

むせやすい人➡ おすすめ　かみにくい人➡ おすすめ

さっぱりいただくスイーツ

杏仁豆腐

1人分　エネルギー 170 kcal　食塩相当量 0.1 g

材料（作りやすい分量・2人分）

粉寒天 …… 小さじ1/2（1.5g）
水・牛乳 …… 各1/2カップ
砂糖 …… 大さじ2と1/2
アーモンドエッセンス …… 2〜3滴

A
- 砂糖 …… 大さじ4
- 水 …… 1/2カップ

ミックスフルーツ（缶詰）…… 適量

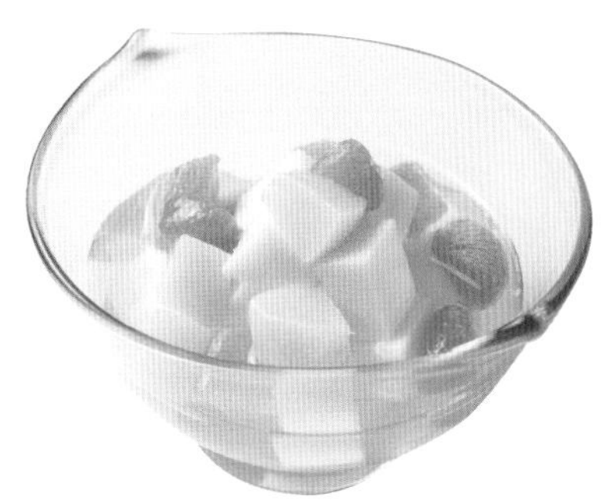

作り方

1. 耐熱容器に粉寒天、水を入れ、電子レンジ（600W）で30秒加熱して溶かす。
2. 鍋に牛乳を入れて中火で熱し、砂糖を加えて溶かしたら、1を加えて混ぜ、アーモンドエッセンスを垂らしてひと混ぜしたら火を止め、粗熱をとる。
3. 2をバットなどに流し入れ、冷蔵庫で冷やす。
4. 鍋にAを入れて中火にかけ、砂糖が溶けたら火を止めて粗熱をとる（シロップ）。
5. 3が固まったら1㎝角に切り、食べやすい大きさに刻んだフルーツと一緒に器に盛り、4をかける。

ポイント&アドバイス

- 寒天は、煮つめすぎるとかけらができやすいので注意する。
- 棒寒天より粉寒天のほうが口の中で溶けやすいので、むせやすい人向き。

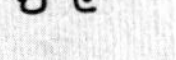

むせやすい人➡ おすすめ　かみにくい人➡ おすすめ

ひと口サイズで食べやすい

カキのタコ焼き風

1人分
エネルギー
350
kcal
食塩相当量
2.2
g

材料（1人分・5個）

キャベツ …… 1枚
カキ …… 5個
A
- 小麦粉 …… 1/2カップ
- 溶き卵 …… 1/2個分
- だし汁 …… 3/4カップ
- 塩 …… 少量
- 青のり …… 少量

サラダ油 …… 適宜
ソース …… 適宜

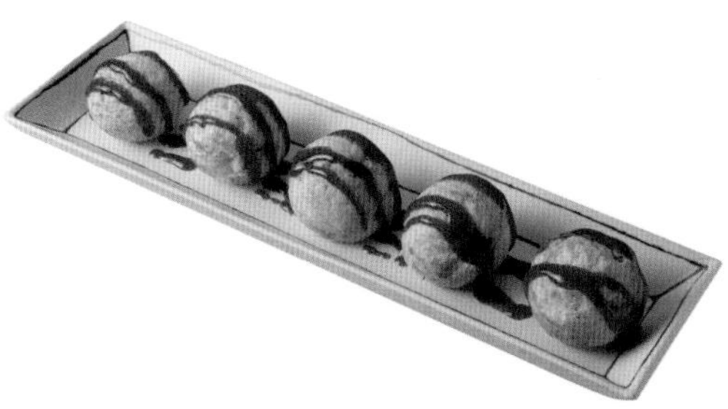

作り方

1. キャベツはみじん切りにする。カキはさっとゆで、周囲のひだを取り除く。
2. ボウルにAを入れて混ぜ合わせる。
3. たこ焼き器を熱して油を塗り、2を流し入れる。1を加え、周囲が焼けてきたら返しながらじっくりと中まで火を通す。
4. 器に盛ってソースをかける。

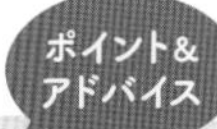

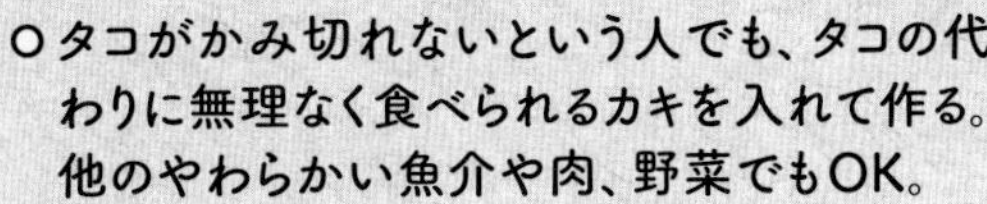

- タコがかみ切れないという人でも、タコの代わりに無理なく食べられるカキを入れて作る。他のやわらかい魚介や肉、野菜でもOK。
- 青のりは、最後にふりかけるよりも、あらかじめ生地に混ぜておいたほうがむせない。
- ひと口サイズで片手で食べられるので、片手が不自由な人でも楽に食べられる。

むせやすい人➡ おすすめ　かみにくい人➡ おすすめ

寒天でつるりとした食感に

いもようかん

1人分
エネルギー
88
kcal
食塩相当量
0.0
g

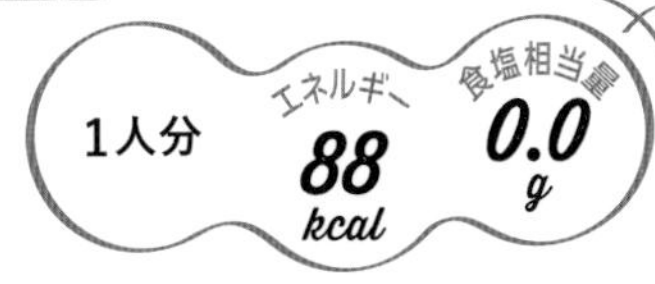

材料（1人分）

さつまいも …… 50g
粉寒天 …… 小さじ1/3（1g）
水 …… 大さじ2
砂糖 …… 小さじ2

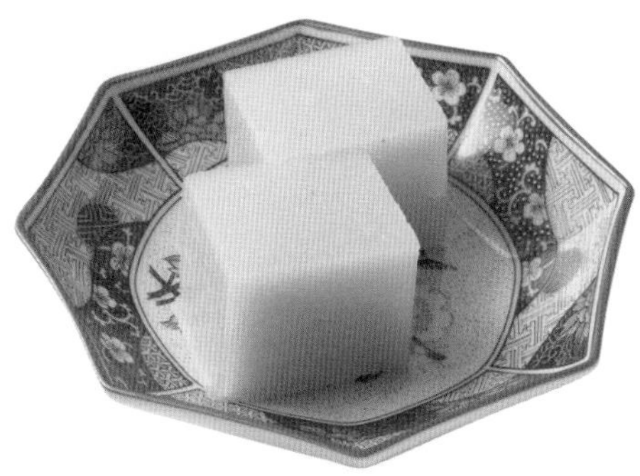

作り方

1. さつまいもは皮をむいてひと口大に切る。鍋に入れてひたひたの水（分量外）を加えてゆで、裏ごしをする。
2. 鍋に粉寒天を入れ、水をふり入れて中火にかけ、煮立ったら砂糖を加えて溶かす。1を加えてよく混ぜ合わせ、型（内側を水で濡らす）に流し入れる。粗熱が取れたら、冷蔵庫で冷やし固める。
3. 2を型から出して切り分け、器に盛る。

ポイント&
アドバイス

- 寒天を使って作るようかんは、つるりとした食感が心地よく、食べやすい。

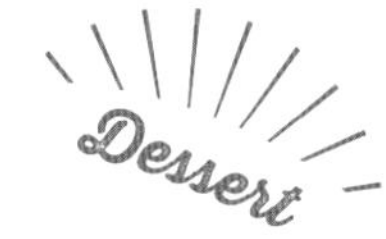

むせやすい人➡ おすすめ　かみにくい人➡ おすすめ

ゼラチンを入れてもったりとした食感に

レアチーズケーキ

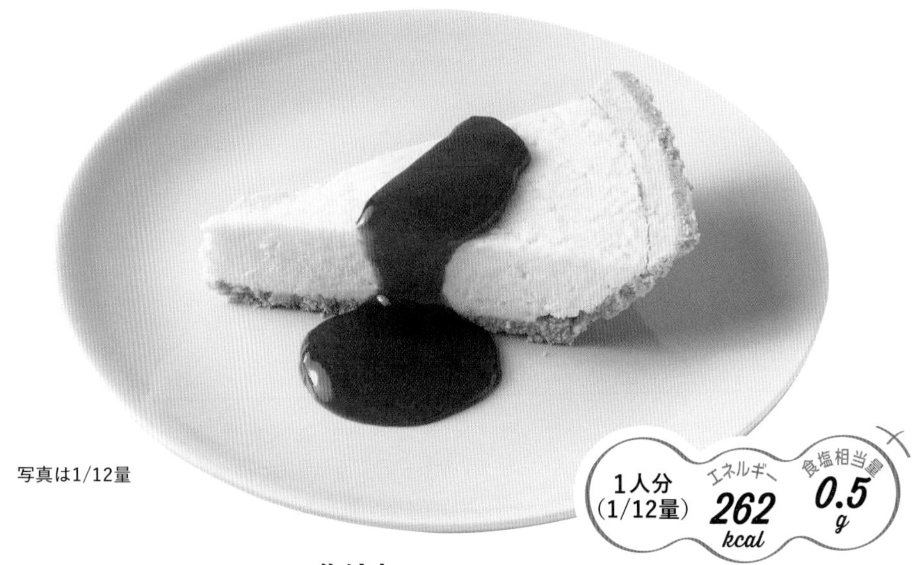

写真は1/12量

1人分（1/12量）　エネルギー 262kcal　食塩相当量 0.5g

材料（20cmのパイ皿1個分）

板ゼラチン …… 5枚（8g）
湯 …… 大さじ2と2/3
グラハムクラッカー（市販*） …… 200g
無塩バター …… 60g
A［クリームチーズ（室温） …… 220g
　グラニュー糖 …… 45g
　レモン汁 …… 大さじ1と1/3］
生クリーム …… 1カップ
ブルーベリージャム …… 1/3カップ
水 …… 大さじ3

*胚芽入りの焼き菓子。

作り方

1. 板ゼラチンはバットなどに入れた水（分量外）にしばらく浸してから取り出し、ボウルに移し、湯で溶かす。
2. グラハムクラッカーはポリ袋に入れて口を絞り、めん棒などでたたいて細かく砕く。
3. 別のボウルに2を入れ、室温に戻しておいたバターを加えてよく混ぜ合わせ、パイ皿に敷き詰める。
4. 生クリームは七分立てにする。
5. 大きめのボウルにAを入れてよく練り混ぜ、1、4を加えてよく混ぜ合わせる。
6. 3のパイ皿に5を流し入れ、冷蔵庫で冷やす。
7. ブルーベリージャムは裏ごしして、分量の水で溶きのばす。
8. 6を型から出し、切り分けて器に盛り、7をかける。

ポイント&アドバイス

- クリームチーズとゼラチンで、もったりとした食感が得られる。
- かんだときにかけらでむせないように、クラッカーは細かく砕く。
- ブルーベリージャムは、果肉のかけらでむせることがあるので、裏ごしするとよい。

むせやすい人➡おすすめ　かみにくい人➡おすすめ

果物を小さく切ってあえるだけ

果物のヨーグルトあえ

1人分　エネルギー 103kcal　食塩相当量 0.1g

材料（1人分）

バナナ……1/5本
キウイフルーツ……1/4個
みかん（缶詰）……4房
いちご……4個
プレーンヨーグルト……1/3カップ（50g）
砂糖……小さじ1
レモン汁……少量

作り方

1. バナナは縦半分にして、7～8㎜厚さに切る。キウイフルーツは種を取って7～8㎜厚さに切る。みかんは1房を2等分する。
2. いちごはヘタを取り、裏ごししてソースを作る。
3. ボウルにヨーグルトと砂糖を入れて混ぜ合わせ、1、レモン汁を加えてさっとあえる。
4. 器に3を盛り、2のソースをかける。

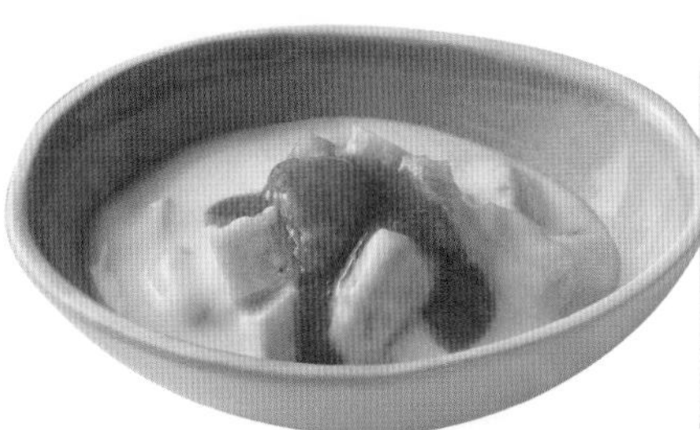

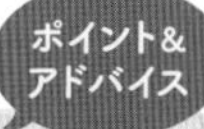

ポイント＆アドバイス

- キウイフルーツやいちごの種が歯茎の間にはさまるのを防ぐため、あらかじめ除いておく。
- 新鮮な果物が手に入らないときは、砂糖の量を調節しながらシロップ漬けの缶詰などに替えてもOK。
- 果物は小さく食べやすい大きさに切る。

むせやすい人➡おすすめ　かみにくい人➡おすすめ

ヨーグルトをムース仕立てに

オレンジヨーグルトムース

1人分（1/8量）　エネルギー 72kcal　食塩相当量 0.0g

材料（15×15×3cmの容器1個分）

粉ゼラチン……5g
水……大さじ1と1/2
A
- オレンジのしぼり汁……大さじ2
- オレンジの皮（すりおろし）……1/2個分
- プレーンヨーグルト……大さじ2
- 白ワイン……大さじ1

B
- 卵黄……2個分
- 砂糖……大さじ3と1/3

生クリーム……1/4カップ
C
- 卵白……1個分
- 砂糖……大さじ1と2/3

ポイント＆アドバイス

- ヨーグルトは、とろみがあって食べやすい。

作り方

1. 粉ゼラチンは分量の水にふり入れてしばらくおき、湯せんで溶かす。Aは混ぜ合わせておく。
2. ボウルにBを入れ、湯せんをしながら白っぽくなるまで泡立て、1のゼラチンを加え混ぜる。
3. 別のボウルに生クリームを八分立てにし、2を加えてゴムベラで混ぜ合わせる。
4. 別のボウルにCを入れ、白くもったりするまで泡立てる（メレンゲ）。
5. 3を4に加えてさっくりと混ぜ合わせ、容器に流し入れて冷蔵庫で冷やし固める。
6. 固まったらスプーンですくって器に盛る。

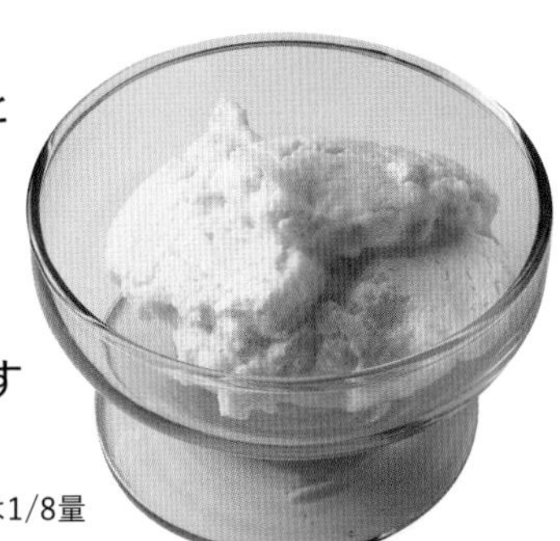

写真は1/8量

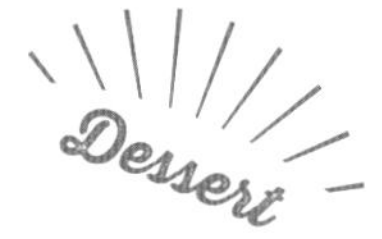

むせやすい人➡ おすすめ　かみにくい人➡ おすすめ

果物を煮て食べやすく

果物の甘煮盛り合わせ

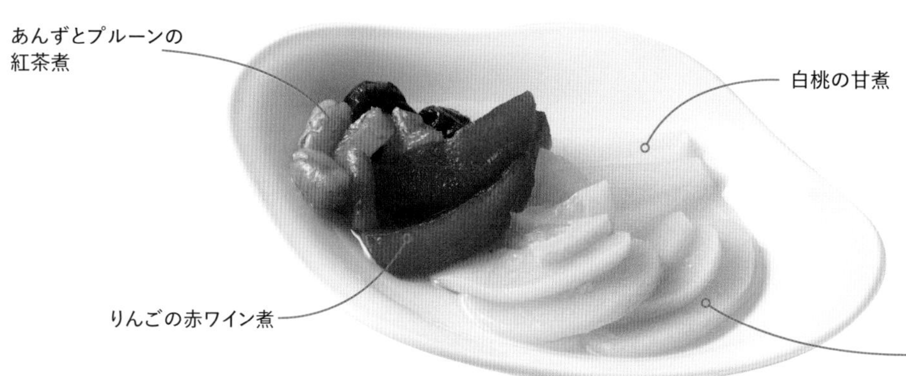

あんずとプルーンの紅茶煮

1人分　エネルギー 93kcal　食塩相当量 0.0g

材料（1人分）

ドライあんず …… 2個
ドライプルーン（種なし） …… 2個
A 紅茶 …… 1/2カップ
　砂糖 …… 小さじ1
紅茶のリキュール* …… 少量
*なければ好みの洋酒でOK。

作り方

1 あんずは1個を6等分、プルーンは1個を2等分に切る。
2 鍋にAを入れて弱火で煮て、1を加えてやわらかくなったら紅茶のリキュールを加えて混ぜ、火を止める。
3 2を容器に移し入れ、粗熱がとれたら、煮汁ごと冷蔵庫で冷やす。器に煮汁ごと盛る。

白桃の甘煮

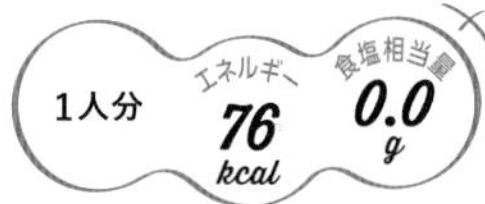

1人分　エネルギー 76kcal　食塩相当量 0.0g

材料（1人分）

白桃 …… 1個
A 水 …… 1カップ
　砂糖 …… 大さじ2

作り方

1 白桃は種を取って皮をむいて薄切りにする。
2 鍋にAを入れて中火で煮立て、1を並べ入れ、やわらかくなったら火を止める。
3 2を容器に移し入れ、粗熱が取れたら、煮汁ごと冷蔵庫で冷やす。白桃は薄切りにして器に盛り、煮汁をかける。

りんごの赤ワイン煮

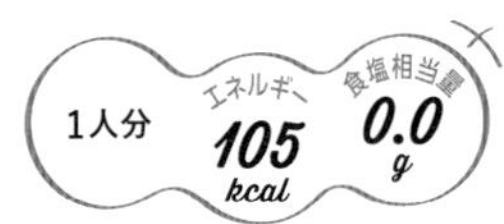

1人分　エネルギー 105kcal　食塩相当量 0.0g

材料（1人分）

りんご …… 1個
A 水 …… 2/3カップ
　赤ワイン …… 1/2カップ
　砂糖 …… 大さじ2
　シナモンスティック …… 1/4本

作り方

1 りんごは6等分にして芯を除き、皮をむく。
2 鍋にAを入れて中火で煮立て、1を並べ入れ、やわらかくなったら火を止める。
3 2を容器に移し入れ、粗熱が取れたら、煮汁ごと冷蔵庫で冷やす。りんごを器に盛り、煮汁をかける。

洋なしの白ワイン煮

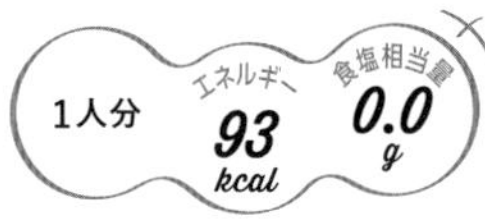

1人分　エネルギー 93kcal　食塩相当量 0.0g

材料（1人分）

洋なし …… 1個
A 水 …… 1/2カップ
　白ワイン …… 1/2カップ
　砂糖 …… 大さじ2
　レモンの輪切り …… 1枚

作り方

1 洋なしは皮をむいて縦半分に切り、芯を除いて薄切りにする。
2 鍋にAを入れて中火で煮立て、1を加えてやわらかくなったら火を止める。
3 2を容器に移し入れ、粗熱がとれたら、煮汁ごと冷蔵庫で冷やす。洋なしは薄切りにしてレモンの輪切りを切って添え、煮汁をかける。

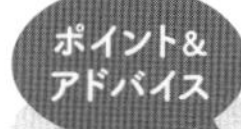

○生だと食べにくい果物も、甘くやわらかく煮るとおいしく、食べやすくなる。

むせやすい人➡ 気をつけて　かみにくい人➡ 気をつけて

やわらかく仕上がる

ごはんのおやき風

1人分　エネルギー 146 kcal　食塩相当量 0.5 g

材料（1人分）

ごはん …… 70g
だし汁 …… 1/2カップ
溶き卵 …… 大さじ1と1/2
万能ねぎ（小口切り）…… 1本分
しょうゆ …… 小さじ1/3

ポイント＆アドバイス

- ごはんとだし汁を混ぜて煮つぶすので、ごはんがかたくならず食べやすい。
- 万能ねぎは他の材料と混ぜることで、口の中でバラバラにならず、飲み込みやすくなる。

作り方

1. 鍋にごはん、だし汁を入れて中火でやわらかく煮てボウルに移し、スプーンの裏などで軽くつぶす。
2. 1に溶き卵と万能ねぎを加えてよく混ぜ、2等分して、それぞれを小判型にまとめる。
3. フッ素樹脂加工のフライパンで2を両面に焼き色がつくまで焼いて、しょうゆをつけながらいただく。

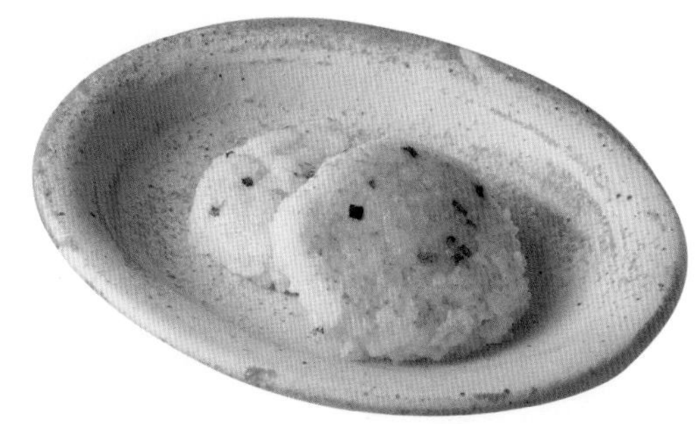

むせやすい人➡ 気をつけて　かみにくい人➡ おすすめ

もちに似た食感を楽しめる

白玉しるこ

1人分
エネルギー
285
kcal
食塩相当量
0.0
g

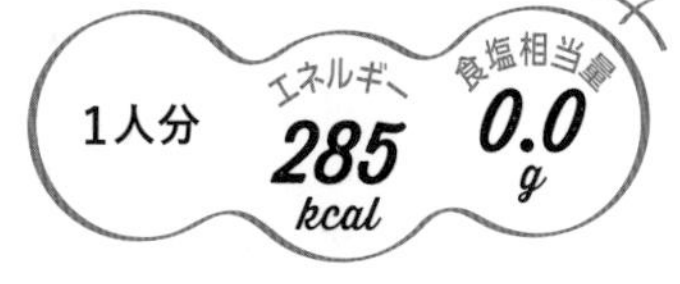

材料（1人分）

じゃがいも …… 20g
白玉粉 …… 大さじ2（20g）
A ┌ こしあん（市販）…… 80g
　 └ 湯 …… 1/2カップ

ポイント＆アドバイス

- もちはかむ・飲み込むことが難しいが、じゃがいもをつぶして白玉粉と混ぜると、もちに似た食感が得られるので代用におすすめ。
- 1人分で作ると少量なので、あんが煮詰まりやすいため火加減に注意する。

作り方

1. じゃがいもは皮をむいてひと口大に切って鍋に入れ、水（分量外）をひたひたに注いで強火にかけ、やわらかくなるまでゆでたら裏ごしをする（皮をむいて電子レンジで加熱しても）。
2. ボウルに1、白玉粉を入れて水少量（分量外）を加え、耳たぶくらいのかたさになるまで練り混ぜ、小さく丸めて、真ん中をへこませる。
3. 沸騰湯で2をゆで、浮き上がってから1～2分ゆでたら冷水にとって水けをきる。
4. 小鍋に混ぜ合わせたAを入れて弱火にかけ、3の白玉を加え、白玉が温まったら器に盛る。

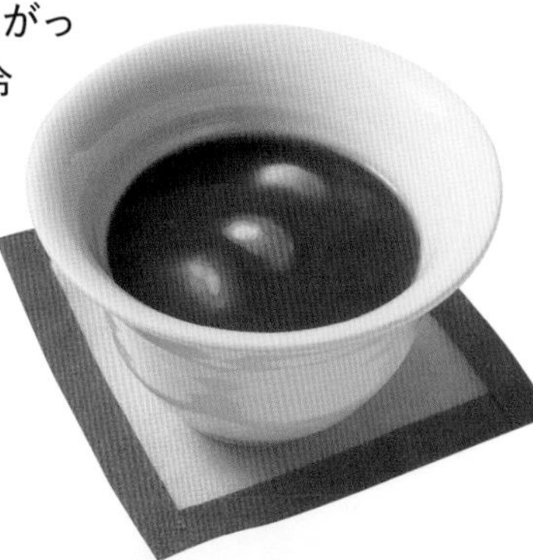

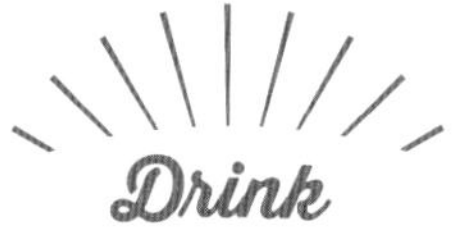

飲み物

サラサラとした飲み物はむせやすいので、果物をミキサーにかけてとろみを出したり、ヨーグルトや牛乳、くずなどで少しとろみをつけましょう。

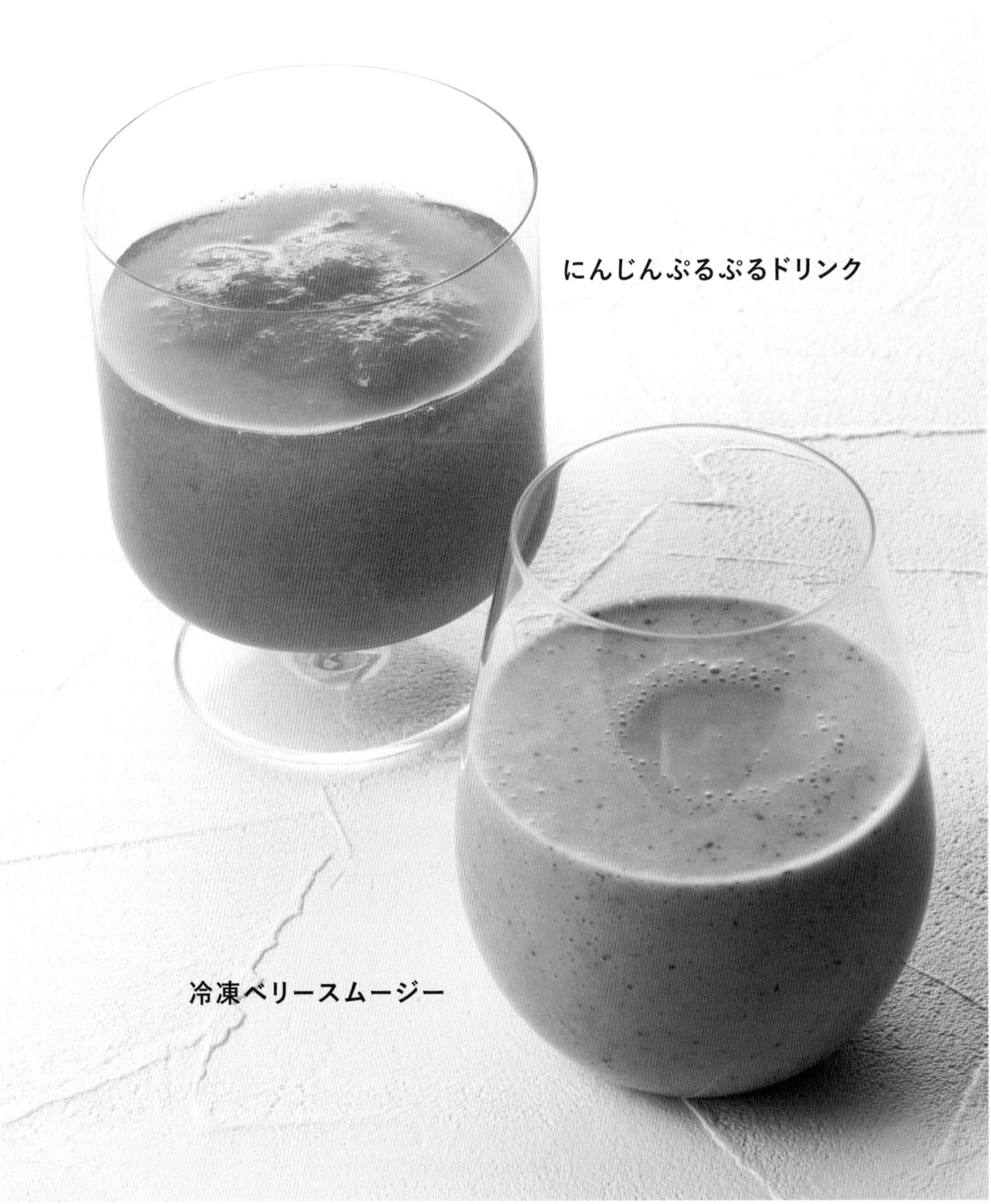

にんじんぷるぷるドリンク

冷凍ベリースムージー

むせやすい人➡おすすめ　かみにくい人➡おすすめ

ゼリー状にして飲み込みやすく

にんじんぷるぷるドリンク

1人分
エネルギー
106
kcal
食塩相当量
0.1
g

材料（1人分）

にんじん……1/2本（60g）
りんごジュース……3/4カップ
砂糖……2g
アガー*……3g
水……1/4カップ
*海藻を原料とする凝固剤（粉末）。

作り方

1 にんじんは皮をむいて小さく切る。
2 1とりんごジュースをブレンダー（ミキサーでも可）にかけ、耐熱容器に注ぐ。
3 ボウルに砂糖とアガーを入れて混ぜ、水を加えて混ぜ合わせる。
4 2に3を入れて混ぜ、電子レンジ（600W）で90秒加熱し、一旦取り出して混ぜ、さらに60秒加熱して、粗熱が取れたら冷蔵庫で冷やし固める。

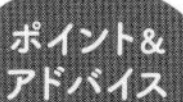

- 市販されている凝固剤の「アガー」は、プルンとした食感に仕上がる。
- 生では食べにくいにんじんもミキサーにかけて、さらにアガーを加えることで、飲み込みやすいジュースになる。

むせやすい人➡おすすめ　かみにくい人➡おすすめ

果物のとろみでなめらか

冷凍ベリースムージー

1人分　エネルギー 167 kcal　食塩相当量 0.2 g

材料（1人分）

バナナ……1/2本
冷凍ブルーベリー（市販）……大さじ2
冷凍ラズベリー（市販）……大さじ1
冷凍いちご……15g
飲むヨーグルト（無糖）……3/4カップ
はちみつ……大さじ1/2

作り方

1 バナナは細かく切る。
2 全ての材料を入れて滑らかになるまでブレンダーにかける。

ポイント&アドバイス

- むせやすい人には、飲むヨーグルトを加えたものがおすすめ。
- 保存のきく冷凍フルーツを使うと便利で簡単。

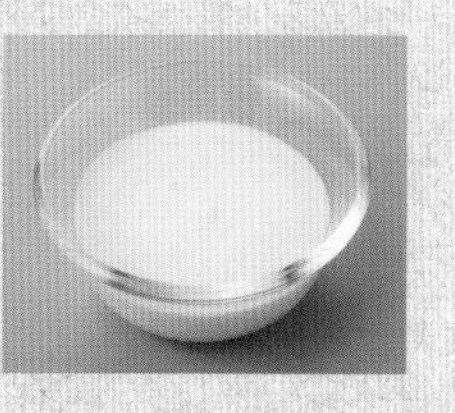

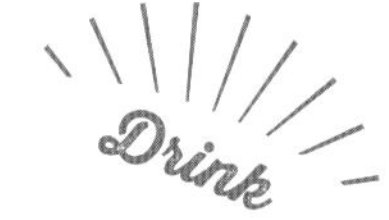

むせやすい人➡ おすすめ　かみにくい人➡ おすすめ

とろりと重みがあるので飲みやすい

ゆず甘酒

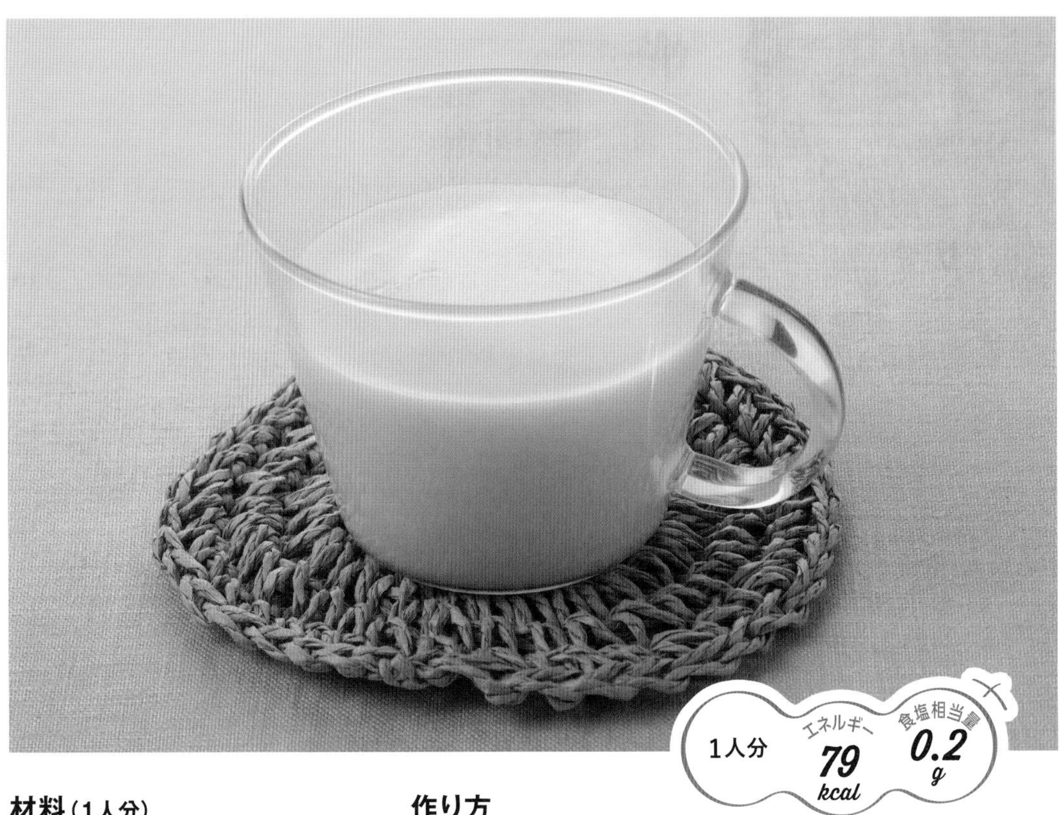

1人分　エネルギー 79 kcal　食塩相当量 0.2 g

材料（1人分）

ゆずの皮 …… 適量
米麹の甘酒 …… 1/2カップ
水 …… 1/4カップ

作り方

1 ゆずの皮、甘酒と水を一緒にブレンダーに入れ、なめらかになるまで攪拌（かくはん）する。

※耐熱性のカップに入れて電子レンジ（600W）で1分加熱。または冷蔵庫で冷やしても。

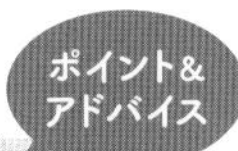

- 米麹や酒粕などを原料としている甘酒は、とろりと重みがある飲み物なので、むせにくい。
- ゆずの皮を刻んでもよいし、市販のドライゆずを使ってもよい。
- 「飲む点滴」といわれる甘酒は、疲労回復効果も期待できる。

むせやすい人➡ 気をつけて　かみにくい人➡ おすすめ

カップひとつですぐできる

ホットチョコレート

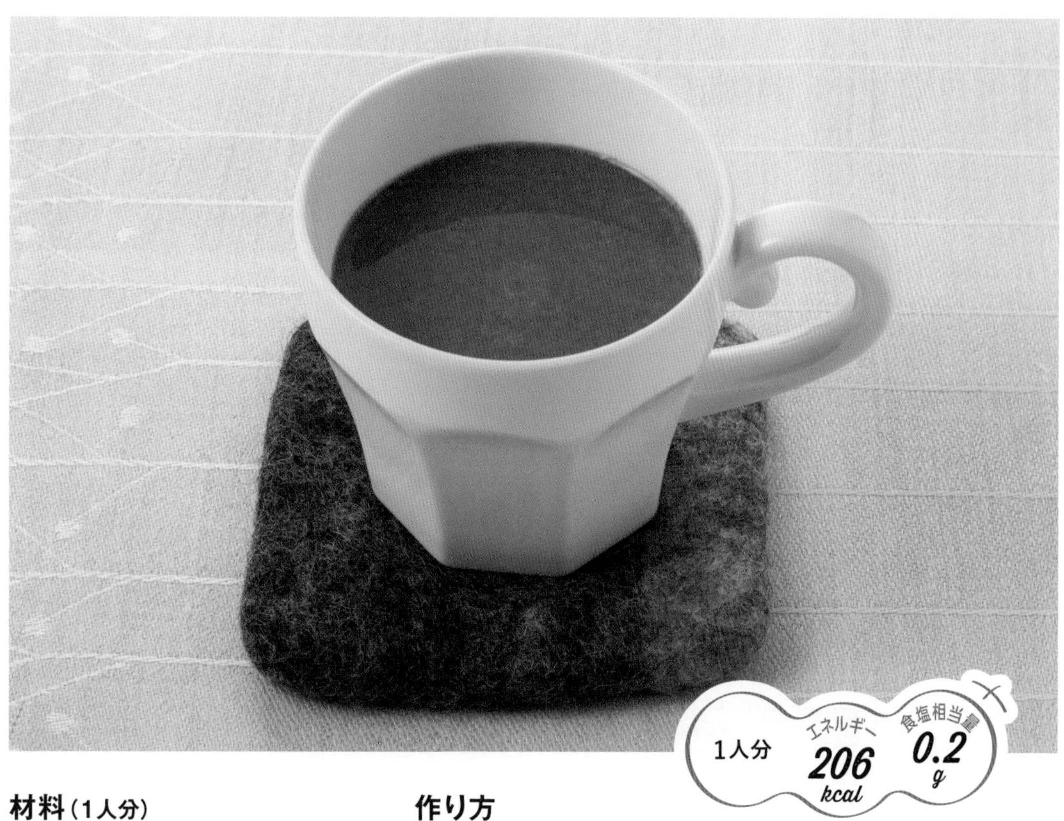

1人分　エネルギー 206 kcal　食塩相当量 0.2 g

材料（1人分）

板チョコ……1/2枚
牛乳……3/4カップ

作り方

1 板チョコは細かく刻む。
2 耐熱性のマグカップに牛乳を入れ、電子レンジ（600W）で1分加熱する。
3 2に1のチョコレートを入れて混ぜ、さらに電子レンジ（600W）で1分加熱し、よく混ぜていただく。

ポイント&アドバイス

- チョコレートと牛乳を組み合わせることで、コクととろみのある飲み物になり、飲みやすくなる。
- むせやすい人は、少し冷ましていただく。

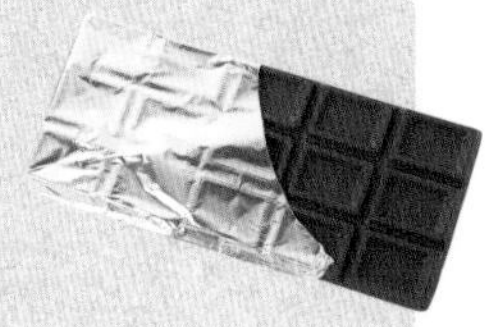

むせやすい人➡ おすすめ　かみにくい人➡ おすすめ

カルシウムが手軽にとれる

プレーンヨーグルトドリンク

1人分　エネルギー 184 kcal　食塩相当量 0.3 g

材料（1人分）

牛乳 …… 2/3カップ
プレーンヨーグルト …… 2/3カップ
砂糖 …… 小さじ2

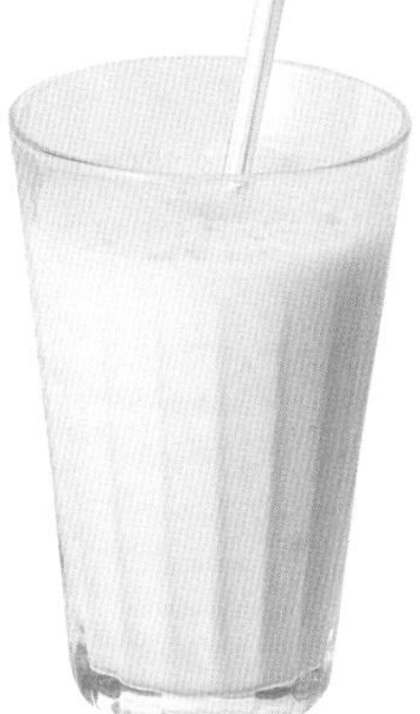

作り方

1 材料すべてをよく混ぜ合わせ、グラスに注ぐ。

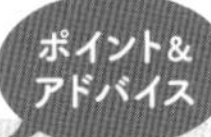

- ヨーグルトでとろみが加わり、むせやすい人にもおすすめ。
- 好みに応じて砂糖の量を調整したり、フルーツと一緒にブレンダーにかけたりとアレンジも楽しめる。

アレンジ

マンゴーのヨーグルトドリンク

フルーツを混ぜ合わせたヨーグルトドリンクも簡単に作れる。マンゴードリンクの場合、マンゴー（1/2個）、プレーンヨーグルト（1/2カップ）、水（1/4カップ）、砂糖（小さじ2）をブレンダーで攪拌（かくはん）して、なめらかになったらグラスに注ぐ。

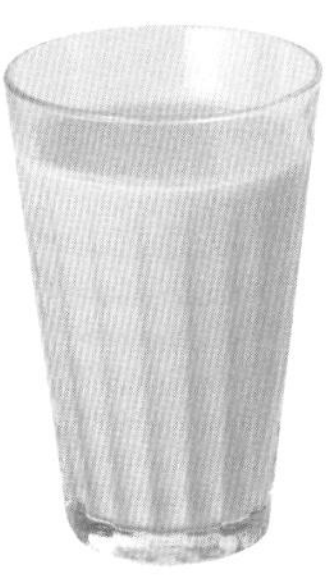

むせやすい人➡ おすすめ　かみにくい人➡ おすすめ

好きなフルーツで楽しんで

ベリー類と白桃のシェイク

1人分　エネルギー 251 kcal　食塩相当量 0.2 g

材料（1人分）

いちご …… 3個
ブルーベリー …… 大さじ2
白桃（缶詰）…… 1/2個（50g）
牛乳 …… 1/2カップ
プレーンヨーグルト
　…… 1/2カップ
はちみつ …… 大さじ1

作り方

1 いちごはへたを取り、裏ごしする。ブルーベリーは裏ごしする。

2 すべての材料をブレンダーで攪拌（かくはん）して、グラスに注ぐ。

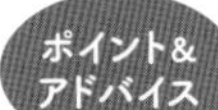

- シェイクは、適度なとろみがあるので飲みやすい。バニラアイスを少し加えても、とろみが増す。
- いちごの種やブルーベリーの皮が上あごにはりつくことがあるので、裏ごしするとより安心。
- 凍らせた牛乳を使うとシャリシャリ感が楽しめる。

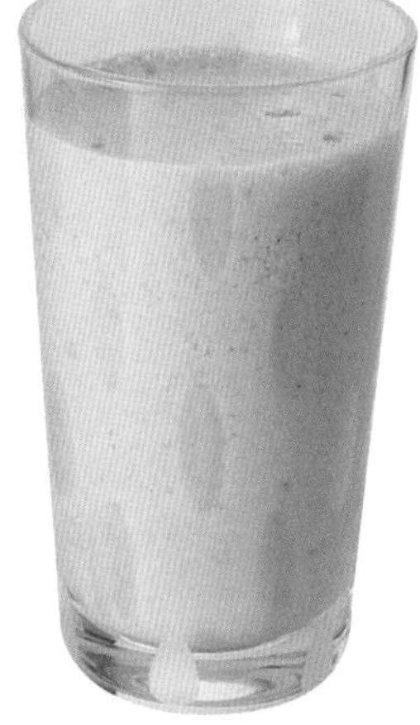

むせやすい人➡ 気をつけて　かみにくい人➡ おすすめ

栄養たっぷり！
ミルクセーキ

材料（1人分）

卵 …… 1個
牛乳 …… 1カップ
砂糖 …… 小さじ1
バニラエッセンス …… 少量

作り方

1 卵をボウルに割り入れる。
2 材料をすべてブレンダーで攪拌（かくはん）してなめらかにし、グラスに注ぐ。

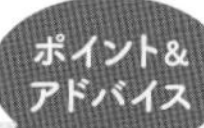

- 卵と牛乳だけでとろみがつくので、飲みやすい。
- とてもむせやすい人は、卵黄を増やしたり、とろみ剤を使ってとろみをつけたりして、調整するとよい。

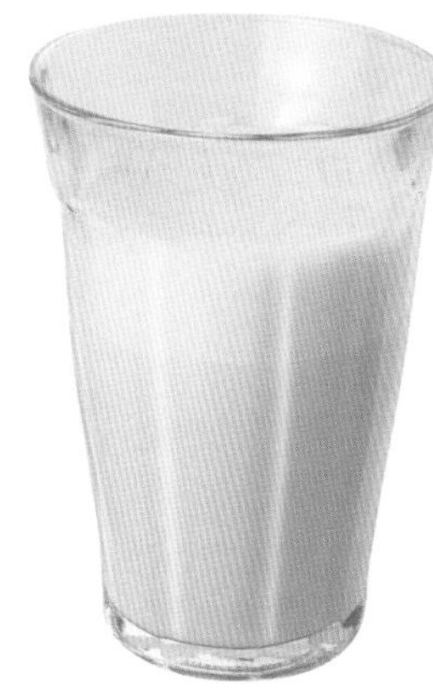

むせやすい人➡ おすすめ　かみにくい人➡ おすすめ

くず粉で体がポカポカに
抹茶風味のくず湯

1人分　エネルギー 78 kcal　食塩相当量 0.0 g

材料（1人分）

抹茶 …… 小さじ1/2
熱湯 …… 1カップ
本くず …… 大さじ2
砂糖 …… 適量

作り方

1 ボウルに抹茶と熱湯を入れてよく混ぜる。
2 鍋に細かく砕いたくず粉を入れ、少量の水（分量外）でなめらかになるまで溶く。1を加えて混ぜ、強火にして練り上げ、砂糖を加えて混ぜたら、器に注ぐ。

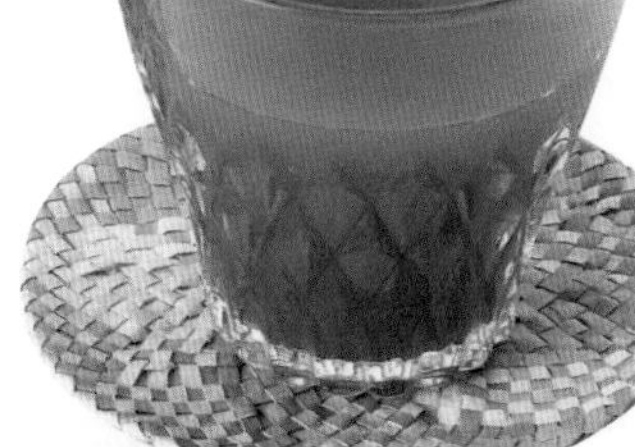

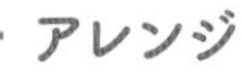

ほうじ茶風味のくず湯

ほかのお茶でもくず湯を作ることができる。ほうじ茶で作る場合は、細かく砕いた本くず（大さじ2）とほうじ茶（1カップ）を鍋に入れて、かき混ぜながら強火にかけて練り上げ、器に注ぐ。

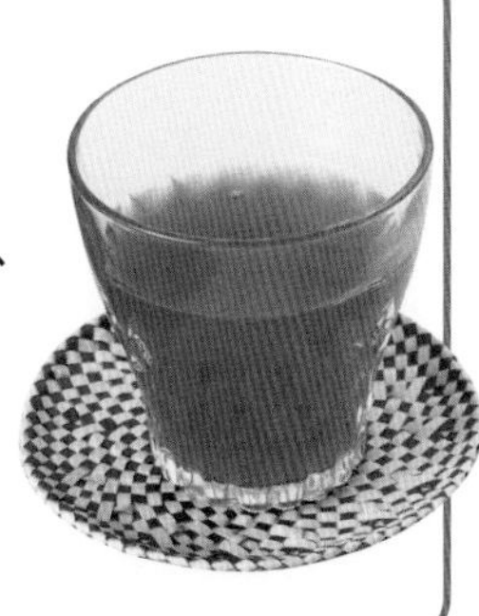

ポイント&アドバイス

- くず粉はクセがなく、冷めても粘度が変わらないので、お茶などにとろみ剤のように使うと飲み込みやすくなる。
- くず粉がなければ、片栗粉を代用してもよいが、冷めると固まるので熱いうちにいただく。

外食を楽しむポイント

かむ・飲み込むことが困難になると、外食は難しいと思うかもしれません。しかし、食べられるメニューを選んだり、お店のサポートを受けたりすれば、外食を楽しむことは可能です。

※「かむ・飲み込むことが困難なので、食べやすくするためにこうしてほしい」という注文は、店が空いているときにお願いしてみるとスムーズかもしれません。

和食

めん類

- 店の人に、めんを5cm長さに切ってくれるように頼む。
- たぬきうどん（そば）は、天かすが汁を吸ってしっとりとなったところで食べると、より飲み込みやすい。
- やまかけ、卵とじ、あんかけは食べやすい。
- 汁でむせるときは、市販のとろみ剤をふりかける。

すし

- 好きなネタだと、食べられることも。
- 軍艦巻きの〝のり〟がかみ切れないときは、のりがごはんの水分を吸ってしっとりしたところを食べてみると、食べられることも。それでも難しいときは、〝ちらしずし〟にする。

丼もの

- 卵丼、うな丼、鉄火丼など、具がごはんと同じくらいにやわらかいものは、そのまま食べられる。ただし、マグロはできるだけ筋の少ないものを使ってもらうよう、店の人に頼む。
- 親子丼は、鶏肉を店の人に小さく切ってもらうと食べられることも。
- 牛丼の肉は、筋の少ない薄切り肉なら食べやすい。
- かつ丼は、店の人に筋切りをして肉をよくたたいてもらうように頼む。
- 天丼は、野菜や魚介に隠し包丁を入れてもらうよう頼む。

洋食

- オムレツやクリームコロッケなど、ふんわりやわらかい食感のものは食べやすい。
- グラタンやラザニア、ドリアのように、よく火の通った、トロッとした料理は食べやすい。
- スクランブルエッグやプレーンオムレツなどの卵料理は食べやすい。

中国料理

- あんかけチャーハンは、とろみがあって食べやすい。
- 麻婆豆腐はひき肉を誤嚥、エビチリは細かいねぎを誤嚥する可能性があるので気をつけて食べるか、避ける。
- コーンスープは、粒でむせることがあるので、粒を除いて食べる。
- フカヒレはトロッとしているので食べやすい。

嚥下障害の人に配慮した店や、嚥下食メニューを出す店も

かむ・飲み込むことが困難な人でも、外食を楽しむことができる店が、全国に少しずつ増えています。インターネットで調べてみたり、住んでいる市区町村の地域包括支援センターなどに聞いてみたりするとよいでしょう。

摂食嚥下関連医療資源マップ（全国飲食店一覧）
https://www.swallowing.link/restaurants

ファストフード

- ハンバーガーやフィッシュバーガーは、包みを開けるまえにギュッと手で押しつぶし、かみ切れる厚さにしておくと食べやすい。
- フライドポテトは、揚げたてのカリカリはかみにくいので、少しおいてからケチャップやソースをつけると食べやすい。

Part 3

オーラルフレイル対策と食事介助

お口の健康は、全身の健康につながります。
今すぐ実行したいオーラルフレイル対策や
口腔機能が低下した家族の食事介助のポイントを紹介します。

オーラルフレイルとは？

口腔機能の衰えが全身のフレイルの引き金に

オーラルフレイルとは、「食べる」「話す」役割を担っている口腔機能の衰えのことをいいます。加齢によって身体機能・認知機能が低下した状態であるフレイルのひとつです。

「よくかめない」「食事中にむせる」「話しづらくなる」など、些細な症状から始まるため、自分でも気づきにくいのですが、口腔機能の衰えは全身の機能の衰えにつながっていき、要介護状態になるリスクを高めます。

まず、よくかめないと食べられるものが限られるため、体に必要な栄養をとることができません。低栄養が続けば、筋力や体力が低下します。すると、歩行速度が遅くなり青信号の間に横断歩道を渡りきれなくなったり、少しの段差で転倒したりするなど、日常生活に支障が生じてきます。また、むせるのは飲み込む力が衰えたサインですが、食事中にむせるのがつらくなると食事そのものが嫌になり、低栄養に陥りやすくなります。さらに、しゃべりにくくなると人と会話をするのが面倒になり、閉じこもりがちになります。そうすると、さらに体の機能が低下していくという悪循環に陥ります。

しかし、オーラルフレイルの段階で適切なケアをすれば、要介護状態への進行を抑えることができます。

口腔機能の低下から全身のフレイルへ

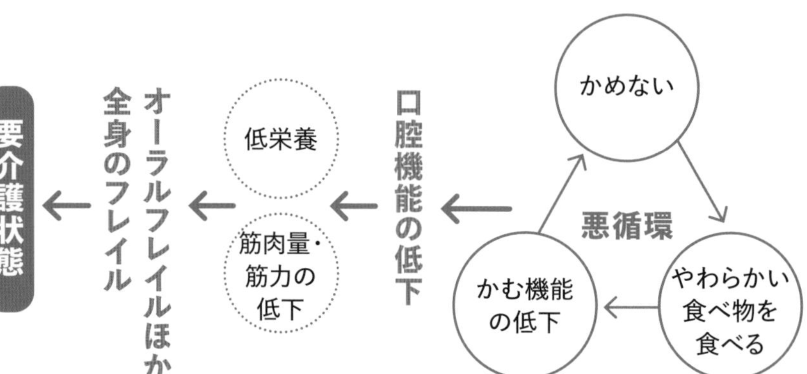

オーラルフレイルの人は、要介護状態になるリスクが高い！

オーラルフレイルのレベルとフレイルの関係(イメージ)

オーラルフレイルの段階で適切な対策をすれば、要介護リスクを回避できる

●オーラルフレイルのセルフチェック●

オーラルフレイル対策は気づくことから始まります。次のチェックで3点以上になった人は、歯科を受診して適切な指導や治療を受けてください。

	はい	いいえ
□ 半年前と比べて、かたい物が食べにくくなった	2	
□ お茶や汁物でむせることがある	2	
□ 義歯(入れ歯)を入れている	2	
□ 口の乾きが気になる	1	
□ 半年前と比べて、外出の頻度が少なくなった	1	
□ さきいか、たくあんくらいのかたさの食べ物がかめる		1
□ 1日に2回以上、歯を磨く		1
□ 1年に1回以上、歯医者に行く		1

合計の点数が
0〜2点 ……… オーラルフレイルの危険性は低い
3点 ……………… オーラルフレイルの危険性あり
4点以上 …… オーラルフレイルの危険性が高い

合計＿＿＿＿点

出典：東京大学高齢社会総合研究機構　田中友規、飯島勝矢、他(AGG, 2021)

口腔機能低下症の段階でも適切な対策をすれば改善は可能

加齢や疾患などによって咀嚼、嚥下、唾液分泌、口腔内の感覚の機能が複合的に低下していく症状を「口腔機能低下症」といいます。これは、オーラルフレイルの第3レベル〝口腔機能の低下〟（139ページ参照）に含まれる歯科疾患です。

放置すれば、咀嚼障害、摂食嚥下障害など、食べる機能の低下につながります。しかし、この段階で適切なケアを行えば、次の第4レベルへの進行や要介護状態になることも防ぐことができます。

口腔機能低下症かどうかを診断するための検査は、歯科で受けられます。65歳以上の人は、口腔機能低下症の検査は健康保険適用になります。ただし、この検査を実施していない医療機関もあるので、事前に問い合わせてください。最近では、自治体の歯科健診で簡易的な口腔機能検査を行うところも増えています。

口腔機能低下症の検査項目

次の7項目のうち3項目以上で「低下」に該当すると、口腔機能低下症と診断されます。

検査項目		検査方法
①口腔衛生状態不良（口腔不潔）	口腔内に細菌や微生物が増加している状態。	舌苔（舌の表面に付着する白い苔状のもの）の付着程度を視診で判定。または細菌カウンター（測定器）で細菌数を測定。
②口腔乾燥	唾液の分泌が低下して、口腔内が乾燥している状態。	口腔粘膜の湿潤度を口腔水分計で計測。唾液分泌量はガーゼをかんで唾液を吸収させて計測。
③咬合力低下	歯（天然歯、義歯）のかむ力が弱くなっている状態。	専用のデンタルプレスケールというシートをかんで、かみしめる力を計測。
④舌口唇運動機能低下	舌や唇の動く速度や巧みさ（巧緻性）が低下した状態。	「パパパ…」「タタタ…」「カカカ…」それぞれの5秒間の発音回数を計測。1秒間に6回以上発音できているかを調べる。
⑤低舌圧	舌の筋力が低下し、舌と上あごや、舌と食べ物との間にかかる圧力が低下した状態。	舌圧測定器を使って、最大舌圧を計測。
⑥咀嚼機能低下	かみ砕く力が低下し、かめない食品が増えている状態。	検査用グミゼリーを20秒間かんだ後、水を口に含み、吐き出した水に含まれるグルコース（糖分）の濃度を測定。
⑦嚥下機能低下	飲み込む機能が低下した状態。	専用のチェックシートを用いて、飲み込むときの様子を調査。

口腔機能が低下しているサイン

以下の症状は、口腔機能の低下を示しています。心当たりの症状がある場合は歯科を受診し、適切な指導を受けることが大切です。

口腔衛生状態不良

主な症状
- 舌の表面に白っぽい苔(こけ)状のものがついている
- 口の中がネバネバする

要因
- 口の中を清潔にする機能の低下（自浄作用の低下）

口腔乾燥

主な症状
- 唾液が少ない
- 口の中が乾く

要因
- 唾液を分泌する機能の低下（服薬の影響による場合もあり）

咬合力(こうごうりょく)低下

主な症状
- 食べ物を強くかめない
- 食べ物をかみ砕けない

要因
- かめる歯（義歯）がない
- かみ合わせが悪い

舌口唇(ぜつこうしん)運動機能低下

主な症状
- 食べこぼしが多い
- 滑舌が悪い、話しづらい

要因
- 唇や舌など口周りの筋力低下
- 舌の巧みな動き（巧緻性(こうちせい)）の衰え

低舌圧(ていぜつあつ)

主な症状
- 飲み込んだ後に食べ物が口の中に残る
- 食べ物を飲み込めない
- お茶や汁物でむせる

要因
- 舌の筋力低下
- 舌の巧みな動き（巧緻性）の衰え

咀嚼(そしゃく)機能低下

主な症状
- うまくかめない
- かんでいると疲れる

要因
- かめる歯がない
- 舌の筋力低下
- 舌の巧みな動き（巧緻性）の衰え
- あごの筋力低下

嚥下(えんげ)機能低下

主な症状
- うまく飲み込めない

要因
- のどの筋力低下により嚥下反射（食べ物を飲み込むまでの一連の動き）のタイミングが合わない

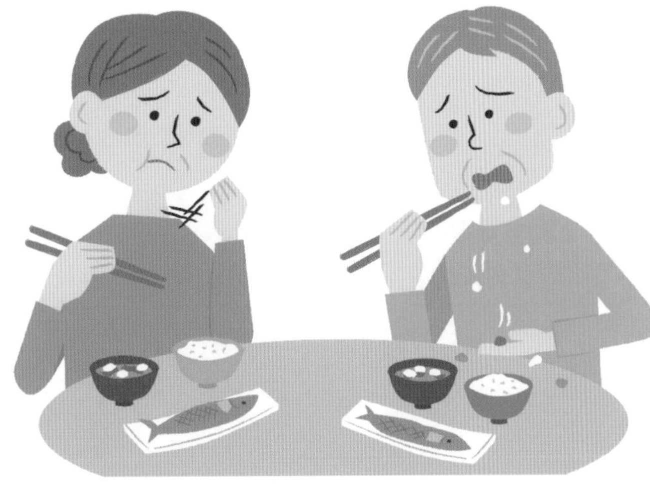

オーラルフレイルの予防・改善法

歯磨きと歯科健診で歯の健康を維持

オーラルフレイルを防ぐためには、健康でしっかりかめる歯を多く残すことが大切です。歯を失う2大原因はむし歯と歯周病。特に歯周病菌は、誤嚥（ごえん）性肺炎の原因になったり、糖尿病や心臓病の発症リスクになったりすることがわかっているので、歯磨きで口の中の歯周病菌を増殖させないことが重要です。

とはいえ、もともと口腔内には千億個単位の微生物が存在しています。多くは悪さをしない常在菌ですが、唾液の分泌が減ったり、免疫力が低下していたり、口腔ケアを怠ったりすると爆発的に増殖

4つの力を維持しよう

かめる歯

食べ物をかみ切ったり、かみ砕いたりできる自分の健康な歯または義歯（入れ歯）。

咀嚼（そしゃく）力

食べ物を取り込む唇、かみ砕く歯、唾液と混ぜ合わせて飲み込みやすい食塊（しょっかい）を作る舌・ほおの筋力。

嚥下（えんげ）力

飲み込む瞬間に、反射的に喉頭蓋（こうとうがい）で気管を塞ぎ、食塊を食道へ送り込む、のどの筋力。

呼気力（息を吐く力）

飲食物や唾液が気管に入りそうになったときに、強くせきをして押し戻す力。

します。特に、歯の表面に付着する歯垢（プラーク）は、増殖の温床になります。

毎日の歯磨きと定期的な歯科健診で歯の健康を守ること、それが口腔機能の低下を防ぐ第一歩になります。

口腔トレーニングで衰えた機能を改善

加齢による口腔機能の低下は、舌や口周り、のどの筋力の衰えが要因になっていますが、これらの筋力は、足腰の筋力と同じように、トレーニングによって鍛えることが可能です。

たとえば、舌の筋トレと滑舌をよくする体操を行えば、舌のパワーと巧みな動きの改善が期待できます。

筋肉は使わなければ、ますます衰えます。日頃から、さまざまな食品を食べること、人と会話をすることが、口腔機能のトレーニングにつながります。

●オーラルフレイルを防ぐ栄養と社会参加●

多様な食品を食べる

1日3回の食事で、体に必要な栄養を多種多様な食品から摂取することを心がける。さまざまな食感のものをよくかんで食べることで、かむ力と飲み込む力を養う。しっかり食べることで、低栄養からのフレイル（虚弱）を防ぐこともできる。

社会参加をする

人との会話を避けると、ますます口腔機能が低下するので、積極的に会食の機会をつくっておいしく楽しく食事をしたり、人と会話をしたりすることを心がける。

1日に10の食品群をとることを目指す

さまざまな食品をとると、自然と栄養バランスのよい食事になる。「さあ、にぎやか（に）いただく」と覚えるとよい。1つの食品群を1点とし、1日7点以上食べることを目指そう。

- さ　魚・魚介類
- あ　油（油脂）
- に　肉類
- ぎ　牛乳
- や　野菜
- か　海藻類
- い　いも類
- た　卵
- だ　大豆・大豆製品
- く　果物

※「さあ、にぎやか（に）いただく」は、東京都健康長寿医療センター研究所が開発した食品摂取の多様性スコアを構成する10の食品群の頭文字をとったもので、ロコモチャレンジ！推進協議会が考案した合言葉です。

オーラルフレイル対策　歯と舌のケア

1 歯磨き

歯ブラシを鉛筆のように持ち、力を入れずに、1本ずつていねいに磨く。
デンタルフロスや歯間ブラシも併せて使う。

歯垢がたまりやすい部位

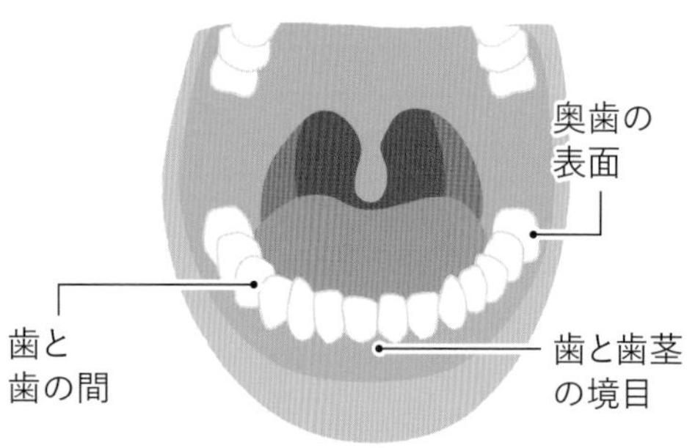

- 毎食後すぐと就寝前が理想。最低でも就寝前の1回は必須。
- 歯の表面についた細菌の塊＝歯垢（プラーク）は、洗口剤で口をすすぐだけでは除去できない。必ず、歯ブラシを使ってブラッシングする。

2 舌の掃除

舌の表面に微生物が繁殖すると白い苔状のもの（舌苔）が付着する。専用の舌クリーナー（舌ブラシ）を使って、舌の奥から手前に、やさしくなでるようにこすり落とす。

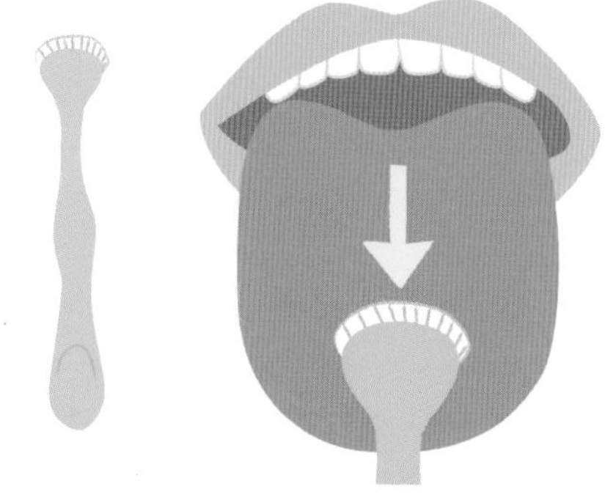

- 就寝中は唾液量が減って、舌苔がたまりやすいので、起床後に行う。
- 舌苔が多い場合、一度に取りきろうとすると舌を傷つけるので、無理をせず、少しずつ行う。

3 定期的な歯科健診

かかりつけ歯科医をもち、半年または1年に1度は歯科健診を受けることは、むし歯や歯周病の早期発見・治療につながる。また、歯垢の除去、過去に治療した歯のメンテナンスを行うことで、口腔内の健康を維持できる。

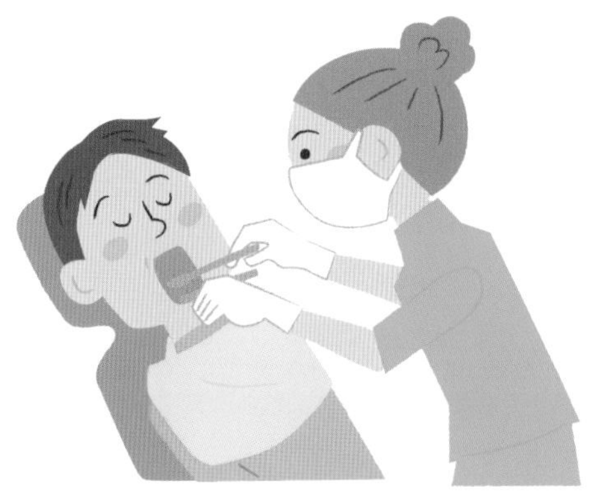

4

義歯と上手に付き合う

失った歯の代わりをするのが義歯（総入れ歯、部分入れ歯）。義歯には、歯根膜や神経がないため、飲食物の温度やかたさ、咀嚼（そしゃく）の進み具合を感知しにくいが、使い慣れてくると、おいしく食べられるようになる。ただし、痛みや不具合があるときは、我慢せずに歯科医に相談し、調整してもらうこと。

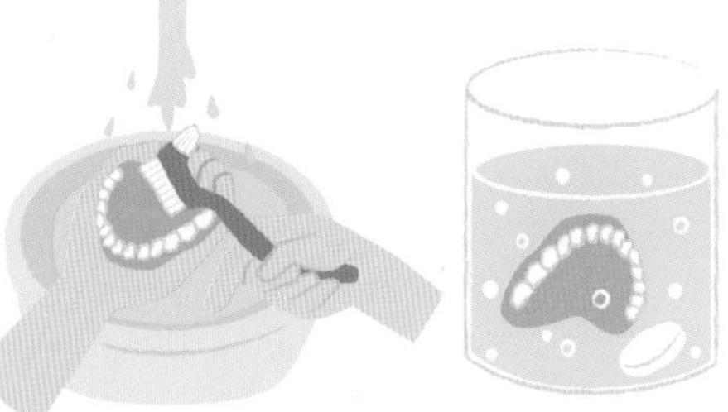

1日10分でもつけて慣れよう

初めての入れ歯に慣れるには、家事や散歩など、食事以外の時間に10分でも装着することから始める。徐々に時間を延ばしていこう。

やわらかいものから食べてみる

慣れるまでは、やわらかいものを食べてみる。やわらかい食事に慣れたら、徐々にかたさのあるものに挑戦する。食べにくいときは、調理に工夫をするとよい。

流水下で歯ブラシを使って洗う

入れ歯洗浄液に浸しておくだけではきれいにならない。必ず、口からはずして、流水の下で歯ブラシを使って磨く。義歯用のブラシも市販されている。

定期チェックで調整

気づかないうちに傷ができていたり、歯茎がやせると入れ歯が合わなくなったりするので、定期的にチェックしてもらおう。

●インプラントはアフターケアが大事●

インプラント義歯は、あごの骨に埋め込んだ人工歯根を土台にした義歯のこと。入れ歯より安定性が高く、丈夫なので、しっかりかむことができます。ただし、人工物を直接あごの骨に埋め込むため、インプラント周囲に感染リスクが伴います。歯周病のインプラント版ともいえる“インプラント周囲炎”が進むと、インプラント脱落の原因にもなります。

そのため、治療後も歯磨きと定期的な歯科健診をきちんと続けていけることが、インプラント義歯を入れる条件になります。

オーラルフレイル対策　舌を鍛えよう

舌の筋力トレーニング

スプーンを使って、舌に圧力をかけながら行う。圧を強めるとより筋力が鍛えられ、回数を増やすと持久力がつく。

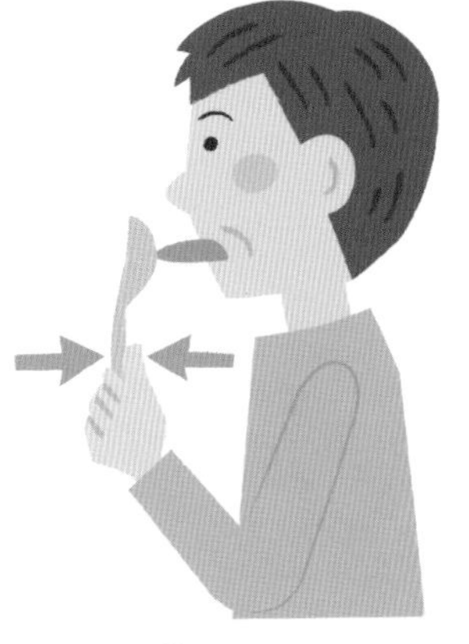

1 舌を突き出し、スプーンの背と押し合う

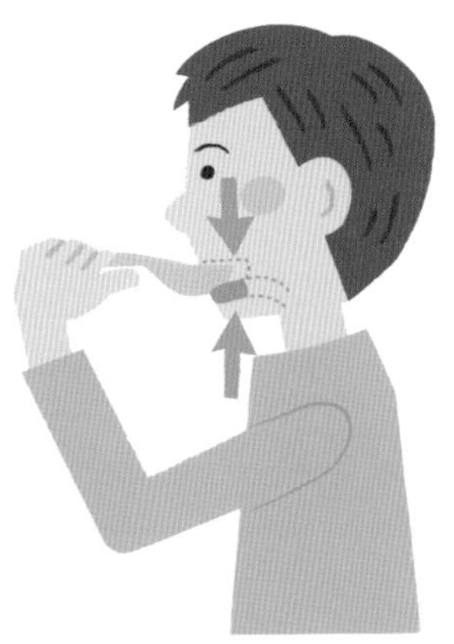

2 スプーンを浅めに口に入れ、舌でスプーンの背と押し合う

1～3を10回繰り返す

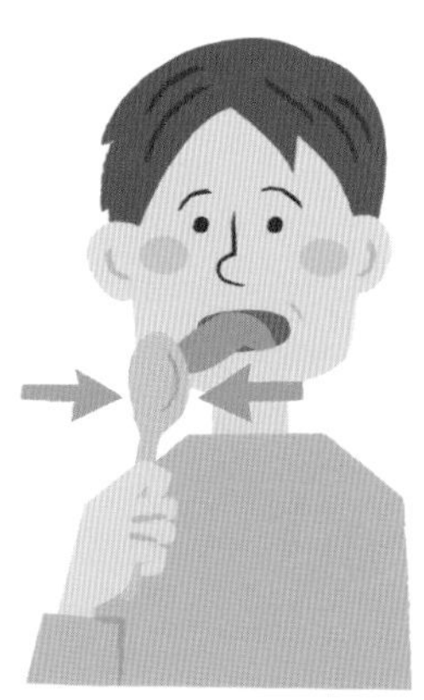

3 舌を片方の口角につけて、スプーンの背と押し合う。左右交互に行う

●口腔トレーニング専用グッズ●

スプーンを使うのが難しい人や、もっと手軽に舌の筋トレをしたいという人に向いているのが、専用のトレーニング器具です。

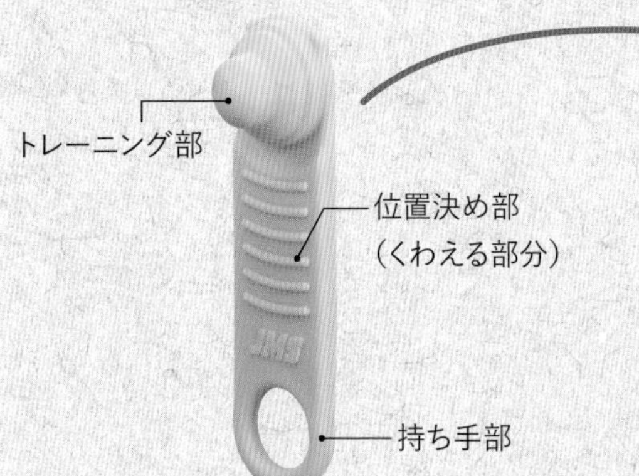

ペコぱんだ®
トレーニング部を舌の上にのせ、位置決め部を歯でかんでくわえて、舌でトレーニング部を押し上げる。6種類の硬さから状態に合わせて選択可。

株式会社ジェイ・エム・エス
カスタマーサポートセンター
☎0120-923-107

舌を巧みに動かす体操

舌の可動域と巧みな動きを維持するための体操。ゆっくり大きく動かすとストレッチ効果が高まり、速く動かすと巧みさの維持に効果的。

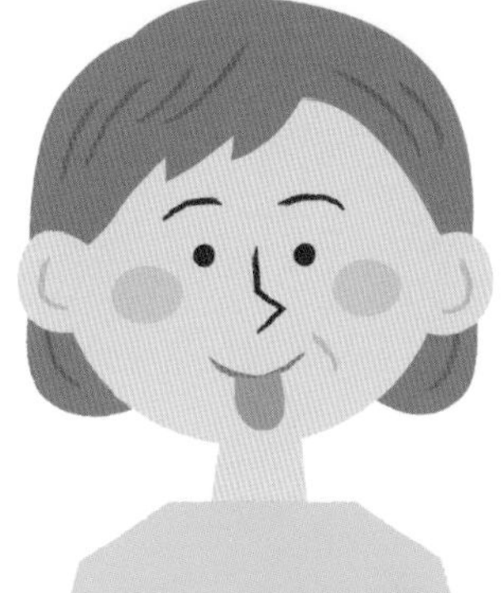

1 舌を思い切り突き出した後、引っ込める

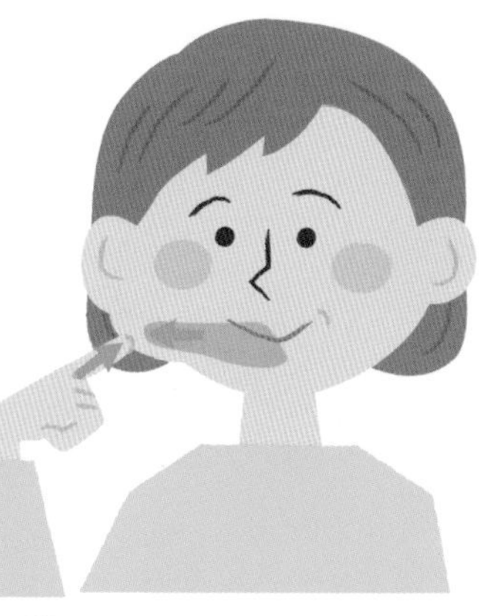

2 舌を右のほおの内側につける

ゆっくりなら各5回以上
速くなら各10回以上

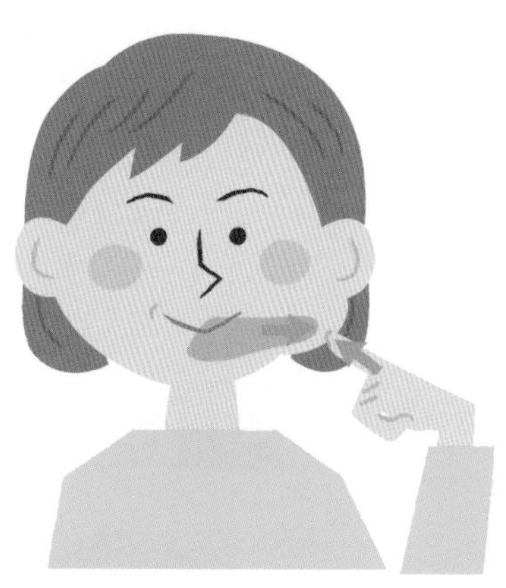

3 舌を左のほおの内側につける

発音で舌の動きをよくする練習

発音練習で舌や口の動きをよくすると、食べる訓練にもなる。基本は、食べるときの口腔動作に似ている「パ・タ・カ・ラ」を10回繰り返す練習。早口言葉も滑舌をよくする体操になる。

基本

「パ・タ・カ・ラ・・・・」
（10回繰り返す）

【早口言葉】

「赤巻紙、青巻紙、黄巻紙」
「隣の客はよく柿食う客だ」
「除雪車、除雪作業中」
「魔術師、魔術修行中」
「この竹垣に竹立てかけたのは竹立てかけたかったから竹立てかけた」

オーラルフレイル対策　唇とほおを鍛えよう

唇の動きをよくする体操

できるだけ大きく、思い切り動かすことで、唇を閉じる筋力がつき、開く柔軟性が高まる。

10回繰り返す

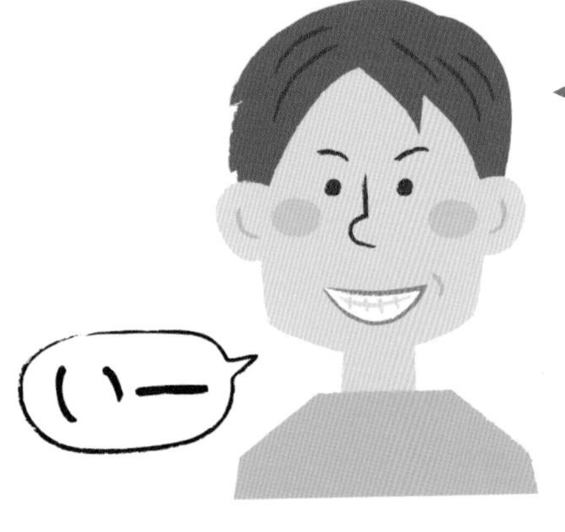

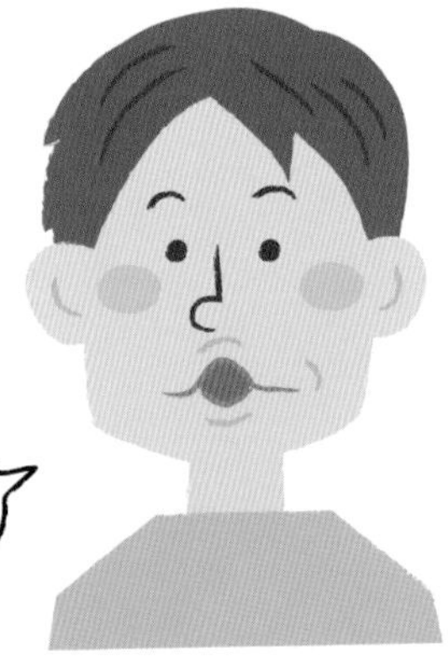

1 左右の口角を思い切り横に広げて「いー」と言う。

2 唇を思い切りとがらせて突き出し「うー」と言う。

ほおの筋力トレーニング

両ほおを思い切り膨らませたり、へこませたりすることで、筋力をつける。

10回繰り返す

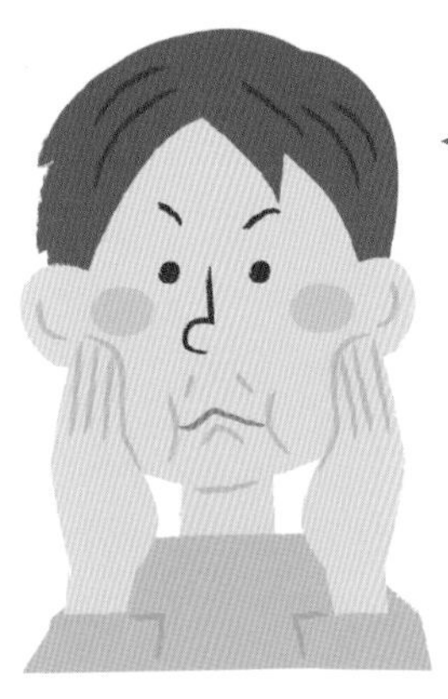

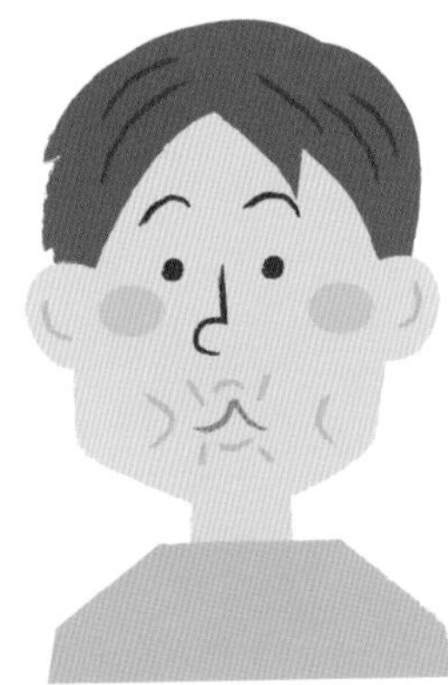

1 唇を閉じ、思い切りほおを膨らませる。このとき、両ほおを手のひらで押すとより筋トレ効果が高まる。

2 唇を閉じたまま、ほおがへこむくらい思い切りへこませる。

ブクブクうがい

水を口に含んで唇を閉じ、ほおを動かして口の中の水をブクブクするのも、ほおの筋トレになる。

オーラルフレイル対策 かむ力を高めよう

あごの筋力トレーニング

かんでいる最中に疲れてしまうことのないよう、あごの筋力を鍛えよう。

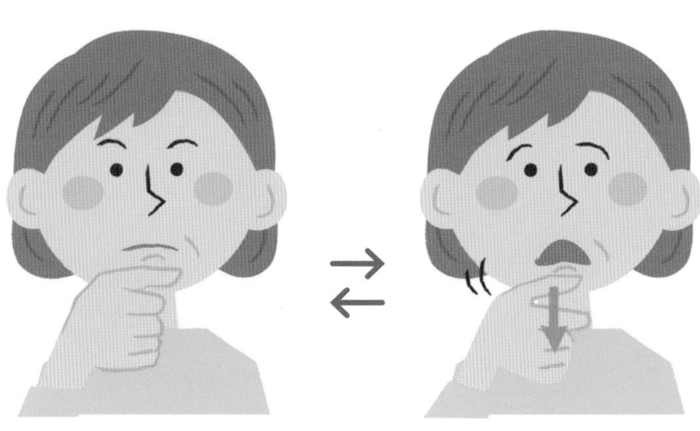

親指であごを押さえるようにして下へ引きながら、かむ動作を繰り返す。下へ引く力が負荷になり、あごの筋トレになる。

10秒間を3回

上手にかむ練習

食べている最中に口から食べ物がこぼれたり、飲食物が鼻腔へ入ったりしないように咀嚼する練習。

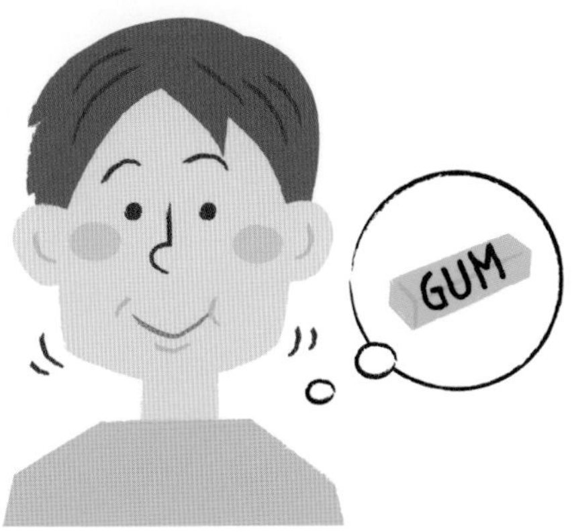

ガムをかむ

唇を閉じて、口の中でガムを移動させながら、左右両側で均等にかむこと。

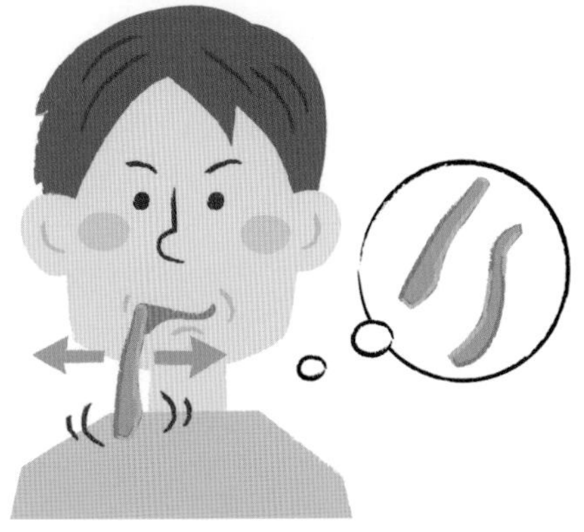

スルメを口の中で移動させる

スルメをくわえて、片側の歯でかむ。手を使わずに、唇と舌で反対側へ移動させてかむ。

オーラルフレイル対策 飲み込む力をつけよう

のどの筋力トレーニング

スムーズな嚥下反射には、のどぼとけを上げる筋力が必要。誤嚥しないためにも、のどの筋力を鍛えよう。

頭を上げる体操

リラックスした状態で仰向けになり、頭だけを持ち上げて、自分のつま先を見る。このとき、両肩が上がらないように注意する。

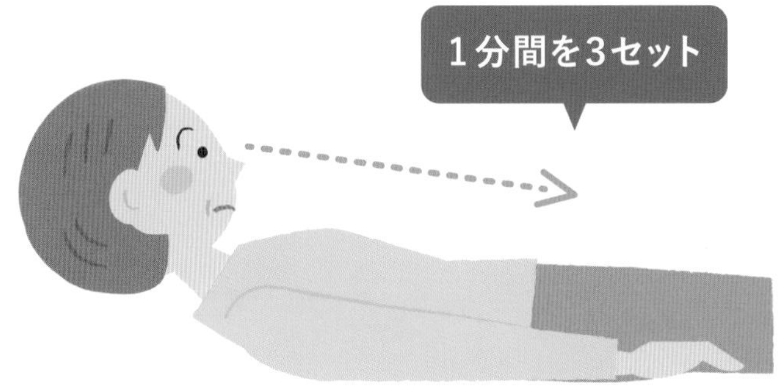

おでこ体操

おへそをのぞき込むように頭を下げ、おでこに手のひらの手首寄り部分（手根部）を当てて、両方から押し合う。

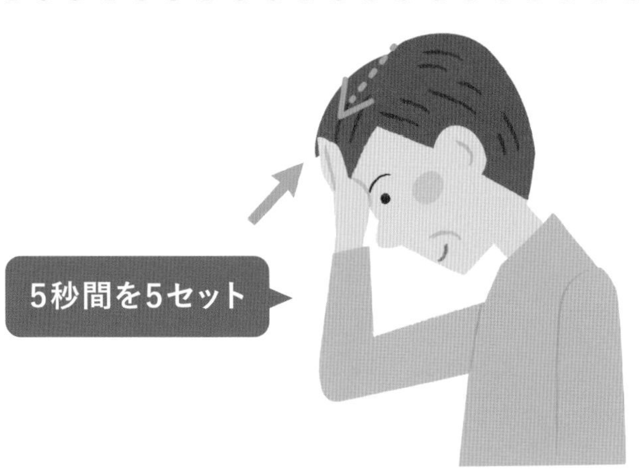

から嚥下

軽くおじきをする姿勢で口を閉じ、唾液を飲み込む。このとき、のどぼとけが上がることを確認しよう。

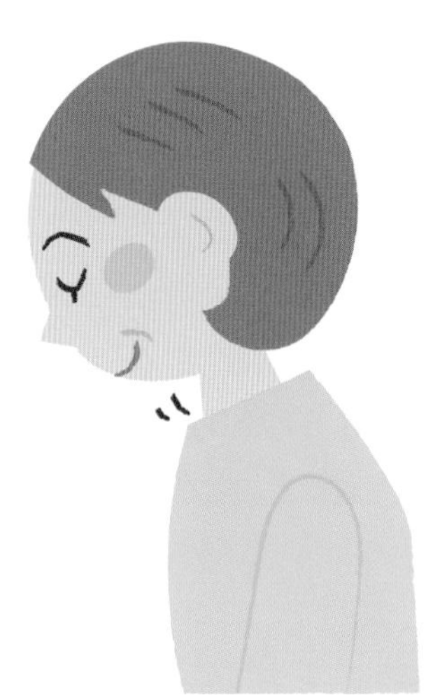

のどぼとけを上下させる体操

飲み込むとき、喉頭蓋（こうとうがい）（気管の入り口のふた）は、のどの筋肉（喉頭挙上筋群（こうとうきょじょうきんぐん））に持ち上げられて気管にふたをする。このとき、のどぼとけが上がるため、のどぼとけを上下させることが筋トレになる。

ゴックン体操

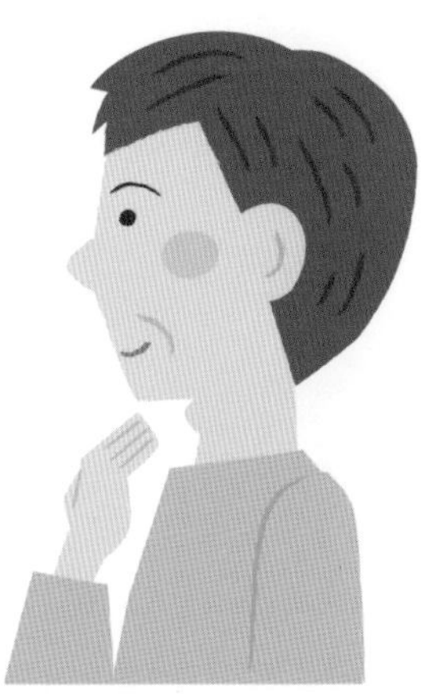

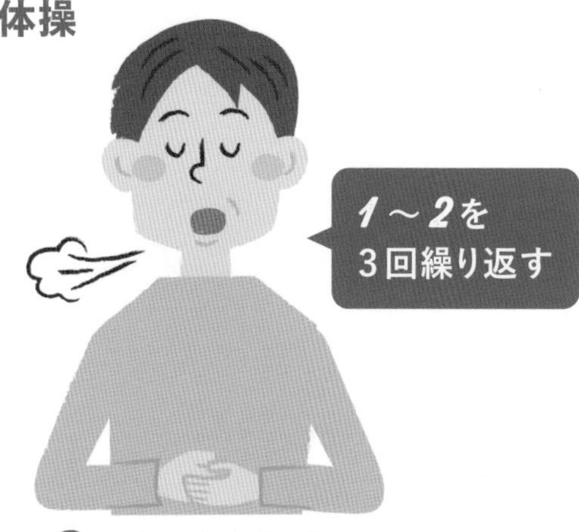

1 のどに軽く手を当て、から嚥下（右ページ）をして、のどぼとけが上がった状態を確認してできるだけキープ。このとき、息は止めている。

2 一気に息を吐き出し、リラックスする。

ハイトーン発声トレーニング

高い声を出すと、のどぼとけが上がるため、音程に高低差をつけて発声すると、のどぼとけの上下運動になる。ハミングでもよい。

- 五十音の一音ずつに交互に高低差をつけて発声してみる。
- カラオケで、自分の音域よりハイトーンの曲をあえて選ぶ。歌の上手い下手は二の次。
- いつもより高い音域でハミングする。ハミングなら高音でも出しやすくなる。

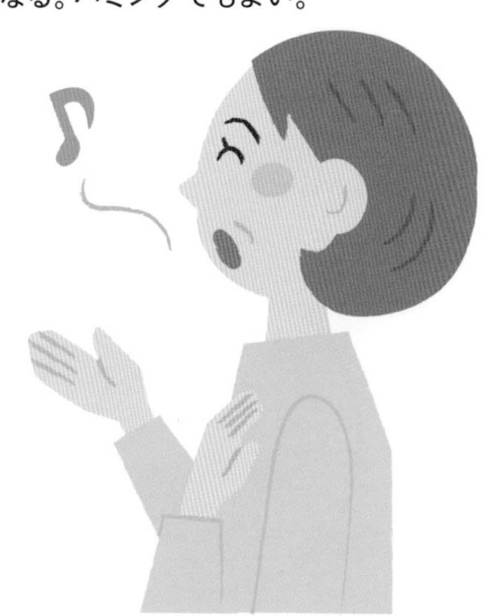

オーラルフレイル対策　唾液の分泌を促そう

唾液腺のマッサージ

唾液には殺菌力があるため、分泌量が少ないと口腔内に細菌が増殖しやすくなる。また、唾液が不足すると、食べ物が飲み込みにくくなる。唾液腺を刺激して分泌を促そう。

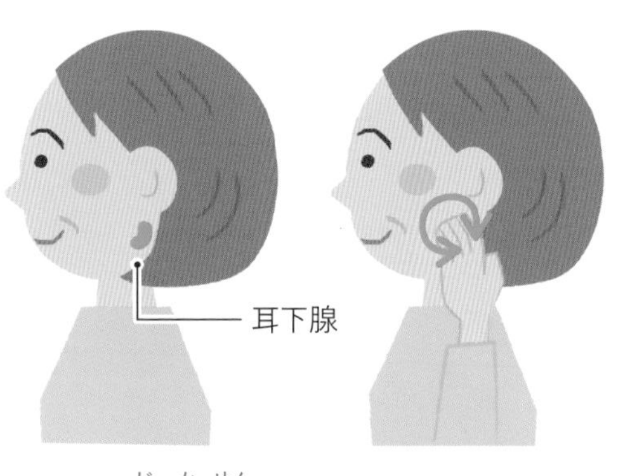

耳下腺（じかせん）マッサージ

親指以外の4本の指を耳の前から上の奥歯あたりに当て、円を描くようにマッサージする（10回）。

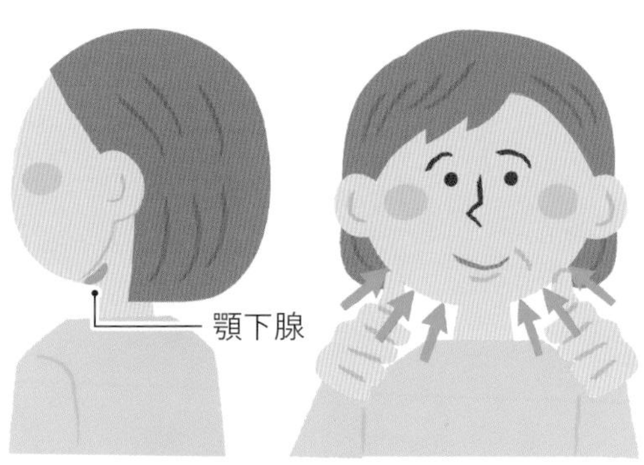

顎下腺（がっかせん）マッサージ

あごのラインの内側のくぼみに親指の腹をあて、押しながらラインに沿って移動する（5往復）。

舌下腺（ぜっかせん）マッサージ

あごの先端の内側のくぼみに親指の腹をあて、真上にぐーっと押し上げる（10回）。

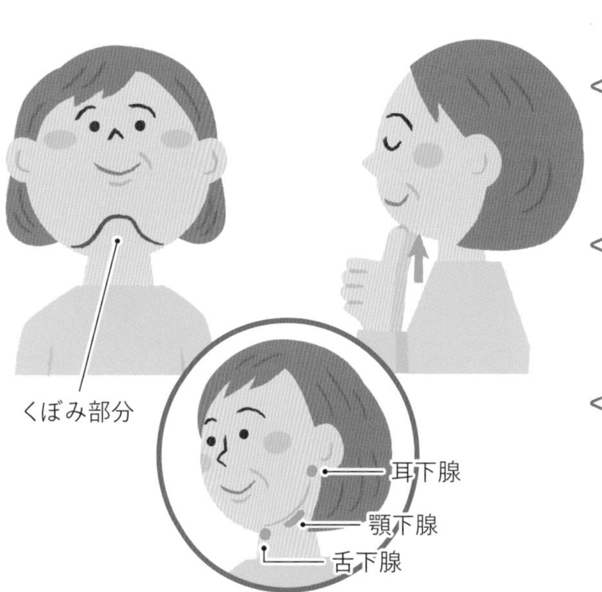

よくかむことで、唾液腺は刺激され、唾液の分泌が促される。

梅干し、レモンなどの酸味の強い食品のほか、昆布（アルギン酸による）や納豆（ポリグルタミン酸による）も唾液分泌を促進する。

水分摂取を怠らないこと。水分不足は口が乾く原因になる。

オーラルフレイル対策　せきを出す力をつけよう

息を吐き出す練習

いざというとき、せき払いができるように、息を強く吐き出す訓練をしておこう。

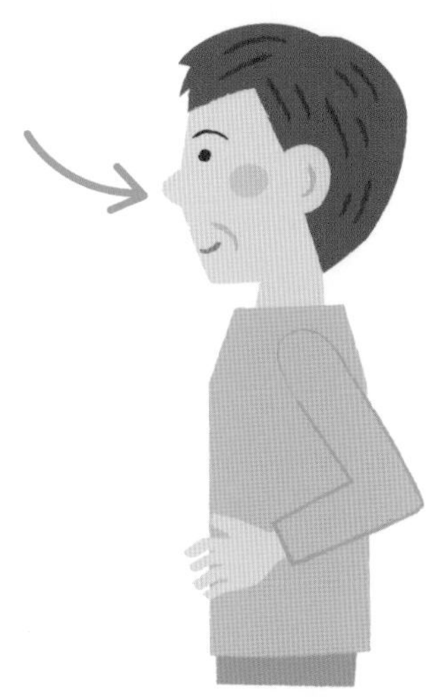

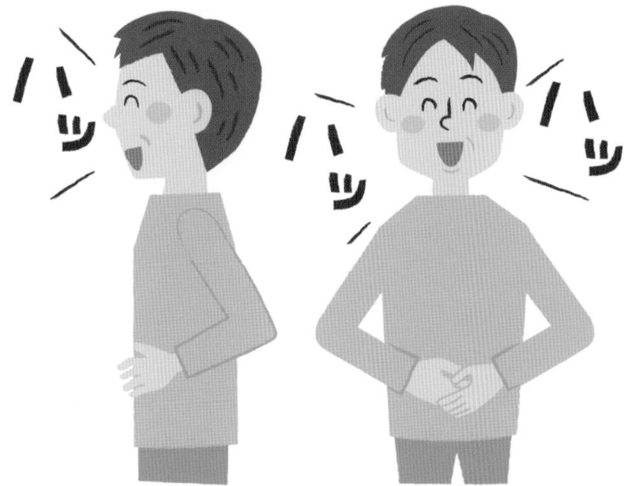

1 鼻から息をたっぷり吸いこむ。このとき、おなかがふくらむ（腹式呼吸）。

2 「ハッ、ハッ、ハッ」と一音ずつ息を区切って口から吐き出す。「ハッ」と発する瞬間にお腹がへこむ。

せきを出す練習

食事中にむせたとき、自発的にせきをして気管に入りかかったものを押し戻すことが大事。食事の最後にせき払いをすると、咽頭残留（のどに食べ物が残った状態）を防ぐことができる。

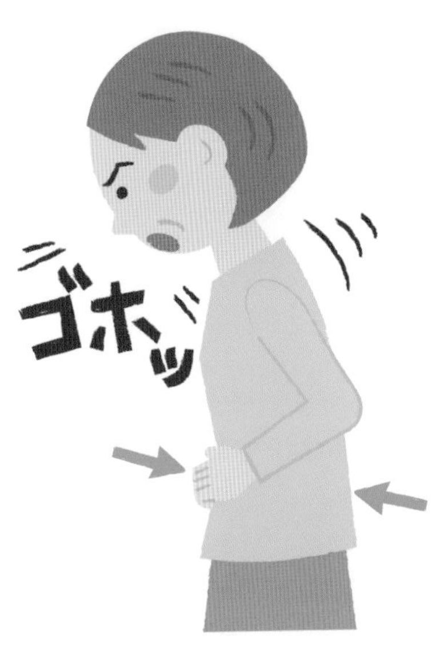

少し前かがみになって、力強く「ゴホッ、ゴホッ」とせき払いをする。

飲み込む力はなぜ衰える？

飲み込む力の低下は誤嚥や誤嚥性肺炎を招く

食べ物を飲み込むまでの一連の動作には、脳の神経、歯、舌、のどなどの器官がそれぞれ連携し合って働いています（13ページ参照）。ところが、それらの器官にトラブルが生じると、食べ物をうまく飲み込めない「摂食嚥下障害」になります。

加齢による飲み込むために必要な機能の低下や、病気などによって摂食嚥下障害になると、思うように飲食ができなくなるため低栄養に陥りやすく、フレイル（虚弱）から要介護状態になるリスクが高くなります。

さらに、飲み込みにくくなると、食べ物が誤って気管に入り込む「誤嚥」（156ページ）が起こりやすくなり、誤嚥から「誤嚥性肺炎」（158ページ参照）になることもあります。誤嚥性肺炎で亡くなる人の9割は65歳以上の高齢者です。

それだけではありません。摂食嚥下障害によってうまく食べられなくなると、食事をするのがつらくなります。「食べる楽しみ」が失われることは、生活の質（QOL）の低下につながります。

口腔機能の低下は徐々に進むため、自分では気づきにくく、気づいても年のせいにしがちですが、食事をするときに気になる症状（下記参照）があれば、早めに医療機関を受診しましょう。

●摂食嚥下障害の主な症状●

以下の項目に心当たりがある人は、摂食嚥下障害の可能性があります。誤嚥性肺炎を防ぐため、かかりつけの内科や歯科を受診してください。

- □飲食するとむせる
- □食事中や食後にせき込む
- □食べ物が飲み込みづらい
- □食べ物がのどにつかえる
- □食後に痰が出る
- □食後、のどに違和感や食べ物の残留感がある
- □食欲が落ち、食べ残しが多い
- □食事をすると疲れる
- □食後、声がガラガラしたり、かすれたりする
- □食事に時間がかかる
- □舌やほおをかみやすい
- □食後、うがいをすると食べかすが多く出る
- □のどぼとけが下がってきた

摂食嚥下障害の主な原因

高齢期の嚥下障害のベースにあるのは、加齢による筋力低下です。舌やのどの筋力の低下は、かむ力・飲み込む力に影響します。

のどの感覚の衰え

通常、口から飲食物がのどに送られると、のどのセンサーが飲食物を感知して嚥下運動（口に入った飲食物を、ゴックンと自動的に飲み込んで食道へと送る）が起こるようになっている。

しかし、加齢によってのどのセンサーが鈍くなると、飲食物がのどにきたことを脳に伝えるのが遅れ、ゴックンと飲み込む嚥下反射が遅れてしまう。そうすると、誤嚥が起こりやすくなる。

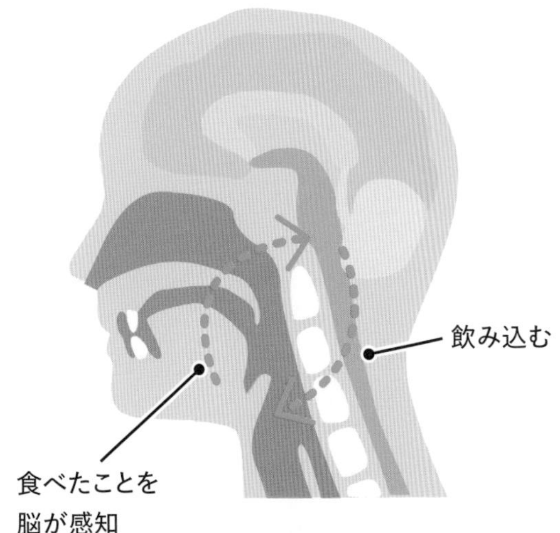

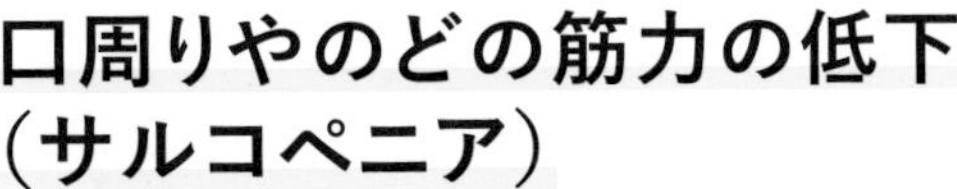

口周りやのどの筋力の低下（サルコペニア）

飲食物を飲み込むには、舌やのどの筋力が必要だが、加齢でこれらの筋力が低下すると、食塊（食べ物を飲み込みやすいよう唾液と混ぜながらひとかたまりにしたもの）を作ることができなくなる。

また、のどの筋力が低下（のどぼとけの位置が下がる）すると、飲食物が入らないよう気管にふた（喉頭蓋）をするタイミングがずれるので、誤嚥しやすくなる。

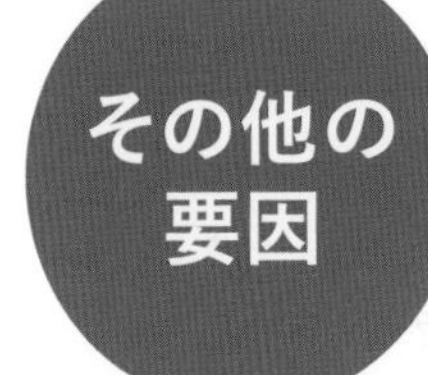

その他の要因

- 認知症、パーキンソン病やALS（筋萎縮性側索硬化症）などの病気。
- 口腔がんや咽頭がんなど頭頸部腫瘍の手術で、嚥下機能に関係する部位を切除した場合に起こることがある。
- 薬（抗コリン薬、抗ヒスタミン薬、血圧降下薬、抗精神病薬など）の副作用。
- 加齢。

誤嚥でどんなことが起こるのか？

摂食嚥下障害によって誤嚥しやすくなる

私たちは、無意識に口に入れた食べ物や飲み物をゴックンと食道に送り込んでいます。これを嚥下反射といいます。

しかし、年をとると飲み込む際に必要な、のどの感覚や筋力などが衰えるため、「誤嚥」が起こりやすくなります。

誤嚥とは、食道へと送り込むはずの食べ物や飲み物が、誤って空気の通り道である気管に入ってしまうことをいいます。

食事中にむせたり、せき込んだりするのは誤嚥のサイン。誤って入った食べ物や飲み物を吐き出そうとする、いわば防御反応です。

誤嚥のサインが出ない不顕性誤嚥に注意

食事中に、むせやせき込みをするのは誤嚥防御機能がしっかり働いている証拠ですが、嚥下（飲み込む）機能が衰えると、誤嚥のサインが出なくなることもあります。

「不顕性誤嚥（ふけんせいごえん）」といって、誤嚥してもむせやせき込むなどの症状が現れないのが特徴です。睡眠中、唾液が気管に流れ込んで誤嚥し、唾液に含まれる細菌から誤嚥性肺炎を引き起こすこともあります。肺炎にならないようにするには、歯磨きをして口腔内の細菌を増やさないようにすることです。

●誤嚥は命にかかわることもある●

高齢者の不慮の事故の中で死者数が最も多いのが、誤嚥などによる窒息です。窒息は、食べ物などの異物が気管を塞ぐことで起こります。正月になると、もちを詰まらせた高齢者のニュースが報道されたりしますが、年間を通してはおかゆ類やごはん、肉で窒息するケースが多く発生しています。おかゆの水分は、嚥下運動が起こらないうちに気管に流れ込み、誤嚥しやすいので注意が必要です。

また、高齢者の場合、誤嚥によって起こる誤嚥性肺炎で亡くなることが少なくありません。

誤嚥で命を落とす可能性もあることをよく理解し、日常生活の中で飲み込む力をつけましょう（142 ～153ページ参照）。

誤嚥のタイプ

誤嚥には、次の2つのタイプがあります。

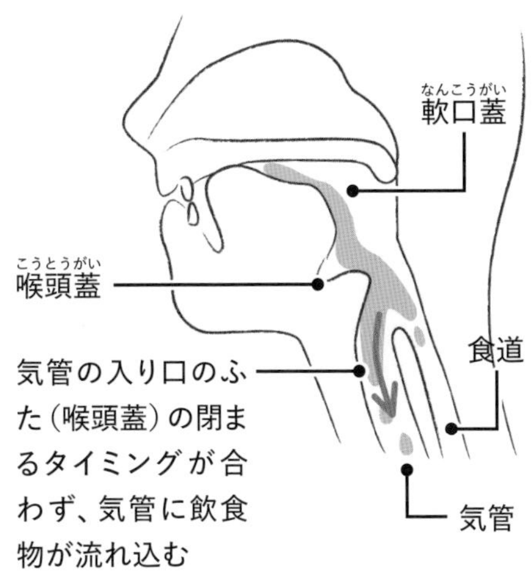

飲み込みのタイミングが合わないために起こる

嚥下前誤嚥

食べ物を口内にとどめておく力が低下したり、嚥下反射が遅れたりすることによって、飲食物が気管に流れ込んでしまう。

注意したい飲食物

- 水やお茶などの液体
  ➡サラサラしていてのどを通るスピードが速い。
- 果物や高野豆腐の煮物など
  ➡含まれている水分のみが速くのどに到達する。
- クッキー、せんべいなど
  ➡かんだあとの食べ物のかけらが、のどに入り込みやすい。

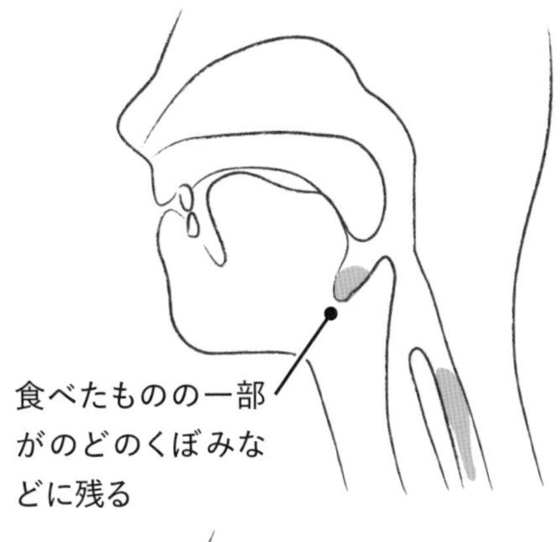

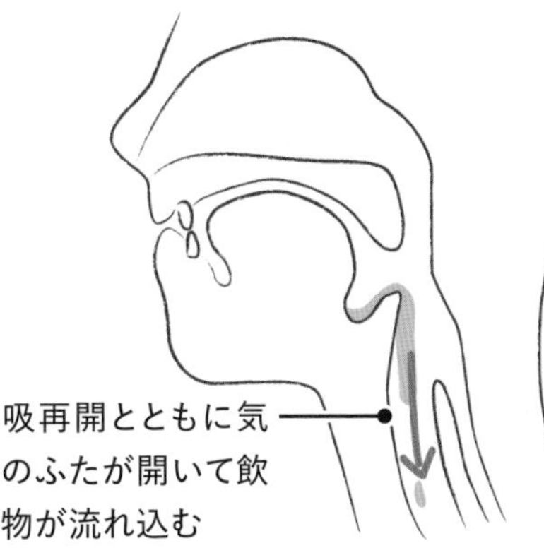

飲み込みのときの力が足りないために起こる

嚥下後誤嚥

嚥下する力が弱いため、飲食物の一部がのどのくぼみなどに残り、呼吸を再開したときに、気管に吸い込まれる。

注意したい飲食物

- おにぎり、寿司、もちなど
  ➡粘りけがあり、のどにくっつく。
- 肉、こんにゃくなど
  ➡弾力が強い。
- そぼろ、チャーハンなど
  ➡パラパラして口の中でまとまりにくい。

誤嚥性肺炎を防ぐには

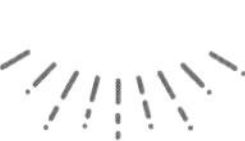

65歳以上の高齢者に多い誤嚥性肺炎

食べ物や唾液などに含まれる細菌が、誤嚥によって気管支や肺に入り、炎症を引き起こすのが「誤嚥性肺炎」です。

65歳以上の肺炎の大半は誤嚥性肺炎で、日本人の死因の上位にあげられます。誤嚥は、命に関わるものなので注意が必要です。

誤嚥すれば、必ず肺炎を起こすわけではありません。しかし、加齢で口周りやのどの筋力が衰え、免疫力・体力ともに低下している状態だと、発症しやすくなります。また、脳梗塞後遺症、パーキンソン病などの神経疾患の人や認知症の人など、誤嚥のリスクが高い人は、誤嚥性肺炎にもなりやすいです。

口の中を清潔にして細菌を増殖させないことが重要

誤嚥性肺炎を防ぐには、飲み込む力を鍛える（150～151ページ参照）ほか、体力・免疫力をつけて感染症にかかりにくい体をつくることが大切です。

また、口の中を清潔に保ち、肺炎の原因となる細菌が増殖しないようにすることです。

怖いのは、一度、誤嚥性肺炎を引き起こすと気管の粘膜が傷ついて感覚が鈍くなることです。誤嚥をしてもむせたり、せき込んだりする防御反応が起こりにくくなり、さらに肺炎になりやすくなるので注意が必要です。

●誤嚥性肺炎の発症のサイン●

下記の症状があれば、誤嚥性肺炎の恐れがあります。ただし、高齢者の場合、発熱、せきが出るといった症状が現れにくいので、周囲の人が「いつもと様子が違う」と感じたら、誤嚥性肺炎を疑い、すぐに医療機関を受診させましょう。

- □せき、痰が出る
- □熱がある（いつもより高め）
- □体がだるい・だるそう
- □食欲がない・食べたがらない
- □呼吸が浅く、速い
- □ボーッと反応が鈍い
- □せん妄（話すことがいつもと違ったり、奇妙な行動をしたり、興奮したり、けいれんなどの一時的な意識障害が起きる）

誤嚥性肺炎が起こるメカニズム

嚥下反射やのどの筋力の低下によって、気管の入り口のふたが閉じるタイミングがずれて、食べ物や飲み物が誤って気管に入り（誤嚥）、それによって口の中の細菌が肺に入ることで、誤嚥性肺炎が起こります。

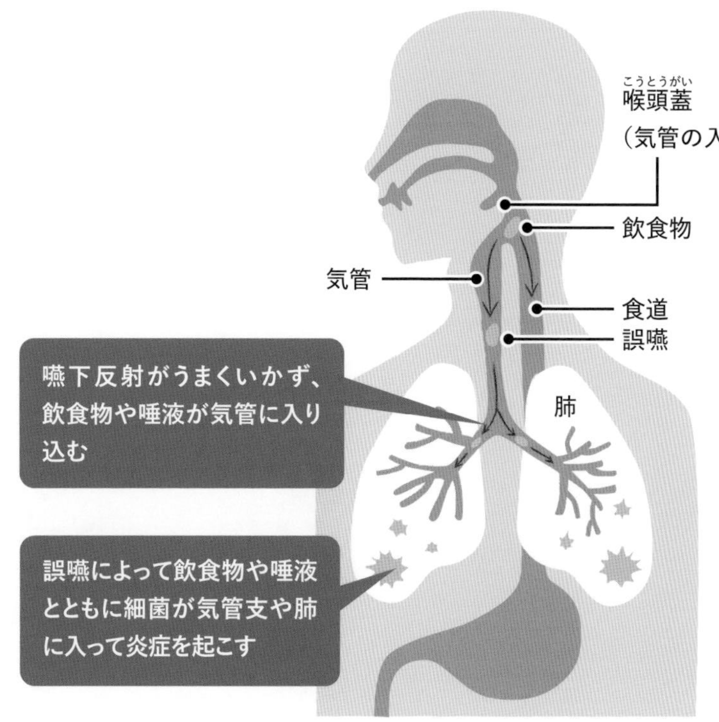

※逆流した胃液や胃の内容物を誤嚥することがある（逆流性食道炎の人は注意）。
また、嘔吐した際に、飲食物と胃液を一緒に誤嚥してしまうことがある。

誤嚥性肺炎を起こしたらどうなる？

治療によって回復しますが、治療が遅れたり、ほかの病気と誤嚥性肺炎を併発したりすると亡くなることもあります。

また、誤嚥性肺炎を引き起こすのは、嚥下機能が低下している人なので、誤嚥から誤嚥性肺炎を繰り返し引き起こす可能性は高いといえます。

だからこそ、誤嚥を防ぐ口腔ケアやトレーニング、食事のとり方の工夫で予防することが重要です。

誤嚥性肺炎を防ぐ食事のとり方

食事をする際は、誤嚥が起こりやすい食べ方はしないようにしましょう。

「ながら食い」はしない

テレビやスマートフォン、新聞などを見ながら食べると誤嚥しやすいので、食事に集中して食べる。

「早食い」はしない

よくかまずに飲み込むと、誤嚥しやすい。
ゆっくりよくかんで食べるようにする。
周囲の人も、食事を急かしたりしないこと。

食事の介助をするときのポイント

その人の食べる力に応じたサポートを

食事介助の内容は、要介助者の食べる力の程度によってさまざまです。少しの手助けがあれば自分で食べられる人から、自力で口に運べない人、食べるための姿勢を保てない人など、必要とするサポートも一人ひとり違うため、細やかな対応を求められます。

たとえば、食べるときはどんな姿勢がいいのか、食べさせるときのひと口の目安量はどれくらいなのか、唇に触れるところまで運べばいいのか、口の中まで入れてあげたほうがいいのかなど、気をつけたいポイントがあります。

これらのちょっとしたテクニックを知っていると、家族や身近な人が食事介助を必要としたとき、その人に合ったサポートができます。

おいしく楽しく安全に心がけよう

自力で食べるのが難しい状態になると、食べることが苦痛になったり、食事の楽しみが減ってしまったりする人もいます。

それでも、少しでも楽しく、そして安全に食べてもらうことを心がけたいものです。調理に工夫をするだけでなく、食べる環境づくりや、相手の立場に立ったアプローチも大切です。

●適切な声かけは安心感につながる●

食事介助の際、「次は〇〇を食べてみますか」「少し冷たいですよ」などの声かけをすることを心がけましょう。

介助をされる側としたら、無言で食べ物を口に運ばれるのは、熱いのか冷たいのかの温度、辛いのか甘いのかの味などがわからないので不安になります。

声かけをすることは、要介助者の安心感にもつながります。食事をおいしくリラックスして食べてもらうためにも、適切な声かけはとても大切です。口に運ぶ作業に集中しすぎないよう、気をつけましょう。

食べるときの姿勢

安全に飲み込むためには、食べるときの姿勢が肝心です。
少し前かがみになる姿勢で、体を安定させると、飲み込みやすくなります。

◆あごを引き気味にする

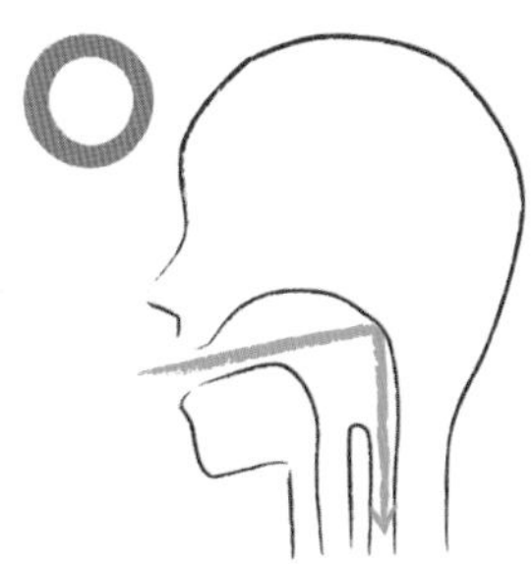

あごを引き気味にすることで、口の中と気管に角度がつくので、むせにくくなる。

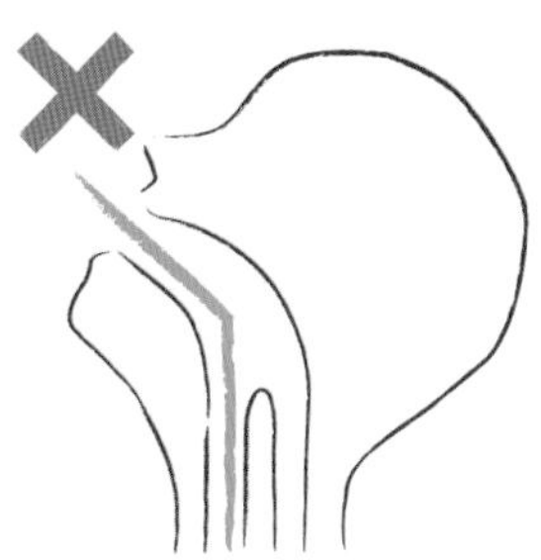

あごが上がると口の中と気管とが直線的になるため、気管に入りやすく、むせやすくなる。

◆食べる基本の姿勢

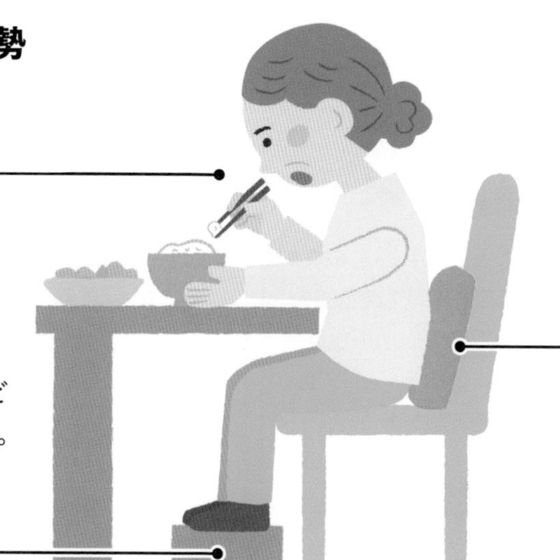

少し前かがみの姿勢をとると自然と食べやすくなる。飲み込みにくい人は、あごを引き気味に。

足の裏を床につける。ちょうどよい高さの台を置いてもよい。

背もたれがあると安心。クッションなどを置くと、前かがみの姿勢をとりやすい。

◆車いすで食べるとき

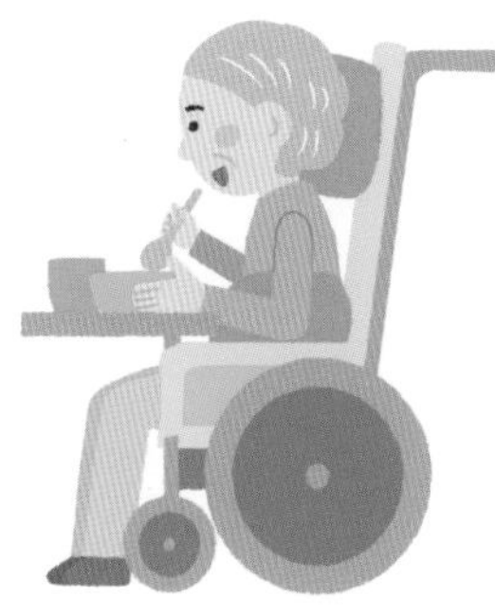

足は、車いすの足置きではなく、床や台に直接置いたほうが安定する。背中にクッションなどを入れて、少し前かがみの姿勢をつくる。脇にクッションを入れると安定感が増す。

◆リクライニングで食べるとき

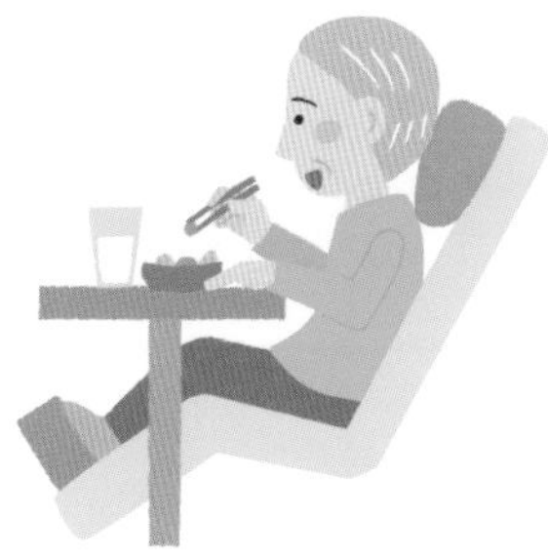

後頭部と背骨が一直線にならないように、頭の後ろに枕などを当てて、あごが引き気味になるようにする。また、足の裏に台などを置いて当てると安定感が増す。

食事介助の注意点

一方的に食べさせるのではなく、かむ様子、飲み込む様子をよく観察して、
その人のペースに合わせた配慮をすることが大切です。

◆食事介助の基本

食べる準備の確認

まずは、目覚めていることを確認。また、老眼鏡、入れ歯（義歯）、補聴器を使用している人は、食事の前にこれらを装着してもらう。五感で味わうために必要。

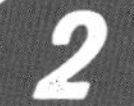

同じ目線で介助する

真横より、斜め前に座ると、食べさせやすい。真正面は緊張させる場合も。ベッドに横になっている人の介助は上からになりがちだが、必ず目の高さを合わせて介助する。

3

飲み込むのを確認してから次へ

食べるペースに配慮して、口の中のものを「ゴックン」と飲み込んだのを確認してから、次のひと口を運ぶ。のどぼとけがしっかり上がるのを確認すること。なお、一度飲み込んだ後に食べ物がのどに残っていることがあるので、から嚥下（150ページ参照）をしてもらうとよい。

4

ひと口の量に注意する

ひと口の量が少なすぎると味がわかりにくく、嚥下反射が起こりにくい場合も。また、多すぎると、一度に飲み込めない場合も。その人に合った適量を見極める。

5

不用意に話しかけない

適切な声かけは安心感につながる。ただし、口の中に食べ物が入っているときに、「おいしいですか?」など話しかけると、つい答えようとして、むせや誤嚥を起こす危険があるので気をつけよう。

6

食後すぐに横にさせない

のどに残った残留物が気管に入る危険があるので、食後1時間は座って上体を起こしておく。リクライニングの場合も、少しベッドを起こした状態にしておく。

◆スプーンの上手な使い方

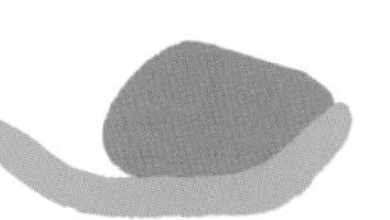

1回にスプーンにのせる量は、全体の3分の2くらい。小さめでスプーンホールの浅いものがよい。介護用スプーンも市販されている。

【唇で取り込める人の場合】

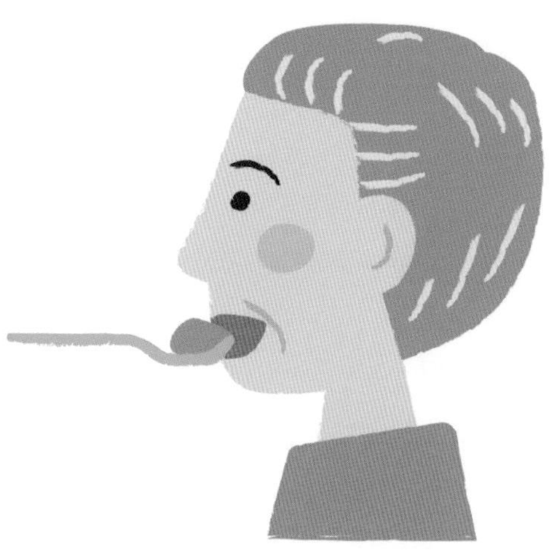

口の前まで運び、自分で口の中に取り込んでもらう。

【口の中に入れる場合】

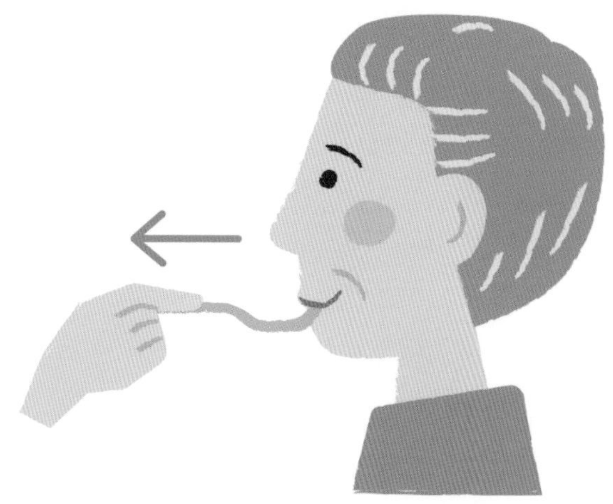

口の中央からスプーンを入れ、その後、まっすぐ引き抜く。上唇に沿って上方向に抜くと、あごが上がって、のどと気管が直線的になり、むせることがある。

◆料理の適温に気を配る

熱いものは熱いうちに、冷たいものは冷たいうちに食べるのがおいしいが、熱すぎるものは、人肌より少し温かいくらいにさましてから、食べてもらう。料理の熱い・冷たいのメリハリは、口の中によい刺激を与える。

◆飲み込みやすくする食べ方

❶食べ始める前に、水分をとって口を潤す。

❷食事をひと口飲み込んだあと、のど越しのよいゼリーやジュレ、または少量の水分をとる。滑りのよい飲食物と、残留しやすい食べ物を交互に食べることでスムーズに飲み込める。

❸食べ終わりも水分をとる。

食後の口腔ケア

**介助が必要な人の口腔ケアは、安全に、やさしく、が基本です。
食事介助の時と同様、目の高さを合わせて行います。**

◆口に食べかすを残さない

食べかすが残っていると誤嚥する危険がある。食後は水またはぬるま湯を口に含み、クチュクチュとすすぐ。うまくできない人は、介助者に口の中を点検してもらう。その後、歯磨きを行う。

◆歯磨きをするときの注意

歯磨きはリハビリにもなり、口内のよい刺激にもなるので、なるべく自分で行う。ただし、唾液分泌量が減っている人は、口腔粘膜が傷つきやすいため、歯ブラシは「やわらかい」タイプを選ぶ。なお、自分で歯磨きができる人も、食べ残しがないか、介助者がチェックする。

◆入れ歯ははずして洗う（145ページ参照）

義歯ははずして歯ブラシを使って流水で洗う。はずした後の口の中は、歯磨きかスポンジブラシできれいにする。

◆食べていなくても口の中の掃除は必要

不衛生な唾液が気管に入ると、誤嚥性肺炎（158ページ参照）の原因になるため、食事をしていなくても、歯磨き、またはスポンジブラシなどで口の中をきれいにしておく必要がる。

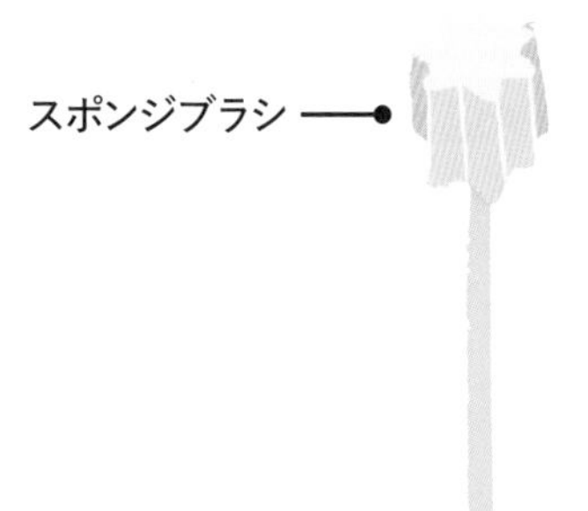

棒の先についている小さなスポンジに水を含ませて、番号順にやさしくこする。

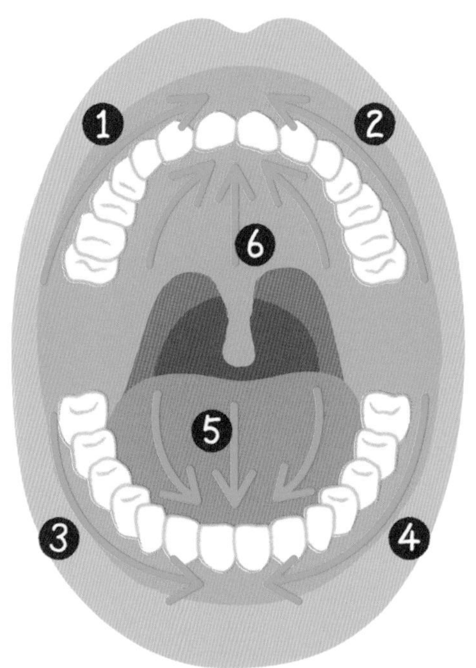

のどに食べ物を詰まらせたときの対処法

もちなどの食べ物をのどや気管に詰まらせたときに、あわてず冷静に対処できるよう、応急処置のしかたを身に付けておきましょう。

▼せきや声を出せる状態

・まだ気道は完全に詰まっていない。自力で何度もせきをするよう促す。

・救助者が一人しかいない場合、通報より応急処置を優先する。

▼せきや声が出せない状態

119番通報

↓

背部叩打法

↓

除去できない場合

腹部突き上げ法（ハイムリッヒ法）

詰まったものが除去できるか、反応がなくなるまで繰り返す

▼反応がなくなった場合

まだ通報していなければ、この時点で通報。胸骨圧迫を開始。AEDが近所にあれば、誰かに持ってきてもらうよう依頼。

背部叩打法（はいぶこうだほう）

手のひらの付け根で左右の肩甲骨の中間あたりを数回以上、力強くたたく。

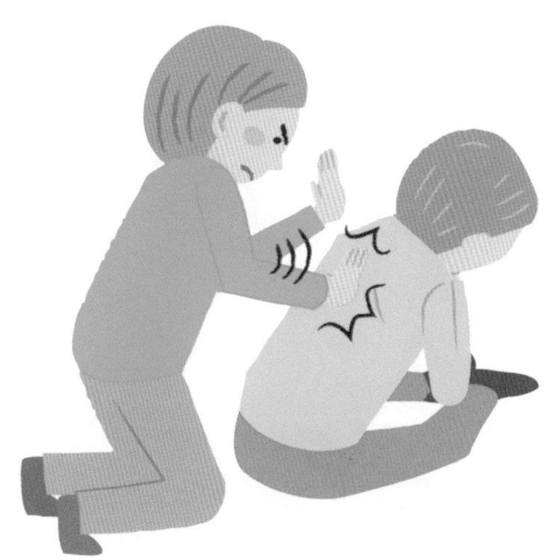

腹部突き上げ法（ハイムリッヒ法）

救助者は後ろから、両手を患者のウエストに回す。片手で握りこぶしをつくり、その親指側を患者のへその少し上に当て、その握りこぶしをもう一方の手で握って、一気にすばやく、手前上方へ圧迫するように突き上げる。

※腹部突き上げ法により、内臓を傷めていることがあるので、実施した場合は救急隊に伝えること。

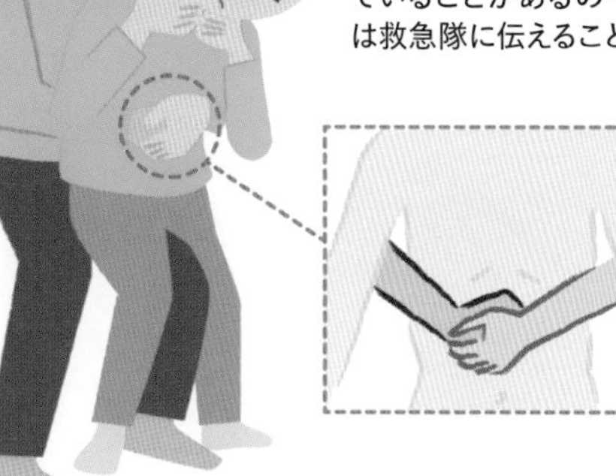

参考：日本救急医療財団心肺蘇生法委員会「救急蘇生法の指針2020市民用」

体の状態に合わせた食べやすい食具・食器を活用する

箸

自分に合った箸で食事を楽しむ

高齢になると、かむこと・飲み込むことが難しくなるだけでなく、手の変形や痛みに悩まされたり、指先に力が入りづらくなるなどして、食具を持つのが負担になってきます。片麻痺（まひ）などで、利き手とは逆の手を使う必要がある場合もあるでしょう。

箸を落としやすくなったり、操作に疲れたりするときは、太めで軽く、滑りにくい箸を選ぶようにします。さらに、リハビリテーションを続ける間は、わずかな力でつまめたり、先端が揃うように工夫された箸を活用するのもおすすめ。その時の状態に合った箸を選んで、食事を楽しんでください。

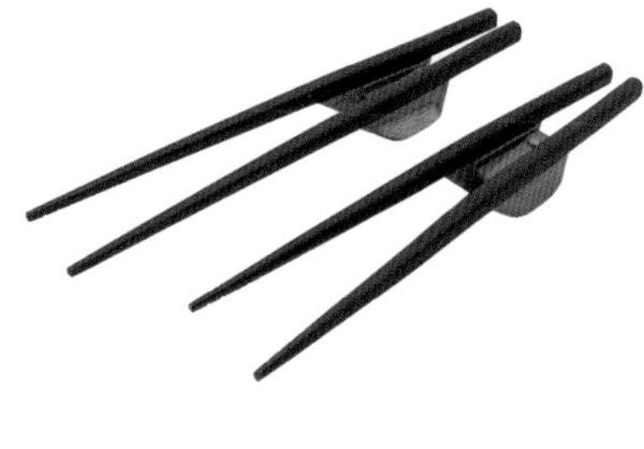

箸ぞうくん
やじろべえ

親指と人差し指でつまむようにして使います。普通の箸を持っているように見えるので、周りを気にする必要がありません。左右兼用で、机に置くと箸先が浮いて衛生的。
問い合せ先／ウインド
☎075-257-8184

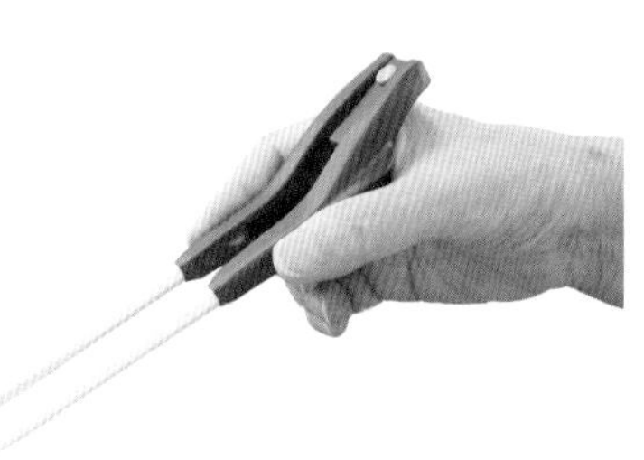

箸ぞうくん

滑り止めのついたグリップに親指と人差し指を置き、軽く指を動かすとバネの力を使って食事をつまむことができます。左手用、右手用があり、サイズも2種類から選べます。
問い合せ先／ウインド
☎075-257-8184

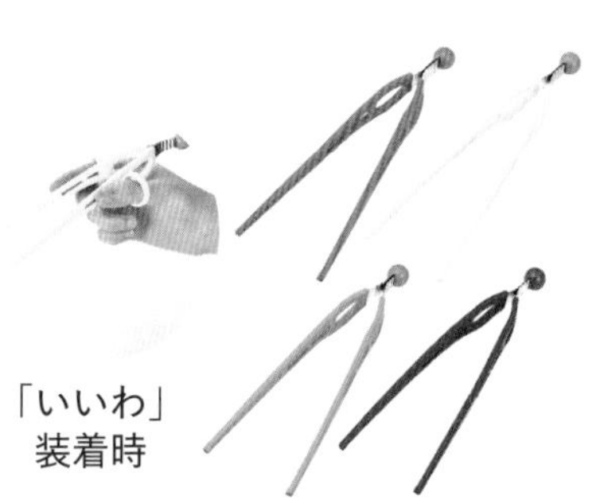

「いいわ」
装着時

ラックン箸

さまざまな握り方で使えるシリコン製の箸で、先端は滑りにくいよう加工されています。別売りの「いいわ」を装着すると指を固定できるので、握力が弱くても使えます。
問い合せ先／斉藤工業
☎0256-62-2627

フォーク・スプーン

食具で生活の質を高める

フォークやスプーンは軽く握りやすいものを選ぶとよいでしょう。先端部分は小さく浅いほうが口に運びやすいです。

体の動きが制限されている場合には、先端が曲がった物や、形や角度を変えられる物を活用できます。箸が使えない人でも、フォークや先割れスプーンを突き刺して使えれば、自分のペースで食事を楽しむことができ、誤嚥の防止にもつながります。

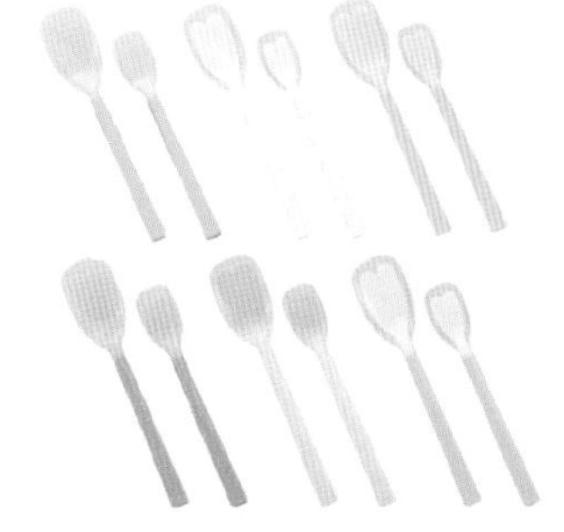

ソフトゴムスプーン

先端がシリコンで覆われているため、口元や歯茎へのあたりがやさしく安心です。また、さじ部が浅いタイプは動作がおぼつかない人でも使いやすい形状です。

問合せ先／斉藤工業　☎0256-62-2627

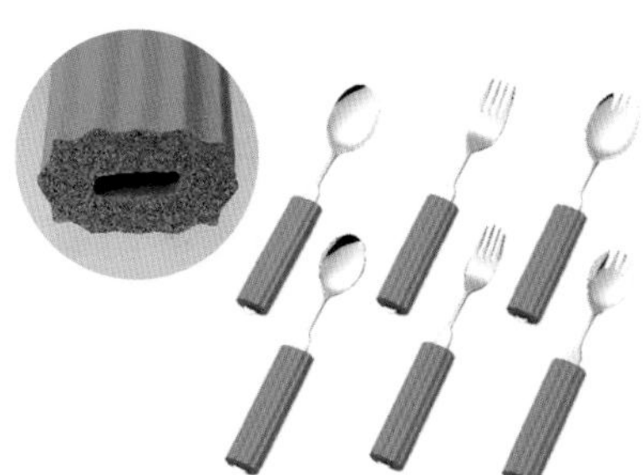

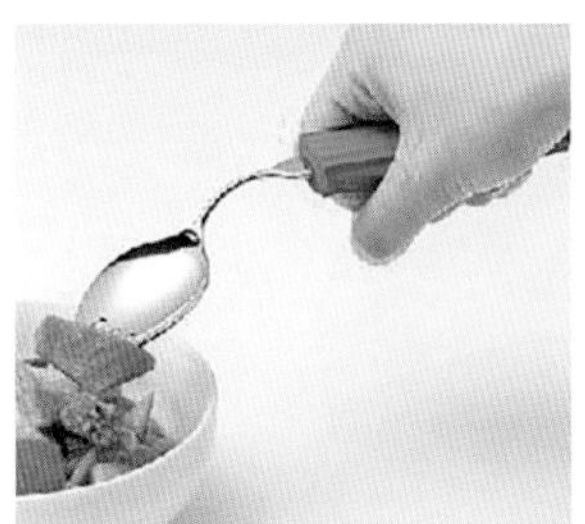

ラクラクシリーズ

使う人の体の状態に合わせ、ネック部を自由に曲げて使えるカトラリーのシリーズです。握りやすさを向上させるスポンジが付いたタイプも選べます。

問い合せ先／斉藤工業

☎0256-62-2627

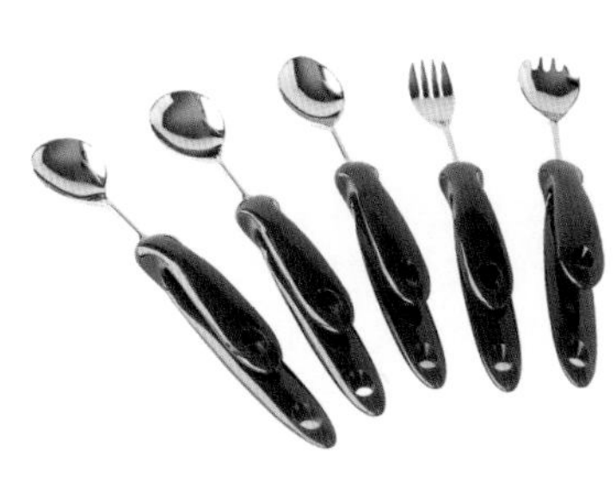

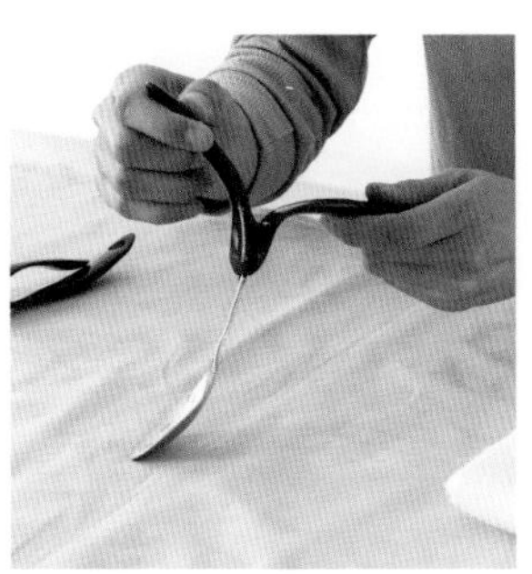

ウィル・ファイブ

形状記憶ポリマーでできた持ち手部分は、お湯で温めて握りやすい形に変えることができます。金属のネック部も曲げられるため、自由度の高いカトラリーです。

問い合せ先／青芳

☎0256-63-3442

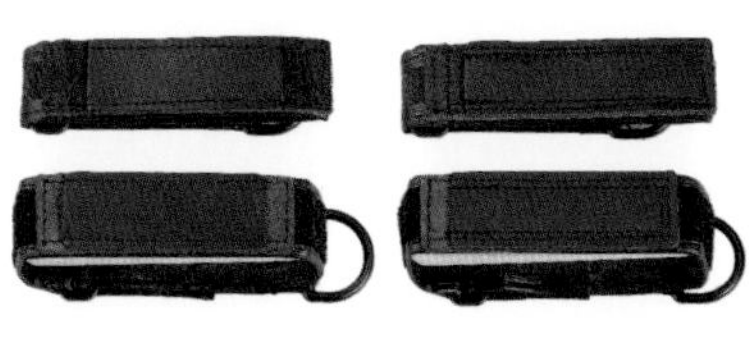

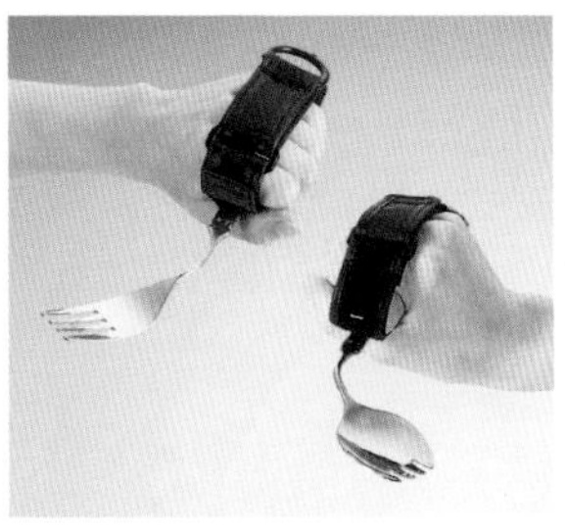

革製差込バンド

握る力が足りない人や、指が曲がらない人が、カトラリーを固定して使うことができるバンドです。ペンや歯ブラシなどをさして使うことも可能です。

問い合せ先／斉藤工業

☎0256-62-2627

食器

底の形や持ちやすさがポイント

力が弱くなったり、動きに制限がある人がスプーンを使う場合、皿が薄いと食べ物をすくいづらいことがあります。適度な深さがあり、底に「返し」をつくるなど、形状を工夫した高齢者用の食器も販売されているため、使いやすいものを選ぶとよいでしょう。持ち上げて使う食器は持ち手の有無や、軽さ、落としても割れない素材かどうかなどの点にも注目します。また、好みのデザインの食器で食べると食事が楽しくなります。

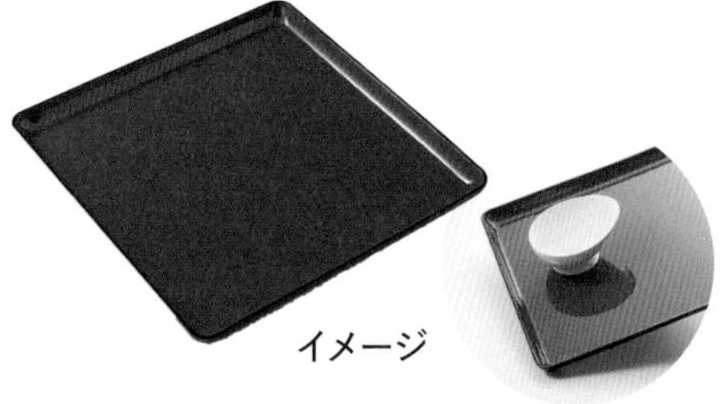

イメージ

耐熱すべり止めトレー

手が動かしにくい人や、ベッド上のテーブルで食事をする人などは、食器の滑り止めがあると便利です。この「耐熱すべり止めトレー」のように縁に高さがあると、食品をこぼしても安心です。

問合せ先／青芳　☎0256-63-3442

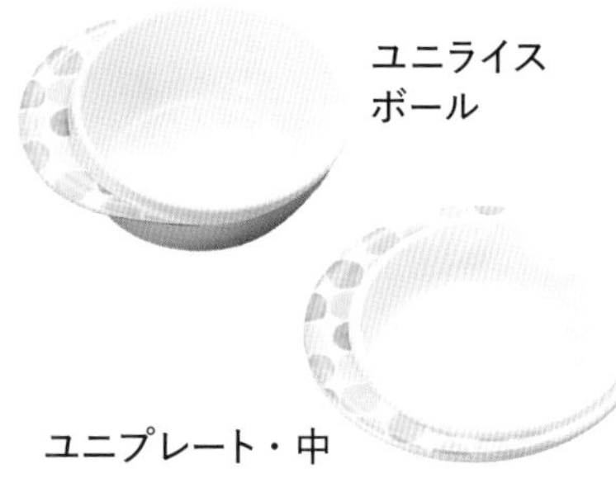

ユニライスボール

ユニプレート・中

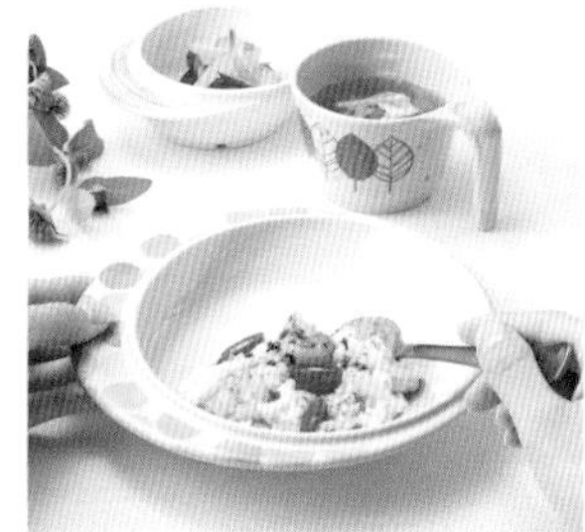

マルケイ
コモンユニシリーズ

裏面には滑り止めがついた、メラミン製の丈夫な食器です。縁が広いため持ちやすく、底の角度は片側を深くしてすくいやすい形状になっています。

問い合せ先／国際化工

☎0745-63-3181

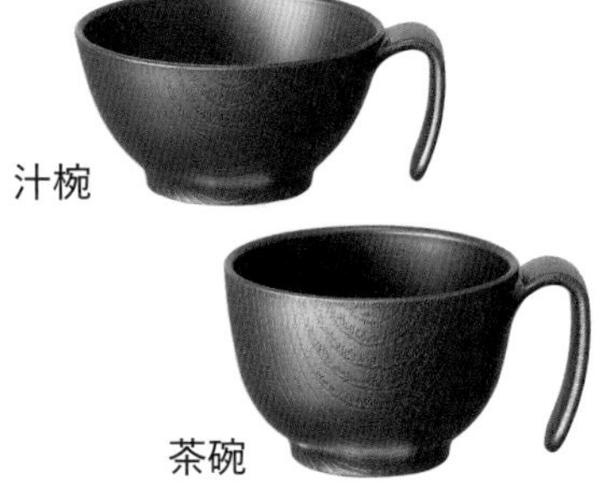

汁椀

茶碗

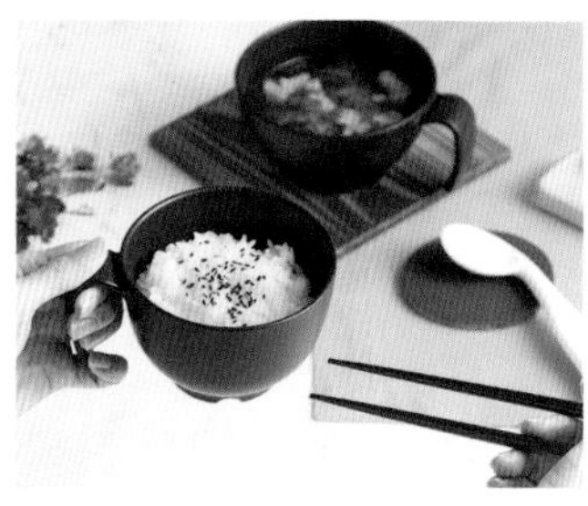

木目食器シリーズ

茶碗や汁椀も持ち手がついているので、口元まで食器を近づけて食べやすいです。樹脂製なので電子レンジで加熱しても熱くなりにくく安心です。

問い合せ先／スケーター

☎0742-63-2001

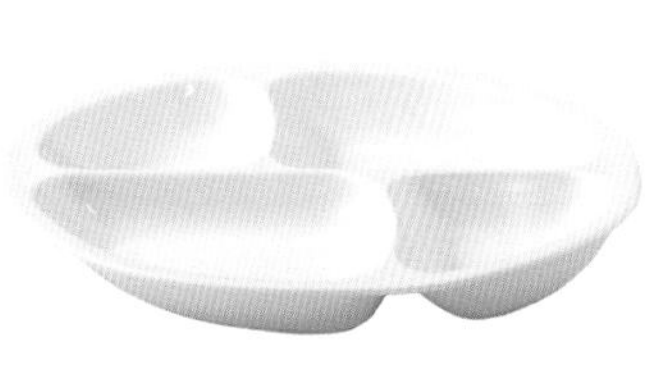

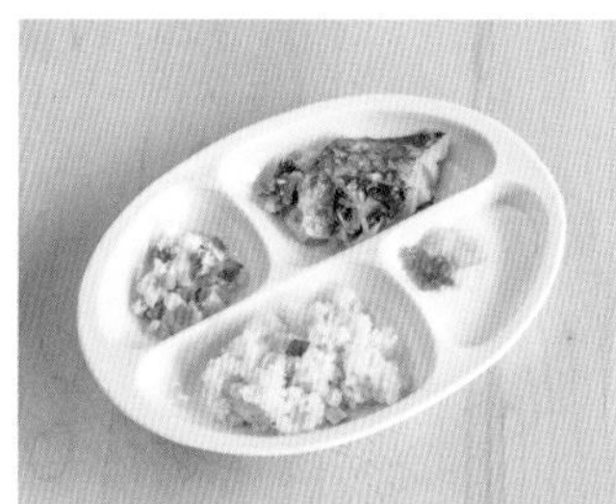

仕切り皿 4分割

ワンプレートに盛れば、最小限の動きで食べられます。仕切りは料理が混ざらず、すくいやすいような形状になっていて、丈夫な強化磁器製で安心です。

問い合せ先／青芳

☎0256-63-3442

コップ・湯のみ

こまめな水分補給のために

一般的なコップでは、最後の一滴まで飲むにはあごを上げて頭を少し後ろに反らす必要がありますが、口腔と気管が直線的になって誤嚥の可能性を高めてしまいます。飲み口が広く、下に向かって細くなる形状のカップを選ぶと頭を反らさずに流し込みやすいでしょう。ストローを使う場合は、口唇をしっかり閉鎖する必要があります。口唇を指でつまんで空気が漏れないようにするなど工夫してみましょう。

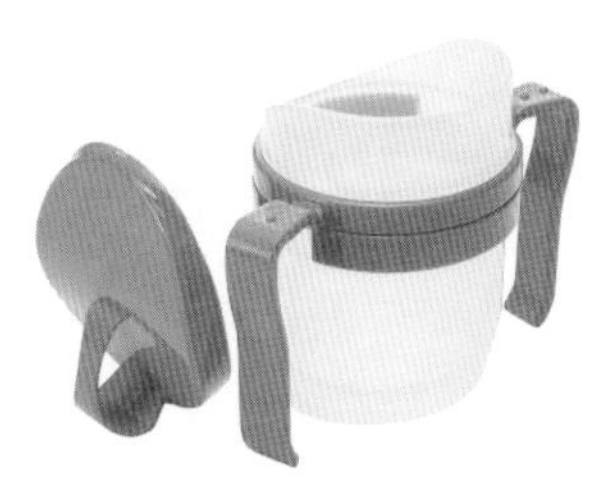

マルケイ
ユニカップ
軽いメラミン樹脂製のカップで、大きな持ち手でしっかりつかめます。少しずつ飲む人は、別売の蓋が便利。内側の線は50mLごとの目安線になっています。
問い合せ先／国際化工
☎0745-63-3181

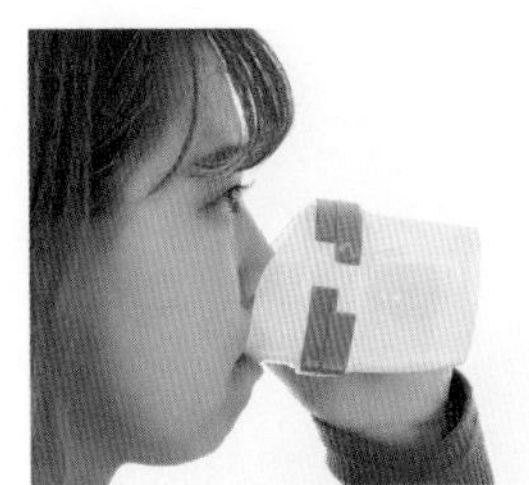

レボ Uコップ W
鼻側の縁が低くなっているため、コップを傾けても鼻に当たらず、最後のひと口まで頭をまっすぐにしたまま飲めます。2本の取っ手は可動式で、両手でつかむことも、介助者が補助に使うこともできます。
問い合せ先／ファイン
☎03-3761-5147

その他

アイテムで食事を前向きに

洋服が汚れるのを嫌がって食事に消極的になるよりは、エプロンを用意したほうが食事を楽しめるかもしれません。また、食材用のハサミがあれば「大きくて食べられない」と諦めずに済むかもしれません。便利なアイテムを活用して、食事を楽しみましょう。

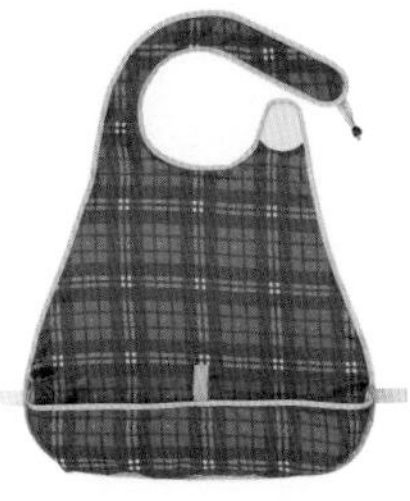

お食事エプロン
汚れをサッと拭き取れて洗濯機で洗える撥水加工のエプロンです。立体ポケットが食べこぼしを防ぎ、着脱しやすいのが特徴です。
問い合せ先／スケーター
☎0742-63-2001

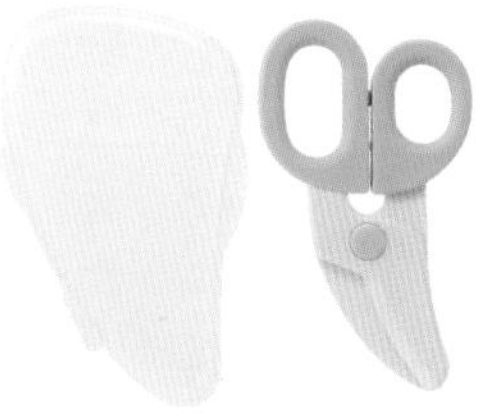

フードカッター
カーブしたハサミで具材を逃がさず、めん類、野菜、肉なども簡単に切れます。テーブルに置いても刃先が浮いて衛生的に使えます。
問い合せ先／スケーター
☎0742-63-2001

水分のとり方

水分補給をこまめにして脱水症状を予防

年をとると体の機能が低下し、のどの渇きを感じにくくなるため、気づかないうちに脱水症状を起こす危険があり、脳梗塞や心筋梗塞などの引き金になります。重症化すると、命に関わる病気を引き起こすので、積極的に水分をとることが重要です。

水分は食事からもとれますが、それ以外に飲用分として1日約1〜1.5リットルはとるようにしましょう。1日に水分をとるタイミングを決めておくと、飲み忘れがなく、1日に必要な水分をとることができます(下記参照)。

飲み物は、水や麦茶などが適していいます。コーヒー、紅茶、緑茶などは、利尿作用があるカフェインが含まれているため、水分補給には適しません。

なお、飲み込む力が低下すると、水を飲んでむせることがあります。誤嚥を防ぐには、飲み物に片栗粉やくず粉、市販のとろみ剤でとろみをつけるとよいでしょう。また、とろみがついたドリンクやゼリー飲料などの介護食品を利用するのもおすすめです。

1日に水分補給をするタイミング(例)

- 起床後すぐ
- トイレのあと
- 食事中
- 散歩や買い物など、外出からの帰宅後
- 入浴の前後
- 就寝前

1日に
コップ1杯(200mL)
×
7回を
目安に飲みましょう!

ユニバーサルデザインフード

通信販売などで購入できる かみやすい・飲み込みやすい介護食品を上手に利用

かんだり、飲み込んだりが困難になってきたら、介護食用に開発された調理済みの食品（レトルト食品や冷凍食品）を利用してみてもよいでしょう。

日本介護食品協議会が定めた、食べやすさに配慮した「ユニバーサルデザインフード（UDF）」の表示のある商品は、食べやすさに配慮した食品で、「かたさ」「粘度」の規格により分類された4つの区分を表示しています（下記参照）。ほかに、飲み物や料理にとろみをつける「とろみ調整食品」の表示があります。

この規格に基づいて製造された商品には、パッケージにユニバーサルデザインフードの表示があるため、かむ・飲み込む力の状態に合った食品を選ぶことができます。

さまざまな食品メーカーなどから販売されており、通信販売やインターネット販売で購入できるほか、薬局や介護食品販売店でも販売されています。また、医療機関でおいているところもあります。

ハンバークやきんぴらごぼうなど、見た目も普通の食事と変わらないものが多く、気軽においしくいただけます。

食べる人に合った食品選びの目安となる「ユニバーサルデザインフード（UDF）」の表示

区分	UDF ユニバーサルデザインフード 容易にかめる	UDF ユニバーサルデザインフード 歯ぐきでつぶせる	UDF ユニバーサルデザインフード 舌でつぶせる	UDF ユニバーサルデザインフード かまなくてよい
かむ力の目安	かたいものや大きいものはやや食べづらい	かたいものや大きいものは食べづらい	細かくてやわらかければ食べられる	固形物は小さくても食べづらい
飲み込む力の目安	普通に飲み込める	ものによっては飲み込みづらいことがある	水やお茶が飲み込みづらいことがある	水やお茶が飲み込みづらい

各社のUDF商品についての案内が日本介護食品協議会のホームページで紹介されているので参考にしてください。
https://www.udf.jp/products/index.php

料理さくいん&栄養価一覧

■栄養価の数値は、「日本食品標準成分表　2020年版（八訂）」（文部科学省科学技術・学術審議会資源調査分科会報告）の数値に基づき、計算したものです。

・たんぱく質の数値は「アミノ酸組成によるたんぱく質」を掲載。そのデータがないものは「たんぱく質」の数値を使用。

・脂質の数値は「脂肪酸のトリアシルグリセロール当量」を掲載。そのデータがないものは「脂質」の数値を使用。

・利用可能炭水化物の数値は「利用可能炭水化物（質量計）」を掲載。そのデータがないものは「差引き法による利用可能炭水化物」の数値を使用。

■上記に収載のない食品については、それに近い食品や市販品の数値で計算しています。

■数値は、特に記載のない限り、原則として１人分あたりの栄養価です。

■材料の分量に幅がある場合は、小さい数値で計算しています。

■ビタミンAはレチノール活性当量、ビタミンEはα-トコフェロールの値です。

ページ	料理名	エネルギー	たんぱく質	脂質	コレステロール	利用可能炭水化物	食物繊維総量	ナトリウム	カリウム	カルシウム	リン	鉄	ビタミンA	ビタミンE	ビタミンB1	ビタミンB2	ビタミンC	食塩相当量
		kcal	g	g	mg	g	g	mg	mg	mg	mg	mg	μg	mg	mg	mg	mg	g
								主食										
51	ステーキ丼	581	25.2	7.1	55	99.0	4.3	1293	669	37	333	3.1	205	1.5	0.16	0.27	31	3.2
52	焼きカレー	542	16.4	20.1	257	70.8	3.9	1325	248	255	425	2.4	219	1.9	0.11	0.26	2	3.4
53	焼きそばチヂミ	201	5.3	2.3	0	37.7	3.1	313	187	16	48	0.5	0	0.2	0.04	0.13	2	0.8
54	冷製しらす おろしスパゲティ	370	16.5	1.5	75	68.1	5.6	996	473	124	281	1.7	58	0.6	0.21	0.08	11	2.4
55	けんちんうどん	401	14.4	4.2	1	71.8	4.3	2372	516	116	228	2.5	140	0.5	0.19	0.18	7	5.9
56	あんかけ担々めん	739	26.7	35.8	62	77.9	3.2	2073	570	261	281	3.0	10	2.7	0.92	0.78	1	5.2
57	卵がゆ	244	8.6	5.5	204	38.1	1.6	758	119	32	131	1.0	122	0.8	0.06	0.22	1	1.9
57	麦とろ飯	319	7.0	1.7	42	64.8	4.0	184	715	32	163	1.3	48	0.5	0.19	0.08	7	0.4
58	カキ雑炊	189	4.8	0.8	17	38.9	1.6	310	329	52	120	1.1	24	0.6	0.08	0.11	2	0.8
58	天ぷらそば	508	16.2	17.6	25	64.7	4.0	1230	363	71	262	2.5	27	2.7	0.23	0.17	3	3.1
59	五目あんかけ丼	470	12.2	15.9	54	63.7	4.2	761	399	44	202	0.9	108	2.1	0.36	0.15	22	1.9
59	磯辺もち	105	2.0	2.1	0	17.6	2.4	151	128	7	33	0.5	35	0.3	0.04	0.05	9	0.4
60	小田巻き蒸し	134	5.7	2.8	102	19.5	2.0	574	258	28	105	0.8	141	0.6	0.08	0.18	2	1.5
60	フレンチトースト	320	12.7	15.6	233	31.8	1.2	319	313	187	245	1.0	200	1.1	0.11	0.43	1	0.8
61	バタートースト	396	8.5	22.6	59	38.2	2.9	642	226	134	148	0.4	154	0.7	0.09	0.20	1	1.6
61	ラザニア	441	15.8	26.7	64	29.9	2.5	592	411	209	280	1.8	124	1.8	0.13	0.25	7	1.5
								主菜										
65	ハンバーグの袋煮	322	23.5	19.8	182	11.9	1.0	100	503	151	245	3.0	199	1.9	0.15	0.33	17	2.0
66	はんぺんかつ	548	27.9	34.6	99	29.9	2.0	904	555	159	427	1.7	83	4.5	0.62	0.29	32	2.3
67	レンジで手作り ソーセージ	158	11.5	11.3	52	1.5	0.7	237	290	22	96	0.9	8	0.4	0.50	0.17	17	0.6
68	サバ缶とトマトの 中華炒め	271	20.4	18.8	267	4.7	0.8	906	451	226	342	2.3	139	3.7	0.18	0.53	5	2.3

ページ	料理名	エネルギー	たんぱく質	脂質	コレステロール	利用可能炭水化物	食物繊維総量	ナトリウム	カリウム	カルシウム	リン	鉄	ビタミンA	ビタミンE	ビタミンB1	ビタミンB2	ビタミンC	食塩相当量
		kcal	g	g	mg	g	g	mg	mg	mg	mg	mg	μg	mg	mg	mg	mg	g
69	サケのコーンサンド焼き	329	21.1	17.6	108	19.3	1.7	341	636	33	320	1.0	70	4.5	0.26	0.22	12	0.9
70	豆腐のみそ豆乳グラタン	452	17.5	33.6	66	17.3	4.2	933	602	298	386	3.2	191	2.1	0.17	0.26	8	2.3
71	がんもどきくずあん	187	11.4	6.8	0	14.9	2.9	663	368	152	177	2.6	75	0.6	0.19	0.12	12	1.7
72	ロール白菜	190	11.1	9.6	93	12.4	2.6	372	546	78	143	1.3	264	0.9	0.42	0.23	29	0.9
73	ビーフストロガノフ	661	24.9	34.0	132	60.7	3.0	521	700	153	367	3.3	268	1.3	0.20	0.51	4	1.3
74	キンメダイの南蛮焼き	241	18.1	13.9	97	10.3	0.7	408	486	72	551	1.0	119	2.4	0.09	0.12	3	1.0
75	ホタテのカレー煮	136	9.4	3.4	30	13.0	2.6	354	445	34	191	1.1	44	1.5	0.08	0.11	45	0.9
75	マグロのとろろ納豆	226	27.5	4.2	41	17.3	3.2	217	948	36	379	1.9	23	1.3	0.20	0.16	5	0.5
76	イワシのつみれ鍋	226	19.5	9.0	109	15.7	2.0	640	454	106	288	2.8	120	2.8	0.08	0.48	6	1.6
77	飛鳥鍋	301	20.4	16.8	70	15.3	3.0	855	880	349	379	2.3	398	1.1	0.29	0.53	15	2.1
77	チーズオープンオムレツ	169	11.7	11.8	271	4.0	0.3	316	156	155	216	1.2	206	1.2	0.06	0.33	6	0.8
78	ミックスハンバーグ	386	17.4	24.1	176	20.9	7.6	989	780	128	246	1.9	367	2.3	0.21	0.35	21	2.4
79	カニクリームコロッケ	379	10.2	23.0	102	30.5	3.4	517	520	167	192	1.0	146	2.7	0.15	0.23	54	1.3
80	豚の角煮	251	9.1	23.3	47	5.5	0.7	395	320	17	110	0.6	7	0.3	0.36	0.11	6	1.0
80	豆腐ステーキ	205	9.3	10.9	0	15.5	2.8	464	420	123	134	2.2	104	2.7	0.22	0.12	15	1.1
81	銀ダラのソテー	267	11.4	20.3	45	9.1	1.4	371	410	27	186	0.6	1257	4.9	0.11	0.14	32	0.9
82	炒り豆腐	201	6.7	15.9	68	6.4	2.1	230	234	72	100	1.4	112	0.5	0.12	0.15	6	0.6
83	茶碗蒸し	88	11.1	2.6	131	4.1	0.9	526	304	27	163	0.8	63	0.8	0.08	0.17	2	1.4
83	ポーチドエッグ	192	7.5	14.0	220	8.3	2.0	396	320	73	133	1.3	131	2.4	0.08	0.25	42	1.0
84	刺身の盛り合わせ	100	17.4	0.9	99	5.2	0.1	484	406	19	263	0.6	16	1.7	0.06	0.06	2	1.2
85	イワシの蒲焼き	250	9.3	15.5	34	14.9	0.4	672	221	47	142	1.4	9	2.9	0.03	0.22	2	1.7
	副菜																	
89	鳥辺あえ	73	11.0	0.5	29	5.0	1.1	327	267	10	108	0.3	7	0.1	0.06	0.09	4	0.8
89	ほうれん草の白あえ	177	8.1	11.8	0	6.3	5.9	311	368	238	198	2.8	440	2.8	0.16	0.18	19	0.8
90	じゃがいものきんぴら	81	1.2	2.0	0	10.3	6.0	257	295	4	39	0.3	0	0.0	0.06	0.03	19	0.7
91	れんこんもち	52	0.7	1.0	0	9.1	1.0	127	227	11	40	0.3	0	0.4	0.05	0.01	24	0.3
92	サーモンケーキ	256	14.9	14.1	145	16.9	1.0	290	293	112	228	0.9	67	1.6	0.13	0.20	3	0.8
93	野菜のケークサレ	147	3.8	5.1	38	20.8	0.9	140	148	65	89	0.4	52	1.0	0.05	0.09	8	0.4
94	そら豆とエビのくず煮	140	10.7	6.1	80	8.8	1.3	557	264	43	182	1.4	6	0.9	0.08	0.08	6	1.4
94	ホワイトアスパラガスのわさびあえ	22	1.5	0.1	0	3.0	1.2	553	140	17	37	0.7	1	0.3	0.05	0.05	9	1.4
95	肉じゃが	251	7.9	13.8	29	18.5	8.4	612	722	27	153	1.0	191	0.9	0.16	0.15	29	1.6
95	めかぶとうどの酢の物	32	0.8	0.3	0	4.1	2.1	336	126	42	27	0.3	10	0.1	0.02	0.02	2	0.8
96	フィッシュタンバール	91	5.2	6.0	18	3.5	1.3	189	280	26	68	0.6	36	1.4	0.06	0.05	10	0.5
97	里いもの煮ころがし	144	2.7	0.2	0	25.8	3.5	559	1082	23	116	0.9	0	0.9	0.12	0.06	10	1.4

ページ	料理名	エネルギー kcal	たんぱく質 g	脂質 g	コレステロール mg	利用可能炭水化物 g	食物繊維総量 g	ナトリウム mg	カリウム mg	カルシウム mg	リン mg	鉄 mg	ビタミンA μg	ビタミンE mg	ビタミンB1 mg	ビタミンB2 mg	ビタミンC mg	食塩相当量 g
97	山いもときゅうりの和風サラダ	116	1.2	7.8	0	9.3	0.9	353	284	17	29	0.5	7	1.2	0.06	0.02	7	0.9
98	野菜のボルシチ風	219	3.5	6.8	17	29.9	12.0	730	1052	84	127	1.4	246	1.4	0.20	0.12	67	1.8
99	白菜のカニあんかけ	174	6.1	11.8	28	9.7	2.3	858	368	95	106	0.8	13	2.7	0.06	0.07	29	2.2
99	ポテトサラダ	216	2.4	14.8	27	12.7	10.3	112	556	27	86	0.7	273	1.6	0.14	0.08	32	0.3
100	春菊のごまあえ	62	2.5	3.7	0	3.1	2.7	215	319	114	74	1.5	228	1.0	0.08	0.11	11	0.6
100	ほうれん草のピーナッツあえ	126	4.5	8.7	0	5.7	2.8	188	476	34	95	1.3	175	1.9	0.08	0.12	18	0.5
101	かぼちゃの煮物	88	1.5	0.2	0	17.9	3.5	198	509	18	58	0.6	330	4.9	0.08	0.10	43	0.5
101	ふろふき大根	90	2.0	0.9	0	16.0	2.1	753	306	40	44	0.8	0	0.1	0.02	0.03	12	1.9
102	ラタトゥイユ	165	1.6	11.9	1	11.2	3.5	588	466	26	63	0.7	99	5.3	0.12	0.13	131	1.5
102	そら豆プリン	68	5.2	2.5	8	5.8	0.8	189	155	36	73	0.5	24	0.1	0.07	0.08	6	0.5
103	ジャーマンポテト	178	9.1	5.1	28	18.1	10.2	357	586	27	122	2.1	6	0.4	0.13	0.10	35	0.9
103	パプリカとなすのマリネ	122	1.1	8.9	1	7.7	2.8	99	328	22	43	0.5	41	3.6	0.08	0.10	114	0.2
	汁物																	
107	エビしんじょの吸い物	76	8.8	0.2	80	9.4	0.1	439	309	43	142	0.8	0	0.9	0.05	0.04	1	1.1
107	豆腐のみそ汁	57	4.8	2.1	2	3.9	1.3	950	126	48	63	1.3	1	0.1	0.05	0.04	0	2.1
108	とうもろこしと卵白スープ	147	3.9	4.0	7	22.8	1.8	571	216	25	73	0.5	22	0.2	0.03	0.15	3	1.5
109	冷製かぼちゃスープ	105	3.9	3.8	13	12.6	2.1	378	378	129	122	0.3	196	2.2	0.07	0.20	18	1.0
110	かぶの射込みわん	113	5.8	3.5	46	13.8	1.1	769	410	32	100	0.6	24	0.3	0.08	0.12	14	2.0
111	わかめと玉ねぎのみそ汁	44	1.8	0.7	0	7.0	1.1	655	179	23	50	0.6	1	0.1	0.03	0.03	2	1.7
111	豆腐のすり流し汁	102	5.0	2.5	0	13.8	1.9	820	325	71	96	1.5	152	0.3	0.09	0.07	2	2.1
112	ミルクみそ汁	136	5.7	4.4	13	14.6	7.1	671	560	138	167	0.9	40	0.2	0.12	0.20	22	1.7
112	納豆汁	79	6.4	3.7	0	4.1	2.1	497	341	58	112	1.4	10	0.3	0.09	0.12	2	1.3
113	鶏団子とかぶの汁	146	10.8	7.1	96	8.7	2.7	927	737	60	178	1.1	294	1.0	0.17	0.27	19	2.4
113	とろろ汁	134	3.7	1.1	42	25.3	2.5	177	665	25	107	0.8	27	0.4	0.15	0.05	5	0.4
114	ミネストローネ	111	3.7	3.7	7	11.8	7.0	322	681	49	120	1.1	219	2.3	0.20	0.17	95	0.8
115	さつまいもの簡単ポタージュ	300	4.3	2.6	9	61.5	6.1	253	1028	137	163	1.2	28	2.2	0.23	0.21	40	0.6
115	クリームコーンの簡単ポタージュ	136	4.0	3.1	9	22.1	2.1	487	282	83	118	0.5	30	0.2	0.06	0.16	5	1.3
116	オニオングラタンスープ	157	6.5	7.9	25	13.9	1.9	529	195	177	145	0.5	63	0.2	0.06	0.10	8	1.3
116	まいたけポタージュ	121	4.1	6.8	21	9.1	3.4	325	389	124	137	0.3	62	0.2	0.10	0.23	9	0.8
117	鶏肉とレタスの中国風スープ	132	10.2	9.4	72	1.1	0.6	316	238	23	100	0.6	41	0.5	0.07	0.07	4	0.8
117	トマトと卵の中国風スープ	65	4.1	2.7	102	4.8	0.9	668	245	23	81	0.7	95	1.1	0.06	0.14	12	1.7
	デザート																	
121	きなこ豆乳プリン	61	4.4	1.5	0	7.4	0.2	7	151	12	40	0.9	0	0.1	0.02	0.02	0	0.0
121	スイートポテト	187	1.2	11.2	52	19.1	1.3	59	304	33	55	0.5	74	1.2	0.07	0.06	17	0.1
122	スフレパンケーキ	333	8.2	13.8	239	43.1	0.9	145	358	71	164	1.2	187	1.6	0.09	0.28	10	0.4

ページ	料理名	エネルギー	たんぱく質	脂質	コレステロール	利用可能炭水化物	食物繊維総量	ナトリウム	カリウム	カルシウム	リン	鉄	ビタミンA	ビタミンE	ビタミンB1	ビタミンB2	ビタミンC	食塩相当量
		kcal	g	g	mg	g	g	mg	mg	mg	mg	mg	μg	mg	mg	mg	mg	g
123	ホワイトチョコクッキー	95	1.1	5.0	7	11.2	0.2	10	43	28	26	0.0	23	0.1	0.01	0.04	0	0.0
124	パンプディング	213	7.7	6.1	110	30.9	1.8	210	255	104	143	0.9	84	0.6	0.08	0.23	1	0.5
124	杏仁豆腐	170	1.7	1.9	6	36.7	0.9	24	103	60	52	0.1	25	0.3	0.03	0.08	2	0.1
125	カキのタコ焼き風	350	12.3	8.2	130	54.0	3.4	839	564	143	204	2.9	84	2.2	0.19	0.28	43	2.2
125	いもようかん	88	0.5	0.1	0	20.1	1.9	7	240	19	24	0.4	1	0.8	0.06	0.02	15	0.0
126	レアチーズケーキ	262	3.9	17.5	40	21.7	0.7	179	57	32	46	0.2	113	0.8	0.02	0.07	1	0.5
127	果物のヨーグルトあえ	103	2.5	1.5	6	18.2	1.7	25	343	78	82	0.4	26	0.7	0.06	0.10	58	0.1
127	オレンジヨーグルトムース	72	1.8	3.9	59	7.2	0.1	17	31	15	35	0.2	43	0.3	0.02	0.05	2	0.0
128	あんずとプルーンの紅茶煮	93	1.4	0.0	0	18.8	2.6	4	318	20	31	0.5	80	0.4	0.01	0.02	0	0.0
128	白桃の甘煮	76	0.4	0.1	0	17.5	1.4	1	194	4	19	0.1	0	0.8	0.01	0.01	9	0.0
128	りんごの赤ワイン煮	105	0.1	0.0	0	21.8	1.5	1	148	5	15	0.2	1	0.1	0.02	0.00	4	0.0
128	洋なしの白ワイン煮	93	0.2	0.1	0	17.4	1.9	1	138	9	14	0.2	0	0.3	0.02	0.01	8	0.0
129	ごはんのおやき風	146	4.3	2.2	83	25.7	1.2	180	136	21	80	0.5	57	0.4	0.04	0.11	2	0.5
129	白玉しるこ	285	5.3	0.2	0	62.4	5.0	2	111	35	58	1.6	0	0.0	0.03	0.03	6	0.0
	飲み物																	
131	にんじんぷるぷるドリンク	106	0.5	0.2	0	25.3	1.4	29	327	20	29	0.3	414	0.5	0.04	0.04	5	0.1
131	冷凍ベリースムージー	167	5.4	0.1	5	32.4	2.0	76	472	181	146	0.5	12	0.8	0.06	0.22	23	0.2
132	ゆず甘酒	79	1.3	0.1	0	17.3	0.7	60	21	5	21	0.1	1	0.2	0.01	0.04	8	0.2
133	ホットチョコレート	206	5.9	12.1	23	18.2	0.8	77	324	221	194	0.5	73	0.3	0.10	0.32	2	0.2
134	プレーンヨーグルトドリンク	184	8.6	8.6	33	17.2	0.0	121	437	314	264	0.0	97	0.3	0.11	0.40	3	0.3
134	マンゴーのヨーグルトドリンク	147	3.8	2.9	12	25.5	1.3	49	340	135	112	0.2	84	1.9	0.08	0.20	21	0.1
134	ベリー類と白桃のシェイク	251	7.0	6.6	25	39.3	1.8	94	467	247	218	0.3	74	1.2	0.10	0.32	32	0.2
135	ミルクセーキ	218	12.5	12.5	229	14.1	0.0	163	387	256	289	0.9	195	0.9	0.12	0.52	2	0.4
135	抹茶風味のくず湯	78	0.3	0.1	0	18.5	0.4	0	27	7	6	0.5	24	0.3	0.01	0.01	1	0.0
135	ほうじ茶風味のくず湯	64	0.0	0.0	0	15.4	0.0	2	48	7	4	0.4	0	0.0	0.00	0.04	0	0.0

食事監修
山田晴子（やまだ・はるこ）
栄養士。1986年日本女子大学大学院修了。元日本歯科大学附属病院臨床講師、元相模女子大学短期大学部講師、介護食アドバイザー通信講座（日本フローラルアート）で指導を行っている。研究分野は高齢者・小児歯科栄養学。著書に『かみやすい飲み込みやすい食事のくふう』『「噛める」「飲み込める」がうれしい料理』（共に女子栄養大学出版部刊／共著）、『高齢者と家族みんなの料理集』『訪問現場で活用できるやさしい食事指導』（共にヒョーロン・パブリッシャーズ刊／共著）などがある。

料理
赤堀博美（あかほり・ひろみ）
管理栄養士。1992年日本女子大学大学院修了。赤堀料理学園校長、日本フードコーディネーター協会常任理事として、料理やフードコーディネートの指導にあたるほか、CMやテレビ番組のフードコーディネーター、食品関連の開発やコンサルティングなども行う。介護食アドバイザー通信講座（日本フローラルアート）で指導を行っている。著書に『「噛める」「飲み込める」がうれしい料理』（女子栄養大学出版部刊／共著）、『訪問現場で活用できるやさしい食事指導』（ヒョーロン・パブリッシャーズ刊／共著）などがある。

歯科監修
菊谷　武（きくたに・たけし）
歯学博士。1988年日本歯科大学歯学部卒業。日本歯科大学大学院生命歯学研究科教授、日本歯科大学口腔リハビリテーション多摩クリニック院長。専門分野は、摂食・嚥下リハビリテーション。口のリハビリテーションを目的とした同クリニックで、外来診療や訪問診療を行う。著書に『絵で見てわかる入れ歯のお悩み解決！』『誤嚥性肺炎を防ぐ安心ごはん』（共に女子栄養大学出版部刊／共著）、『基礎から学ぶ口腔ケア　改訂第3版』（学研メディカル秀潤社／共著）、『あなたの老いは舌から始まる』（NHK出版）などがある。

Staff
デザイン／株式会社東京100ミリバールスタジオ
イラスト／アライヨウコ
撮影／泉 健太
スタイリング／宮沢史絵
栄養価計算／八田真奈
校正／有限会社くすのき舎
編集協力／株式会社フロンテア

かむ・飲み込むが困難な人の食事　第3版

1999年9月1日　初版第1刷発行
2002年7月1日　初版第6刷発行
2004年2月1日　改訂新版第1刷発行
2011年6月25日　改訂新版第9刷発行
2023年11月30日　第3版第1刷発行

著　　者　山田晴子、赤堀博美、菊谷 武
発 行 者　香川明夫
発 行 所　女子栄養大学出版部
〒170−8481　東京都豊島区駒込3-24-3
電話　03-3918-5411（販売）／03-3918-5301（編集）
ホームページ　https://eiyo21.com/

印刷・製本　シナノ印刷株式会社

ISBN978-4-7895-4759-8